W0247580

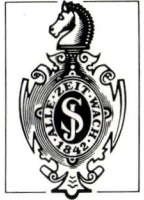

Arnold Hilgers
Inge Hofmann

Gesund oder krank

Das Immunsystem entscheidet

Springer-Verlag
Berlin Heidelberg New York
London Paris Tokyo
Hong Kong Barcelona
Budapest

Mit 21 Abbildungen

SBN 3-540-59226-1
Springer-Verlag Berlin Heidelberg New York

© Springer-Verlag Berlin Heidelberg 1995
Printed in Germany

Redaktion: Ilse Wittig, Heidelberg
Umschlaggestaltung: Bayerl & Ost, Frankfurt
unter Verwendung einer Illustration von Celia Johnson
c/o Margarethe Hubauer, Hamburg
Innengestaltung: Andreas Gösling, Bärbel Wehner, Heidelberg
Herstellung: Andreas Gösling, Heidelberg
Satz: Datenkonvertierung durch Springer-Verlag
Druck: Druckhaus Beltz, Hemsbach
Bindearbeiten: J. Schäffer GmbH & Co. KG, Grünstadt
67/3130 – 5 4 3 2 1 0 – Gedruckt auf säurefreiem Papier

Inhaltsverzeichnis

1 Einführung   1
30000 Symptomdiagosen   2
Die molekulare Medizin revolutioniert
das medizinische Weltbild   3

**2 Klassische Schulmedizin, Außenseiter-
medizin und der kranke Mensch**   6
Woran starb Napoleon?   6
Der Mensch als Maschine   8
Die Krise der modernen Medizin   9
Hilfe bei der Außenseitermedizin? 11
Wie und wo entsteht Krankheit? 14

**3 Gesund oder krank – eine Frage
der Informationsverarbeitung** 18
Das Immunsystem als Nachrichtenbörse
des Körpers 19
Die Arbeitsweise des Immunsystems 21
Unspezifische Abwehr 25
Spezifische Abwehr 31
Botenstoffe – die Sprache des Immunsystems 45
Entzündungen – das reinigende Feuer 45
Mediatorsubstanzen 47
Zytokine 49

v

Prostaglandine und Leukotriene   58
Stickstoffmonoxid – der gasförmige
Botenstoff   60
Adhäsionsmoleküle   63
Das Immunsystem auf der Suche
nach dem Feind   65
Typ1- und Typ2-Antwort – ein wichtiger
Schalter im Immunsystem   67

**4 Von der Informationsstörung
zu Befindlichkeitsstörung und Krankheit**   71
Innere Ordnung – Gradmesser
der Gesundheit   71
Alarmsignale für einen »Informationsfehler«   72
Im Gleichgewicht liegt die Stärke   75

5 Die neuen Krankheitserreger   76
Abwehrkräfte statt Chemie   77
Die Klassiker: Bakterien und Pilze   81
Krankheitserreger mit Maske   82
Raffinierte Viren   89
    Herpesviren   95
    Adenoviren   101
    Krebsviren   102
Feinde von innen   104
Superantigene   105
Freie Radikale   111
Krankheitserreger aus der Retorte   115
    Holzschutzmittel vereinen Juristen
    und Mediziner   118
Umweltchemikalien sind überall   123
Arzneimittel – auch Erreger?   130
Streß   132

6 Gesundheitsmanagement 138
Untersuchung auf allen Ebenen 139
Neue Medikamente 141
   Botenstoffe 141
   Enzyme 144
   Immunmodulatoren 149
   Stoffwechselhelfer 154
Der Weg in den Körper 184
Gezielte Bekämpfung von Erregern 186

7 Chronisches Müdigkeitssyndrom –
Frühsymptom eines Immundefekts 188
Krankheitsbild 188
Fehldiagnosen 191
Ursache: Chaos im Immunsystem 191
Risikofaktoren und klinische Symptomatik . 193
Mögliche Folgeerkrankungen 198
CFS als Warnlampe und Chance 198

8 Hoffnung für »unheilbare«
Krankheiten 200
Multiple Sklerose 203
Autoimmunerkrankungen und Erkrankungen
bisher unklarer Ätiologie 207
   Rheuma – rheumatoide Arthritis 211
   Sarkoidose 213
HIV und Aids 217
Allergien 221
Neuropsychiatrische Erkrankungen 227
Tumorerkrankungen 229
Lyme-Borreliose 234
Rinderwahnsinn 241
Einer Immuntherapie zugängliche
Erkrankungen 244

9 Immunsystem – der sechste Sinn 252
Gehirn und Immunsystem sprechen
die gleiche chemische Sprache 252
Seelische Störungen – oft der erste Hinweis
auf einen Immundefekt 256
Leib und Seele – eine Einheit 258
Psychoneuroimmunologie
und der innere Dialog 263

**10 Biologische Information –
der Schlüssel zum Wohlbefinden** 267
Möglichkeiten zur Verbesserung
des inneren Dialogs 267
Immer gesund – das ist möglich 268

**11 Informationsmedizin – die medizi-
nische Revolution unseres Jahrhunderts** . 271
Psychiatrie im Wandel 273
Ausblick: Medizin gestern – heute – morgen 276
Die Chance der Informationsmedizin 279

Anhang 281
Wie aus Diagnosen Krankheiten werden . . . 281
Beratungsstellen 294
Abkürzungen 296
Glossar 297
Weiterführende Literatur 303
Abbildungsnachweis 305

Sachverzeichnis 307

1 Einleitung

»Der Erreger ist nichts, das Terrain ist alles«, formulierte der bayrische Hygieniker Max von Pettenkofer bereits Ende des letzten Jahrhunderts. Heute, an der Schwelle zum dritten Jahrtausend, ist dieser Satz aktueller den je, trifft er doch genau den Wandel der modernen Medizin. Galt es bisher, die Symptome des kranken Menschen in eine »Diagnose« zu übersetzen und dann ein diese Beschwerden auslöschendes Medikament aus der Retorte zu verabreichen, rücken immer mehr die körpereigenen Mechanismen, die einen unerwünschten Eindringling schachmatt setzen, in den Brennpunkt der heilenden Tätigkeit. Jeder Mensch verfügt über ein leistungsfähiges Immunsystem, das ihn zuverlässig durch die ständig lauernden Gesundheitsgefahren der Umgebung geleitet – im Idealfall ein Leben lang. Alle an der Abwehr beteiligten Komponenten liegen in einem Gleichgewicht vor und sind ständig reaktionsbereit. Entgleist dieses ausgewogene Miteinander oder läßt die Leistungsfähigkeit nach, stellen sich zunächst Befindlichkeitsstörungen, später dann ausgeprägte Krankheitszustände ein.

30000 Symptomdiagnosen

Die »Keimzelle« jeder Erkrankung ist also das Immunsystem. Da die inneren Schutztruppen im *ganzen* Körper verteilt sind, können die Symptome sowohl körperlicher als auch seelischer Art sein. Dieser Tatsache waren sich Wissenschaftler und Mediziner lange nicht bewußt, was zu rund 30000 reinen »Symptomdiagnosen« geführt hat, die zu der wahren Krankheit wenig Bezug haben. Sie spiegeln jedoch den Zeitgeist und soziokulturelle Aspekte wider. Vor allem die Psychiatrie ist ein Sammelbecken für solche »Kunstprodukte«. Beispielsweise können sich hinter der Diagnose »Depression« krankhafte Zustände wie eine Vergiftung mit Holzschutzmitteln, eine reaktivierte Virusinfektion oder eine allergische Reaktion auf Dieselruß mit anhaftenden Pollen verbergen. Zappelphilippkinder leiden nicht etwa am hyperkinetischen Syndrom, sondern an einem entgleisten Immunsystem. Die Liste ließe sich fortsetzen.

Auch die klassische Schulmedizin ist vor solchen »Mißverständnissen« nicht gefeit: So kann sich hinter dem der Diagnose »Rheuma« zugeordneten Symptomenkomplex im einfachsten Fall der altersbedingte Gelenkverschleiß eines Menschen verbergen. Es kann sich aber auch eine Borrelieninfektion (Zeckenbiß!), eine durch Viren bedingte Bindegewebsentzündung oder gar ein Autoimmunprozeß dahinter verbergen. Der Diagnose »Rheuma« ist jedoch immer die gleiche, entzündungshemmende und die Abwehr unterdrückende Behandlung zugeordnet. Kann es hier richtig sein, das Hilfsmittel Diagnose zu einer Krankheit zu erheben? Sicherlich nicht.

Eine ärztliche Untersuchung muß also über das bloße Feststellen von Symptomen hinausgehen; es muß gezielt auf der Ebene des Abwehrsystems nach »Fehlern« gefahndet werden. Im Vordergrund steht also nicht mehr das Profil des Erregers, sondern der Schaden, den er im Abwehrsystem anrichtet. Hier hat auch die Therapie einzusetzen.

Freilich, eine solche neue Betrachtungsweise wurde erst durch die modernen Methoden der Molekularbiologie möglich. Man kennt heute viele Geheimnisse und Tricks der inneren Schutztruppen, hat einen beachtlichen Teil ihres »Vokabulars«, also der Botenstoffe, entschlüsselt und ist auch vielen Feinden des Immunsystems auf die Schliche gekommen. Je besser wir die Arbeitsweise des Immunsystems verstehen, desto besser und schneller lassen sich auch ehemals unheilbare Krankheiten, wie z.B. multiple Sklerose, atopische Ekzeme oder gar Krebs, therapieren. In einem solchen Modell ist auch Raum für Krankheitserreger ganz neuer Art: z.B. Umweltgifte oder Streß.

Ziel einer ärztlichen Therapie ist also nicht die eigenmächtige Bekämpfung des Erregers, sondern eine Unterstützung des »körpereigenen Hausarztes«, der schließlich die Erreger überwindet. Hier setzt auch die Vorsorge ein, denn nur bei einer Abwehrschwäche haben Feinde eine Chance.

Die molekulare Medizin revolutioniert das medizinische Weltbild

Es ist das Wesen der Wissenschaft, die Erkenntnisse über die Welt und uns selbst zu verändern. Im Verlaufe dieses Prozesses kommt es gelegentlich zu revolutionären Veränderungen.

So gelangte man von der Erkenntnis, die Erde sei eine Scheibe, dazu, daß sie nicht der Mittelpunkt des Weltalls sei. Das anfangs als unteilbar angesehene Atom zerfiel zuerst in Elektronen, Protonen und Neutronen, dann in noch kleinere Teilchen. Zuletzt gab der Kern lebender Zellen seine Geheimnisse preis: der »Grahl« allen Lebens war gefunden. Die daraus resultierenden Erkenntnisse der Biowissenschaften haben die Medizin vollkommen revolutioniert. Die klassische Medizin bestand in der Kunst der Diagnose, Prognose und des Hoffens, daß die Dinge sich von allein bessern würden; wie ein weltberühmter Arzt zu sagen pflegte: »Tue nichts, warte ab.«

Nach dem Optimismus der 60er Jahre, bald alle Krankheiten mit Medikamenten heilen zu können, ist heute insbesondere bei chronischen Erkrankungen, wie z.b. Rheuma, multipler Sklerose, Asthma, Allergien, und auch bei Krebs nach Auswertung von Langzeitstudien eher eine Resignation bei Patienten und Ärzten festzustellen. Häufig hat die Chemotherapie mehr geschadet als genutzt. Zunehmend wenden sich Patienten von der klassischen Medizin ab und suchen Hilfe bei allen möglichen Heilern.

Auch die unsägliche Trennung von Körper und Geist führt viel zu häufig zu ungerechtfertigter Psychiatrisierung. Der schon als gewonnen geglaubte Kampf gegen allerlei Mikroben erweist sich letzlich als fataler Irrtum: viele Erreger sind resistent geworden und haben ihre Strategie geändert. Experten befürchten wieder schlimme Seuchen, sogar einen Sieg der Mikroben über die Spezies Mensch.

In den Industrienationen dominieren die chronischen Krankheiten mit erschreckenden Zuwachsraten. In vielen Ländern sind Bevölkerung und Politiker nicht mehr bereit, immer mehr Geld für die unendliche Spirale »Krankheit – Therapie – weitere Krankheit« auszugeben, überall wird budgetiert.

4

In dieser scheinbar ausweglosen Notsituation ist die molekulare Medizin wie ein leuchtender Stern am finsteren Himmel.

Erstmals sind Ärzte in der Lage, sowohl die Strategie des Abwehrsystems und seiner Akteure als auch die Strategie der evolutionären Gegner zu vermessen und zu verstehen. Nicht mehr Diagnosen sind das Ziel, sondern das Verständnis der molekularen Vorgänge im Immunsystem und der molekularen Tricks der Erreger. Der Ansatzpunkt der modernen Medizin reduziert sich letzlich auf die Frage »selbst oder nicht selbst?«. Der Arzt wird so zum Bündnispartner des Immunsystems gegen immer raffiniertere Erreger.

Die klassische Medizin hat damit einen neuen starken Zweig bekommen, den sie zu aller Nutzen integrieren kann. Wir hoffen, daß dieses Buch zum Verständnis und damit auch zur Verbreitung der molekularen Medizin beiträgt.

2 Klassische Schulmedizin, Außenseitermedizin und der kranke Mensch

Woran starb Napoleon?

»Die Medizin ist eine Anhäufung von ganz unsinnigen Vorschriften, deren Wirkung im allgemeinen mehr schadet als nützt«, schrieb Napoleon Bonaparte 1821 in sein Arzneibuch. Wenige Tage später starb der Franzose, erst 51 Jahre alt. Bis heute rätseln Mediziner und Napoleonforscher, was den einst mächtigsten Mann der Welt so frühzeitig ins Grab gebracht hat. Starb er etwa an der sicher gutgemeinten Therapie seines französischen Leibarztes? Er behandelte Napoleon, der über Fieber, heftige Schweißausbrüche, Magenschmerzen und Übelkeit klagte, mit Salmiak, Schwefel und schmerzhaften Blasenpflastern. Ein hinzugezogener englischer Militärchirurg gab zusätzlich Chinarinde, Karamel, Brechmittel und Klistiere. Oder beschleunigte etwa die Umwelt das rasche Ableben des großen französischen Kaisers? Knapp zwei Jahre vor seiner Erkrankung war er nach St. Helena verbannt worden, einem nackten Vulkanfelsen im südlichen Atlantik mehr als 7000 km von Paris entfernt. Die britische Marine unterhielt dort einen Stützpunkt, der als eine Art Himmelfahrtskommando galt.

6

Genauso vielfältig wie die möglichen Todesursachen sind auch die Diagnosen, die posthum gestellt wurden. Die französischen Ärzte waren der Ansicht, ihr Kaiser starb an einer entzündeten Leber und an Lungentuberkulose. Im britischen Autopsiebericht war dagegen von Magengeschwür und Magenkrebs zu lesen. Stephan Winkler, Hygieneprofessor in Hamburg und Autor der »Kulturgeschichte der Seuchen«, dagegen glaubt, eine Amöbenruhr habe den wackeren Franzosen ins Jenseits befördert.

Seit drei Jahrzehnten kursiert eine andere Theorie: Napoleon wurde durch Arsen vergiftet. Den Beweis für die Diagnose »Vergiftung« suchen nun Beamte des FBI, aus noch verfügbaren Haaren des Kaisers zu erbringen. Doch die Quintessenz aus dieser Geschichte ist bei Napoleon selbst nachzulesen: »Das Leben ist eine Festung, von der Sie und ich nichts wissen. Warum sollten wir ihre eigene Verteidigung erschweren?«

Das Beispiel Napoleon ist auch heute noch aktuell: Immer mehr Menschen leiden unter sogenannten unheilbaren Krankheiten, die sie von einem Arzt zum anderen und von einer Diagnose zur anderen führen. Statt wirkungsvoller Hilfe erhalten diese Patienten meist die Symptome ausschaltende Pillen und eine zu den Symptomen passende Diagnose, die je nach behandelndem Arzt unterschiedlich ausfällt.

Ein typisches und jedem bekanntes Beispiel hierfür ist der Schmerz. Schmerz ist ein Symptom, hinter dem sich eine wahre Vielzahl von Krankheitsursachen verbergen kann. Als biologisches Alarmsignal besitzt er eine Schutzfunktion, vergleichbar einer Kontrollampe im Auto. Doch meist legen wir diesen bellenden »Wachhund der Gesundheit« mit einem schnellen Griff in die Pillenschachtel an die »Kette der Pharmazie« und vermeiden es, weiter nach den Ursachen zu forschen.

Der Mensch als Maschine

ınren Ausgang nahm diese Denkweise an dem an der Mechanik orientierten Ursache-Wirkung-Modell des Menschen. Der explosive Wissenszuwachs in der Physik, der Chemie und der Physiologie im 18. und 19. Jahrhundert schuf das Fundament dieser modernen Medizin. Schlüsselrollen spielten dabei Entdeckungen wie die des Blutkreislaufs, der Mikroskopie, der Operationstechniken, aber auch krankheitserregender Mikroben und deren erfolgreiche Bekämpfung durch Hygiene, Impfstoffe und Antibiotika. In dieses Zeitalter fallen auch atemberaubende Errungenschaften der synthetischen Pharmazie: 1803 gewann der Paderborner Apotheker Friedrich Sertürner aus Opium das schmerzstillende Morphium. 1890 entdeckte Emil von Behring, daß der Körper »Antitoxine« (heute Antikörper genannt) gegen Erreger oder Gifte bildet, und entwickelte daraus die Serumtherapie gegen Diphtherie und andere Krankheiten. Paul Ehrlich fand 1909 ein Mittel, das gegen die Erreger der Syphilis wirkte, das arsenhaltige Salvasan, und der britische Bakteriologe Alexander Fleming entdeckte 1928 das Penizillin. Die 1899 patentierte Acetylsalicylsäure (aus der Naturheilkunde als Weidenrinde bekannt) ist heute noch als Kopfschmerzmittel »in aller Munde«. Seitdem haben Tausende von neuen organisch-chemischen Wirkstoffen den Arzneischatz bereichert: vom Insulin (1920) über das Penizillin (1928) und die Sulfonamide (1932) bis hin zu modernen Psychopharmaka, β-Blockern, Antibabypillen oder gar molekularbiologisch maßgeschneiderten Wirkstoffen aus dem Computer und dem Genlabor. Selbst in den Bauplan der Gene möchte man eingreifen und so gewissermaßen die »Fehler« der Evolution korrigieren.

Man glaubte, den Menschen wie eine Maschine zu kennen. Eine Erkrankung wurde mit einem Funktionsausfall irgendeines Teils des menschlichen Organismus gleichgesetzt und war mit dem passenden Wirkstoff oder »Ersatzteil« – vergleichbar einem Auto – zu reparieren. Beschwerden, die sich nicht in dieses mechanistische Denkmodell einfügen wollten, wurden unter der Diagnose »seelische Störung« mit Psychopharmaka ausgeblendet. Lange war das Vertrauen in die Errungenschaften der modernen Medizin ungebrochen.

Nicht einmal die Contergan-Katastrophe, die bisher größte Nebenwirkungskatastrophe der Arzneimittelgeschichte, konnte den Glauben an die Kraft der Pillen bei Ärzten oder Patienten erschüttern: 1954 wurde der Wirkstoff Talidomid synthetisiert und von 1957 an allein in der Bundesrepublik in mehr als 20 Präparaten, darunter auch Contergan, angeboten. Wenig später wuchs die Zahl verstümmelt oder tot geborener Babys sprunghaft, bis 1961 ein Arzt den Zusammenhang zwischen den Mißbildungen und den talidomidhaltigen Schlafmitteln erkannte. 1962 wurden diese Medikamente vom Markt genommen. Insgesamt kamen jedoch zwischen 1958 und 1963 rund 6000 Kinder mit mißgebildeten oder fehlenden Gliedmaßen sowie Defekten an anderen Körperteilen zur Welt, davon allein über 2500 in der Bundesrepublik. Übrigens: Der Wirkstoff Talidomid erlebt gegenwärtig als Mittel gegen Lepra und die Darmerkrankung Colitis ulcerosa sowie zur Verhinderung von Abstoßungsreaktionen nach einer Organtransplantation eine Renaissance.

Die Krise der modernen Medizin

Heute jedoch scheint dieses einst als goldene Epoche der Medizin bezeichnete Zeitalter in eine Krise zu geraten. Einst besiegte Erkrankungen, wie Tuberkulose,

Syphilis oder Salmonellosen, sind wieder im Vormarsch. Ehemals wirksame Antibiotika scheinen plötzlich wirkungslos oder werden von den Menschen nicht mehr vertragen, erzeugen Allergien und sonstige Beschwerden. Auch tauchen immer mehr Krankheitsbilder auf, gegen die die Medizin zwar manchmal Behandlungskonzepte anbieten kann, an denen sie aber letztlich – nach Meinung renommierter Wissenschaftler – gescheitert ist: dazu zählen Krebs- und Autoimmunerkrankungen, multiple Sklerose, Rheuma und nicht zuletzt Aids. Es ist paradox: In einem Zeitalter, in dem die moderne Medizin und die Molekularbiologie den Körper immer besser zu verstehen »glauben«, werden immer mehr Krankheiten zum Problem, selbst solche, die vor 50 Jahren gut in den Griff zu kriegen waren, wie beispielsweise Tuberkulose und Syphilis. Schlagen die Erreger jetzt zurück? Eines steht fest: Die Natur ist unglaublich wandelbar und bringt immer wieder neue Erreger hervor – schneller als der beste Pharmakologe im Labor mit einem maßgeschneiderten Medikament zum Gegenkampf antreten kann. Doch das Problem hat noch einen wirtschaftlichen Aspekt: Um neue Produkte am Markt zu etablieren, haben die Pharmakonzerne eine gigantische Marketingmaschine in Gang gesetzt. Mehr als 10000 Pharmareferenten buhlen um die Gunst der Ärzte hierzulande, um sie von den Vorzügen ihrer Mittel zu überzeugen – mit Sachinformationen, aber auch mit Geschenken vom Kugelschreiber bis zur Tagungsreise, oder mit Aufträgen für simple Arzneistudien gegen sattes Honorar. Besonders bei der nachuniversitären Fortbildung der Ärzte läuft, wie selbst Mediziner bemängeln, ohne Industrie fast nichts mehr.

Dies hat dazu geführt, daß die chemischen Keulen auch gegen eigentlich harmlose Beschwerden wie Schnupfen oder leichten Durchfall eingesetzt werden.

Unter anderem ist diese Praxis schuld daran, daß immer mehr Menschen (mittlerweile ein Drittel der deutschen Bevölkerung) an einem geschwächten Immunsystem leiden, das den Organismus nicht mehr so gut gegen Feinde von außen und innen schützen kann. Das Immunsystem kann sogar durch die Wirkstoffe aus der Retorte so gestört sein, daß es auch gegen harmlose Bedrohungen, wie Tierhaare, Pollen oder manche Lebensmittelzusatzstoffe, eine Überreaktion zeigt, die von einer Allergie bis zum lebensbedrohlichen anaphylaktischen Schock reichen kann. Im schlimmsten Fall kann der Körper zwischen »Fremd« und »Eigen« nicht mehr unterscheiden und attackiert seine ureigensten Bausteine, was in der Regel Funktionsausfälle von lebenswichtigen Organen, z.B. Herz, Nieren, Schilddrüse oder Magen-Darm-Schleimhaut etc., zur Folge haben kann.

Hilfe bei der Außenseitermedizin?

Kein Wunder, daß heute das Vertrauen vieler Menschen an dieser nur am Symptom bzw. der Diagnose und dessen Bekämpfung orientierten Medizin gesunken ist. Gerade chronisch kranke Menschen setzen auf unkonventionelle Heilverfahren, die die therapeutischen und menschlichen Schwächen der Schulmedizin ausbügeln sollen. Dabei reichen diese unkonventionellen Verfahren von der Naturheilkunde über die Homöopathie bis zu extremen Außenseitermethoden.

Die Naturheilkunde beschäftigt sich mit der klinischen Anwendung und mit den historischen, philosophischen und geistes- sowie naturwissenschaftlichen Grundlagen der Naturheilmittel und -verfahren. Naturheilmittel sind der natürlichen Umwelt entnommene und therapeutisch genutzte Substanzen und physikalische Bedingungen aus der umgebenden Natur. Hierzu zählen verschiedene Mineralien, zahlreiche Heilpflanzen (manchmal auch tierische Substanzen), Bestandteile der Nahrung, natürliche Heilquellen, klimatische und geographische Bedingungen (auch das zur Zeit umstrittene ultraviolette Licht) und physikalische Bedingungen, wie z.b. Wärme und Kälte. Einige Naturheilverfahren und alternative Therapieformen, die lange Zeit umstritten waren, wurden inzwischen in die allgemein anerkannte Medizin vollkommen integriert. Beispiele dafür sind die Bewegungstherapie, die Chiropraktik und die Neuraltherapie. Dieses Konzept geht zurück auf Christoph Wilhelm Hufeland, den großen Arzt der Goethezeit, dessen Motto es war,»der Arzt solle nicht Meister, sondern Diener der Natur sein«. Während die Naturheilverfahren bei immer mehr niedergelassenen Ärzten Verbreitung und Verwendung gefunden haben, beginnt man sich auch zunehmend für die Homöopathie zu interessieren.

Diese rund 200 Jahre alte Heilkunst beruht auf zwei Säulen: der Simileregel und der Potenzierung. Der Simileregel zufolge heilt eine Substanz bei einem Kranken die Symptome, die sie bei einem gesunden Menschen hervorruft.»Ähnliches hilft gegen Ähnliches«, formulierte Samuel Hahnemann (1755–1843), der Begründer der Homöopathie. Er war bei einem Selbstversuch auf das Phänomen gestoßen: Nachdem er in gesunder Verfassung das Malariamittel Chinin geschluckt hatte, plagten ihn malariaähnliche Beschwerden. So gibt man heute gemäß dieser Lehre beispielsweise den homöopatisierten Extrakt aus Kaffeebohnen gegen Schlafstörungen, Unruhezustände und Herzrasen. Beim Gesunden erzeugt der Genuß von Kaffee bekanntlich genau diese Symptome.

Das Potenzieren resultiert aus Hahnemanns Annahme, daß Stoffe in hoher Verdünnung stärker wirken als in konzentrierter Form. Ein Ursubstrat – gewonnen aus

Pflanzen, Mineralien, aber auch Schleim oder Eiter – wird deshalb Stufe für Stufe mit einer alkoholischen Lösung oder Milchzucker vermengt und dann geschüttelt oder verrieben. Niedrige Potenzen (also konzentriertere Lösungen) werden dabei gegen akute Beschwerden gegeben, Hochpotenzen (also sehr stark verdünnte Lösungen, die chemisch »nichts« enthalten) sollen bei eher seelisch dominierten Krankheitsbildern helfen. Das Wirkprinzip liegt im Informationsgehalt solcher Mittel: Der vor dem Verdünnen vorhandene Stoff hat die Lösung oder das Pulver mit einer Botschaft kodiert, die dann nach der Einnahme vom Körper aufgenommen und verarbeitet wird; dadurch »erfährt« der Körper, wie er sich selbst heilen muß.

Homöopathische Medikamente sollen die Lebenskräfte wieder ins Lot bringen, die nach Hahnemanns Lehre bei einer Krankheit aus der Balance geraten sind. Dabei verordnen Homöopathen bei den gleichen Symptomen manchmal durchaus unterschiedliche Arzneien. Denn neben den Beschwerden beziehen sie in eine Diagnose auch Persönlichkeit, Biographie und Lebensumstände des Patienten ein. Während die Homöopathie vom deutschen Arzneimittelgesetz als »wissenschaftliche Lehrmeinung« akzeptiert ist, wird sie in anderen Ländern nur geduldet oder sogar als unwissenschaftlich abgelehnt.

Typisch für all diese alternativen Methoden ist, daß sie die Selbstheilungskraft des Körpers anregen, die schon Hippokrates schätzte und Paracelsus als »Inwendigarzt« beschrieb. Dieser traditionelle Gedanke steckt hinter allen von der klassischen Schulmedizin abweichenden medizinischen Verfahren, mit denen Ärzte und Heilpraktiker den Organismus aus der Reserve locken wollen, seine Abwehrkräfte stärken und aus dem Rhythmus geratene Regelkreise wiedereinstellen. Solche unkonventionellen Heilweisen fordern vom Patienten Geduld und vom Therapeuten Erfahrung, Einfühlungsvermögen und Zeit, aber auch die Kenntnis der eigenen Grenzen. Daneben blüht gerade heutzutage das Geschäft mit gänzlich unorthodoxen, oft schon an Scharlatanerie grenzenden Heilmethoden. So behaupten manche selbsternannten Heiler, durch ihre »Strahlen« – manchmal sogar durch das Telefon oder anhand eines Photos – Krankheiten beseitigen zu können. Nicht selten wird der Patient mehrfach zu derartigen Heilsitzungen gebeten, die oft recht kostspielig sind. Andere Therapeuten arbeiten mit sogenannten Visualisierungen, bei denen sich der Patient seinen Körper im Zustand vollkommener Gesundheit vorstellen soll. Derartige Techniken können einen Genesungsprozeß beschleunigen, sollen aber nicht dazu verleiten, auf einen manchmal lebensrettenden Arztbesuch zu verzichten. Letztlich sind solche Methoden und Praktiken nur eine Folge des Versagens der klassischen Medizin.

Wie und wo entsteht Krankheit?

Das Unbehagen an der Medizin macht deutlich: Ein Arzt darf sich nicht mehr darauf beschränken, eine Korrelation zwischen den Symptomen seiner Patienten und etablierten Krankheitsbegriffen herzustellen und das Ganze mit einer Diagnose zu belegen. Wie die folgenden Kapitel zeigen, hat eine derart gestellte Diagnose mit der tatsächlichen Krankheit oft nur wenig gemeinsam. Wo der tatsächliche »Fehler« im Körpergefüge liegt, der die Beschwerden auslöst, das gilt es herauszufinden. Und genau das ist zugegebenermaßen nicht so einfach. Dazu ist es zum einen notwendig, die »Anatomie« der Bausteine des Lebens genau zu entschlüsseln. Der menschliche Körper besteht aus einigen hundert Zelltypen, z.B. Ner-

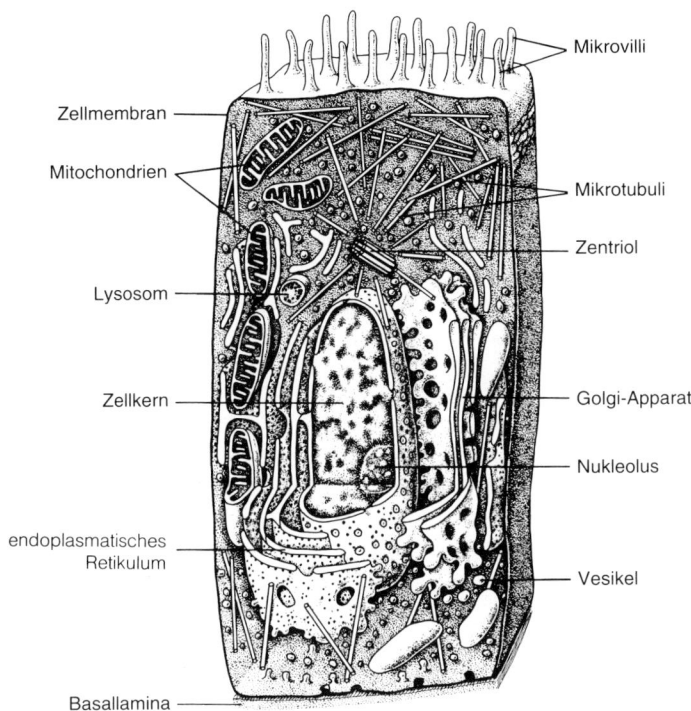

Zellmembran

Mitochondrien

Lysosom

Zellkern

endoplasmatisches
Retikulum

Basallamina

Mikrovilli

Mikrotubuli

Zentriol

Golgi-Apparat

Nukleolus

Vesikel

Abb. 1. Eine typische Epithelzelle mit Zellmembran als äußerer
Hülle, Mitochondrien als Energiefabriken, Lysosomen als Müllver-
wertungsanlagen, dem Zellkern mit Nukleolus als Steuerzentrale,
dem endoplasmatischem Retikulum als Transportsystem in der
Zelle, einer Basallamina als Haftschicht, Mikrovilli zur Oberflä-
chenvergrößerung, Mikrotubuli als Teil des Zellskeletts, einem
Zentriol als Ansatzpunkt zur Zellteilung, dem Golgi-Apparat als
Chemiefabrik, in der Zellbestandteile neu synthetisiert werden,
und Vesikeln als Bläschen, die Sekrete enthalten können.

venzellen, Muskelzellen, Drüsenzellen, Blutzellen, Haut-
zellen etc. Der Aufbau der meisten Zellen ist bekannt
(Abb. 1). Bis zum Bauplan des Lebens, der Erbinformation im Kern jeder Zelle haben sich die Forscher schon
vorgetastet. Seine chemisch verschlüsselten Einheiten, die

Chromosomen, sind gewöhnlich miteinander so verknäuelt, daß sie als eine einzige Masse erscheinen. Auf diesen beim Menschen 46 Chromosomen befinden sich die Gene: In ihnen sind nach einem bestimmten Code die Bau- und Betriebsanleitungen eines jeden Körpers gespeichert. Aus »Sicherheitsgründen« sind alle Informationen doppelt vorhanden; daher sind es 23 Chromosomenpaare. Nur beim Mann ist das 23. Paar nicht identisch. Einem Chromosom fehlt hier ein Stück. Nach der neuesten Theorie bedingt jedoch nicht dieses Fehlen von Information das männliche Geschlecht, sondern das Fehlen eines Gens für Testosteron bei der Frau bedingt das »nicht-männliche«, also weibliche, Geschlecht.

Die Gene stecken den Rahmen ab, innerhalb dessen ein Lebewesen auf seine Umwelt reagieren kann. Noch kann man den »Lebenskäfig« Gene nicht verändern. In Amerika ist seit einigen Jahren eine Forschergruppe dabei, die in den menschlichen Genen gespeicherten Informationen zu entschlüsseln – ein Unterfangen, das dank modernster Methoden der Molekularbiologie durchaus möglich ist.

Doch es reicht nicht aus, das »Buch des Lebens« lesen zu können. Man muß auch wissen, wie die Information im Körper umgesetzt wird. Und hier wird es schwierig. Nahezu alle Zellen eines Organismus stehen in einem permanenten Informationsaustausch. Ihre Aufgabe ist es, den Körper gesund und leistungsfähig zu halten – trotz ständig wechselnder Bedingungen innerhalb und außerhalb des Körpers. Um diese Funktionen zu gewährleisten, verfügen vielzellige Lebewesen über ein alle Körperbereiche erreichendes Transport- und Verteilungssystem: den Blutkreislauf, angetrieben durch den »Motor« Herz.

Ferner haben sich einzelne Zellverbände zu größeren Gebilden, den Organen, zusammengeschlossen, die gezielten Aufgaben nachgehen: Der Magen-Darm-Trakt dient der Energieaufnahme und -weiterleitung, die Leber der Entgiftung, die Nieren der Ausscheidung etc. Diese Organe können aber nur richtig arbeiten, wenn die einzelne Zelle ihren Dienst tut. Jede Form von Krankheit entsteht *in der Zelle*. Die Zellfunktion kann schon »von Geburt an« gestört sein, vergleichbar einem Hardwarefehler bei einem Computer. Dadurch bedingte Krankheiten nennt man Erbkrankheiten, wie z.b. das Down-Syndrom (eine körperliche und geistige Mißbildung), die Wilson-Krankheit (eine Kupferspeicherkrankheit) oder die Phenylketonurie (eine Fehlregulation des Stoffwechsels). Solche Leiden wären nur durch eine Gentherapie heilbar. Es kann aber auch zu einer aktuellen »Betriebsstörung« der Zelle kommen: Diese entsteht durch Krankheitserreger aller Art, aber auch durch Umweltgifte oder Streß. Die genaue Ursache, wie der Zellverband entgleist ist, muß ein Mediziner herausfinden.

3 Gesund oder krank – eine Frage der Informationsverarbeitung

Es ist schon erstaunlich: Um uns herum wimmelt es nur so von Krankheitserregern: Sie werden von den Mitmenschen ausgeschleudert, können durch Verletzungen in den Körper gelangen oder durch einen Insektenstich übertragen werden; trotzdem schafft es nur ein verschwindend geringer Bruchteil dieser Feinde, uns krank zu machen; und von vielen Leiden – wie etwa einem Schnupfen oder einem Schnitt in den Finger – genesen wir scheinbar »von selbst« wieder. Dieses »Wunder des Überlebens« verdankt jeder Mensch seinem individuellen Immunsystem. Dieses herausragende Verteidigungssystem sorgt dafür, daß der Körper gesund und fit bleibt. Ärztliche Bemühungen sind daher nichts anderes, als eine Unterstützung der inneren Heilkraft des Patienten. Je besser diese »Zusammenarbeit« klappt, desto schneller stellt sich der Zustand »Gesundheit« wieder ein.

Das Immunsystem
als Nachrichtenbörse des Körpers

Um zu überleben, muß der Körper ständig mit Nahrung und Luft zum Atmen versorgt werden. Doch nicht alles, was in das Innere dringt, tut gut. Im Gegenteil: Über das Essen und die Atemluft gelangen zahlreiche Schad- und Giftstoffe sowie Krankheitserreger in jeder Form in den menschlichen Organismus. Die Gruppe der Schad- und Giftstoffe ist nahezu unendlich groß: Industriechemikalien, Haushaltsgifte, Nahrungsmittelzusatzstoffe, Insekten- und Pflanzengifte sind nur einige Beispiele. Daneben können aber auch Substanzen, die normalerweise keine Bedrohung sind, wie einzelne Lebensmittel- oder Kosmetikinhaltsstoffe, Medikamente, Tierhaare etc., zum »Feind« werden, weil sie eine Allergie hervorrufen. Zu den gefährlichsten Krankheitserregern gehören Viren (Schnupfen, Pocken, Herpes, Grippe, Mumps, Masern, Röteln), Bakterien (Tetanus, Diphtherie, Keuchhusten, Syphilis) und Parasiten (diverse Organismen, darunter tierische Einzeller, Würmer, Pilze; z.b. Erreger der Malaria, der Amöbenruhr, der Toxoplasmose und der Schlafkrankheit).

Daneben können aus vielen bewußt zugeführten Stoffen, wie etwa den Medikamenten, Nikotin, diversen Lebensmittelzusatzstoffen, giftige Substanzen oder überaus aggressive Stoffwechselprodukte, die sogenannten freien Radikale, entstehen. Diese sind hochreaktive Teilchen, die empfindliche Zellstrukturen, wie die Zellmembranen oder das Erbmaterial, schädigen oder zerstören. Als Folge werden einzelne Reaktionen im Körper, wie etwa die korrekte Weiterleitung von Nervensignalen, die richtige Verwertung der Nahrungsfette oder die Synthese eines Enzyms, nicht mehr programmgemäß ausgeführt, was schließlich zu schweren Leiden bis hin zu Krebs führen kann. Smog, Ozon, UV-Strahlen oder Streß können diesen Prozeß unterstützen.

Auch dem Körper selbst passieren immer wieder »Fehler«. Bei den ständig ablaufenden Zellteilungen und Neusynthesen von Bausteinen kommt es regelmäßig zu Abweichungen von der Norm, die in der Regel aber aufgespürt und behoben werden. Bleiben solche »Schlampereien« unbemerkt, so drohen krankmachende Prozesse bis hin zu Krebs.

Die Spezies Mensch ist aber durchaus nicht ständig leidend, wie es bei der Vielzahl von Feinden und Gefahren zu erwarten wäre. Im Gegenteil: Von dem Kampf, den das Immunsystem rund um die Uhr überaus erfolgreich führt, bekommt man oft nichts mit. Erst wenn die Eindringlinge siegen, werden solche Bedrohungen bewußt: Krankheit ist die Folge.

Der innere Hüter der Gesundheit ist das Immunsystem. Würde dieses im ganzen Körper verteilte Netzwerk nur wenige Minuten komplett ausfallen – wir hätten kaum eine Chance zu überleben. Beachtlich ist auch, mit welcher Präzision ein intaktes Abwehrsystem seinen Dienst tut: Die eigenen Strukturen werden nicht angegriffen, »Fremdes« aber sofort erkannt, bekämpft und entsorgt. In Bruchteilen von Sekunden müssen Informationen erfaßt, verarbeitet und umgesetzt werden. »Spezialeinheiten« müssen den richtigen Befehl mit der richtigen Information erhalten – und nur für diese darf der Inhalt verständlich sein. Könnten auch andere Zellen die Botschaft verstehen, gäbe es ein Chaos.

Doch das Immunsystem kann noch mehr: Es kann das Bild eines Feindes dauerhaft speichern. Bei einem erneuten Kontakt reagiert es blitzschnell, der Mensch wird nicht einmal mehr krank. In der Medizin wird dieses Phänomen als Immunität bezeichnet und für Impfungen ausgenutzt.

20

Die Praxis des Impfens ist schon lange bekannt: Bereits 1796 hatte der britische Arzt Edward Jenner die erste Impfung durchgeführt. Er hatte beobachtet, daß Melkerinnen, die zwangsläufig an den harmlosen Kuhpocken erkrankten, von den für Menschen gefährlichen Pocken verschont blieben. Wie das Immunsystem arbeitet, wie es diese Informationsflut bewältigt und wie die einzelnen Befehle weitergeleitet werden, das beginnt man erst in jüngerer Zeit zu verstehen. Dank der Methoden der modernen Molekularbiologie ist es heute möglich geworden, einzelne Strukturen des Abwehrsystems exakt zu vermessen und zu charakterisieren. Auch beginnt man nun, die »Sprache« dieses inneren Dialogs zu verstehen. Die »Wörter« sind einzelne Botenstoffe, die in winzigsten Konzentrationen in das Blut oder die Lymphbahnen ausgeschüttet werden. Sie werden gezielt »gelesen« und anschließend sofort wieder »gelöscht«.

Die Arbeitsweise des Immunsystems

Das Immunsystem ist ein lebenswichtiges Organ, dennoch können wir es kaum tasten oder seine Tätigkeit wahrnehmen. Erst bei Vorliegen von Defekten wird einem sein Vorhandensein bewußt. In den späteren Kapiteln wird gezeigt, daß das Abwehrsystem durchaus Warnsignale aussendet, die auf eine nachlassende Funktion schließen lassen. Nur: Wir haben nicht gelernt, solche Signale richtig zu bewerten und als Abwehrschwäche einzuordnen. Selbst viele Ärzte haben damit Probleme. Allerdings sind die Beschwerden nicht so »logisch« zuzuordnen wie etwa Gelenk- oder Halsschmerzen.

Das Immunsystem hat seinen Sitz in verschiedenen Bereichen des Körpers (Abb. 2): im Knochenmark, in der

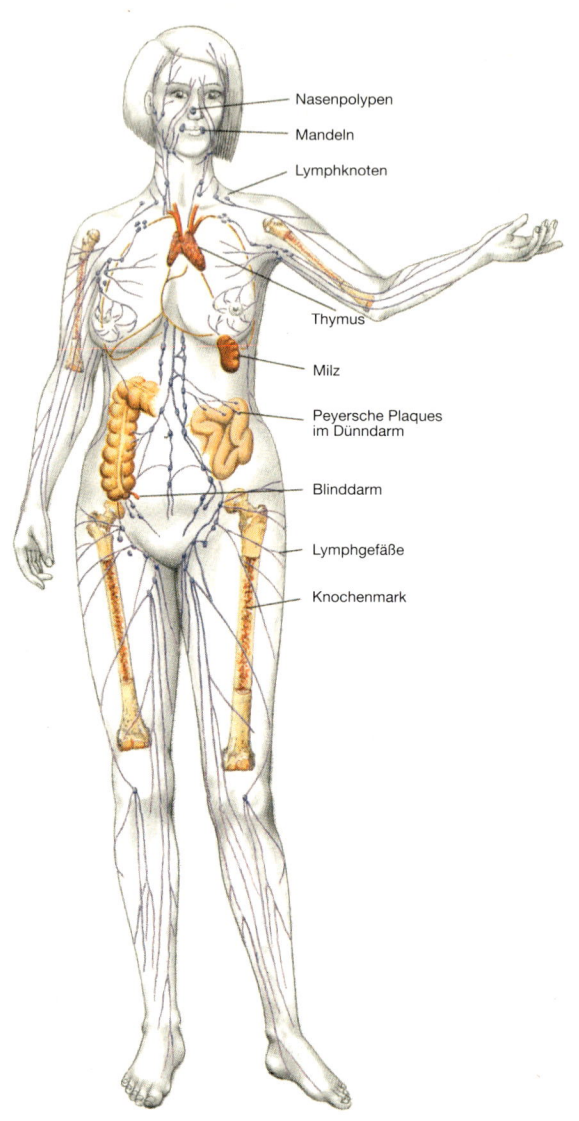

Nasenpolypen
Mandeln
Lymphknoten
Thymus
Milz
Peyersche Plaques
im Dünndarm
Blinddarm
Lymphgefäße
Knochenmark

Abb. 2. Da das Abwehrsystem den ganzen Körper schützen muß, sind seine Organe netzwerkartig im Organismus verstreut.

Thymusdrüse und der Milz, in Lymphknoten und Lymphgefäßen, in den Mandeln, in besonderen lymphatischen Strukturen im Darm (Peyersche Plaques, Blinddarm) und in der Leber (Kupffersche Sternzellen). In diesen Strukturen reifen und entwickeln sich die beweglichen Einheiten des Immunsystems, die in jeden Winkel des Körpers ausschwirren können: die unterschiedlich spezialisierten Zellen des Abwehrsystems sowie Antikörper und bestimmte Signalstoffe.

Eine intakte Haut ist eine gute Barriere gegenüber Eindringlingen jeder Art. Ist sie unverletzt, haben Bakterien nur wenig Chancen, sie zu durchdringen. Der physiologische Säuremantel, ein leicht saurer Wasser-Fett-Film, der von den Schweiß- und Talgdrüsen gebildet wird und zahlreiche Enzyme enthält, hemmt wirksam die Vermehrung von Bakterien. Gegenüber Chemikalien bietet die Haut nicht immer einen sicheren Schutz; viele organische Stoffe, wie halogenorganische Substanzen (Pestizide!), aber auch so winzige Moleküle wie Zyankali können sie gut durchdringen. Mechanische Verletzungen der Haut (z.B Schnitt- oder Schürfwunden) oder Verbrennungen (Sonnenbrand!) dagegen öffnen allen Fremdstoffen Tür und Tor.

Heute weiß man, daß die Haut mehr als nur eine Schutzhülle ist. Sie ist vielmehr ein komplexes Grenzorgan, das wichtige Aufgaben im Immunsystem wahrnimmt. So wimmelt es in der Körperhülle nur so von speziellen Zellen des Immunsystems, den T-Zellen, die permanent auf der Suche nach Fremdstoffen sind. Sie sind hauptsächlich als Gedächtniszellen ausgeprägt; wie in einem wandelnden Lexikon sind in ihnen zahlreiche fremde Strukturen gespeichert, so daß bei Kontakt mit einem schon dagewesenen Eindringling sofort »Alarm ertönt«. Eine weitere Zellgruppe sind die Langerhans-Zellen. Ihre Aufgabe ist es, die Struktur eingedrungener

Erreger aufzubereiten und anderen »Truppen« des Immunsystems mitzuteilen. Ferner werden in der Haut auch zahlreiche Botenstoffe freigesetzt: Nach Stimulation durch einen Reiz (z.b. Chemikalien, UV-Licht, Verletzung) werden die Keratinozyten, die Hauptkomponente der Oberhaut, zur Produktionstätte zahlreicher Botenstoffe (Zytokine).

Wesentlich durchlässiger sind die Schleimhäute, die unter anderem den Nasen-Rachen-Raum, die Bronchien, Lungen und den Magen-Darm-Trakt auskleiden, sowie die Schleimhaut der Augen. Der Grund liegt in ihrer Aufgabe: Sie müssen einerseits Stoffe, die für den Organismus nutzbar gemacht werden können, aufnehmen und andererseits Substanzen, die keine physiologische Aufgabe haben oder schädlich wirken können, vom Körperinneren fernhalten und Abfallprodukte des eigenen Körpers ausschleusen. Deshalb laufen hier auch zahlreiche Schutzmechanismen ab, um unerwünschte Eindringlinge sofort auszumerzen; so sind die gesamten Atemwege von einer Schleimschicht und dem Flimmerepithel bedeckt, das unerwünschte Mikroorganismen und Fremdstoffe sofort wieder hinausbefördert. Ferner sind diese Schichten gewissermaßen mit einem »immunologischen Schutzanstrich« versehen. In ihnen wirkt das Immunglobulin A, ein Abwehrstoff, der sofort auf Fremdstoffe reagiert und diese unschädlich macht. In den Sekreten der Schleimhäute zersetzt ein Enzym, das Lysozym, eindringende Bakterien.

An diesen Grenzflächen zwischen Innen- und Außenwelt – der Haut und den Schleimhäuten – findet die Hauptarbeit zum Schutz des Körpers statt. Werden auf diesen Ebenen verstärkt Erreger bekämpft, so entstehen katarrhalische Symptome, wie Entzündungen der Nasen-Rachen-Schleimhaut (z.B. Rhinitis, Sinusitis, Bronchitis, Pharyngitis), des Magen-Darm-Trakts (z.B. Kolitis, Ente-

Tabelle 1. Barrieren zum Schutz des Körpers vor Eindringlingen.

Barriere	Funktion	Reaktion
Haut, Schleimhäute (Mund, Magen-Darm, Nasen-Rachen, Bronchien, Blase)	Aufnahme von Nahrungsbestandteilen; Ausschleusung von Stoffwechselprodukten und Fremdstoffen	Katarrhalische Symptome (Entzündung, Sekretbildung)
Thymus, Lymphknoten, Mandeln, Knochenmark, Leber und Milz	Unspezifische und spezifische Abwehrmechanismen	Proliferation (Anschwellung)
Organhüllen (z.b. um Gehirn und Herz), Bindegewebe	Spezifische Abwehrreaktionen	Exsudatbildung (Anschwellung und Absonderung von Flüssigkeit)

ritis, Urethritis) oder der Haut (Dermatitis). Bei einigen Krankheitskeimen ist es entscheidend, daß sie auf dieser Ebene bekämpft werden, da sie – sobald sie weiter in den Körper eingedrungen sind – nur schwer bekämpft werden können. Ein Beispiel hierfür sind die Erreger der Syphilis oder der Borreliose. Einmal im Körper wird man sie kaum mehr los; die Krankheit flackert immer wieder auf.

Haben es Krankheitserreger doch geschafft, die ersten Barrieren zu überwinden und in das Körperinnere zu gelangen, werden gezielte immunologische Prozesse in Gang gesetzt. Die Tabelle 1 zeigt die Schutzbarrieren des Organismus und ihre Reaktionsweisen im Überblick.

Unspezifische Abwehr

Bereits von Geburt an verfügt jeder Mensch über ein Repertoire an *unspezifischen* Verteidigungsstrategien, die bei Gefahr sofort aktiv werden, aber nicht auf die

Bekämpfung eines bestimmten Typs von Eindringling spezialisiert sind. Als Ergänzung dazu werden im Laufe des Lebens *spezifische* Abwehrmechanismen erworben. Als Besonderheit verfügen diese über ein Gedächtnis: Das »Bild« eines einmal dagewesenen Feindes wird dauerhaft, oft sogar lebenslänglich gespeichert. Bei erneutem Kontakt mit dem gleichen Erreger ist dann die spezifische Abwehr sofort einsatzbereit.

Typisch für alle unspezifischen Abwehrmechanismen ist, daß sie sofort funktionieren und immer gleich gut arbeiten, egal ob es sich um den ersten oder hundertsten Kontakt mit einem Erreger handelt. Im Gegensatz dazu werden die Strukturen der spezifischen Abwehr erst durch die Auseinandersetzung mit Krankheitserregern geprägt und zur Funktionstüchtigkeit »erzogen«. Sie arbeiten dann leistungsfähiger und viel präziser als die Freßzellen und die natürlichen Killerzellen allein, die jedoch als »vorderste Front« Eindringlinge ausgrenzen.

Freßzellen

Als erstes werden unspezifische Abwehrmechanismen aktiv. Sie werden über spezielle Zellen, die Phagozyten oder Freßzellen genannt werden, vermittelt. Dazu gehören die Granulozyten, die Monozyten und die Makrophagen. Diese Zellen sind alle spezielle Unterarten der weißen Blutkörperchen. Sie werden als solche im Knochenmark gebildet und kreisen ständig im Blut. Es handelt sich bei ihnen um große, lappige Freßzellen, die einen Erreger buchstäblich verschlingen und verdauen können, ein Vorgang, den man Phagozytose nennt (Abb. 3).

Die *Makrophagen* werden in noch unreifer Form als Monozyten in das Blut ausgeschüttet. In den einzelnen Geweben differenzieren sie sich dann zu einer Makrophagenart, die entsprechend den jeweiligen Geweben, in denen sie ansässig werden, als Alveolar-, Milz-, Lymphkno-

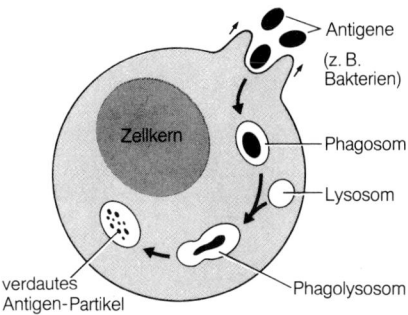

Antigene
(z. B.
Bakterien)

Phagosom

Lysosom

Zellkern

verdautes
Antigen-Partikel

Phagolysosom

Abb. 3. Die Phagozytose ist ein wichtiger »Freßvorgang«, durch den die Phagozyten (Makrophagen, Monozyten, Kupffersche Sternzellen) und Lysosomen einen Erreger »verschlingen« und entsorgen oder in aufbereiteter Form anderen Zellen präsentieren können.

ten- oder Peritonealmakrophagen, als Kupffersche Sternzellen (in der Leber), Histiozyten (im Bindegewebe), Osteoklasten (in Knochen) oder als Mikrogliazellen (im Nervensystem) bezeichnet werden. Makrophagen besitzen verschiedene Fähigkeiten: Sie können rasch an die »Eintrittspforte« eines Eindringlings schwimmen, diesen verschlingen (Phagozytose), aber auch gezielt Zellen abtöten (Zytotoxizität). Alle diese Vorgänge – die ursprünglich der Nahrungsaufnahme eines einzelligen Lebewesens dienten – führen zur direkten Vernichtung von potentiellen Infektionserregern; dadurch sind die Makrophagen eine überaus wichtige Komponente der unspezifischen Abwehr.

Sie sind aber nicht nur im Alleingang tätig; sie aktivieren auch andere Immunzellen. Dazu verarbeiten sie die Antigene des Eindringlings (ein Oberflächencode aus Eiweißen) und präsentieren die Antigenfragmente anderen Zellen. Diese Fragmente werden im Komplex mit den sogenannten Haupthistokompatibilitätsantigenen, die die Unterscheidung von »Eigen« und »Fremd«

steuern, von immunkompetenten T-Lymphozyten erkannt. Dadurch spielen die Makrophagen auch eine entscheidende Rolle bei den spezifischen Abwehrmechanismen, obwohl sie selbst keine Rezeptoren für Antigene besitzen. Makrophagen werden durch verschiedene Botenstoffe (Lymphokine) stimuliert, wodurch sie gezielt bestimmte Funktionen ausüben können. So sind aktivierte Makrophagen beispielsweise in der Lage, Tumorzellen zu erkennen und zu zerstören. Auch können sie selbst verschiedene Faktoren, nämlich Botenstoffe wie die Zytokine, Enzyme und Bestandteile des Komplementsystems, synthetisieren und abgeben, die dann ihrerseits andere Zellen des Abwehrsystems aktivieren.

Ferner besitzen die Makrophagen eine generelle »Abräumfunktion«. Sie entfernen gealterte oder entartete Zellen, Zell- und Gewebstrümmer sowie Fremdkörper (z.B. Kohle oder Farbstoffe). In ein Entzündungsgeschehen greifen sie durch Phagozytose von Viren oder Bakterien und durch Granulombildung, einer Art Gewebegeschwulst, ein. Virusinfizierte Zellen werden aufgelöst, die Anheftung der Viren an die Zellen und die Freisetzung neugebildeter Viren wird verhindert. Bei chronischen Entzündungen liegt die Abwehrleistung der Makrophagen darin, daß sie Bakterien, die sich in den Körperzellen vermehren können (s. Kap. 4) aufspüren und beseitigen.

Die *Granulozyten* sind die zweite große Gruppe von Freßzellen. Sie werden sowohl durch körpereigene Botenstoffe als auch durch bakterielle Stoffe zum Ort der Entzündung gelockt. Dort nehmen sie Fremdkörper, Bakterien, Pilze oder zerstörtes Gewebe auf (Phagozytose) und zersetzen diese. Ist der Eindringling ein Mikroorganismus, so muß er zuerst abgetötet werden. Um diese Kleinstlebewesen zu töten, bilden die Granulozyten mit ihrer reichhaltigen Enzymausstattung giftige und aggressive Chemikalien: Wasserstoffperoxid, Superoxid, Hydroxylradikale und Singulett-Sauerstoff. Nach ihrer Anfärbbarkeit mit einem speziellen Farbstoff unterscheidet man im Blutbild basophile, eosinophile und neutrophile Granulozyten. In Kurzform werden sie auch nur mit diesen Adjektiven bezeichnet.

Natürliche Killerzellen

Dringen Viren in den Körper, so nisten sie sich direkt in für das jeweilige Virus typische Zellen ein (z.b. Hepatitisviren in Leberzellen, Herpesviren in Speicheldrüsen und Nervenzellen). Die befallenen Zellen werden zur Brutstätte weiterer Viren. Ein gesundes Abwehrsystem ist aber auch solchen Feinden gewachsen. Eine virusinfizierte Zelle besitzt charakteristische Veränderungen an der Zelloberfläche. Darüber hinaus sendet sie auch spezielle Botenstoffe aus, die Interferone. Diese Stoffe schützen die Nachbarzellen davor, ebenfalls von den Viren befallen zu werden, und rufen die sogenannten natürlichen Killerzellen auf den Plan. Diese lagern sich an die befallene Zelle an und »reißen« Löcher in die Zellwand, so daß deren Inhalt herausfließt und die Zelle abstirbt. Die verbleibenden Trümmer werden von den Makrophagen entsorgt.

Doch die natürlichen Killerzellen können noch mehr. Als Komponente der unspezifischen Abwehr sind sie besonders auf die Verhütung von Tumorwachstum und Tumorstreuung (Bildung von Metastasen) spezialisiert. Auch gegen manche Bakterien können sie tätig werden. Typisch für sie ist, daß sie in solchen Fällen ohne eine spezielle »Aufforderung« arbeiten können. Ihnen fremd erscheinende Zellen werden ohne Erlaubnissignal sofort angegriffen.

Daneben verfügt auch die spezifische Immunabwehr über Killerzellen: die zytotoxischen T-Lymphozyten.

Komplement

Die unspezifische Abwehr verfügt über eine Art »chemischer Keule«, das sogenannte Komplementsystem, das gleichzeitig das Bindeglied zur spezifischen Abwehr darstellt. Es setzt sich aus etwa 20 miteinander reagierenden Eiweißstoffen zusammen. Einige dieser Proteine werden durch enzymatische Spaltung aus der inaktiven in die aktive Form umgewandelt. Die aktivierten Formen weisen dann – teilweise nach Bindung an andere Komponenten – neue enzymatische Aktivitäten auf. Das System wird durch Antigen-Antikörper-Komplexe (Teil der spezifischen Abwehr) aktiviert. Es bewirkt, daß Fremdzellen zerstört und die Oberflächen verschiedener körpereigener Zellen aktiviert werden, wodurch weitere Botenstoffe freigesetzt werden. Das Komplementsystem stimuliert und unterhält Entzündungsprozesse. Es werden Entzündungsmediatoren gebildet, die dann außer der akuten Entzündungsreaktion eine Aktivierung von Freßzellen bewirken. Diese Freßzellen sind typischerweise sehr »hungrig« und greifen notfalls auch körpereigenes Gewebe an. Durch diese Eigenschaft ist das Komplementsystem bei – im wesentlichen chronisch-entzündlichen – Autoimmunerkrankungen von Bedeutung.

Um Schäden an den Zellen und Geweben des eigenen Körpers zu vermeiden, liegen die einzelnen Bestandteile des Komplementsystems im Serum als inaktive Bausteine vor, die erst bei einer erforderlichen Abwehr kontrolliert nacheinander aktiviert werden (Komplementkaskade). Eine Auslösung der Kaskade erfolgt auf dem klassischen Aktivierungsweg durch Antikörper (komplementbindende IgM-

oder IgG-Antikörper, die an die Oberflächenantigene der zu beseitigenden Zellen gebunden sind). Es gibt auch einen sogenannten Nebenschlußaktivierungsweg. Hierbei sind bestimmte Polysaccharide (Zucker) auf der Oberfläche von Mikroorganismen die Auslöser der Abwehrreaktionen. In einer komplizierten Reaktionsfolge werden dann recht aggressive Eiweißkomplexe gebildet, die Kanäle in die Zellen des Feindes »bohren« und diese somit »ausfließen« und sterben lassen.

Manche Pathogene entziehen sich dem direkten Angriff der Komplementmoleküle, weil sie eine Kapsel aus Zuckerketten haben, an die sich kein Komplement anlagern kann. Das trifft beispielsweise auf die Erreger von Lungenentzündung (Pneumokokken) und septischer Angina (Streptokokken) zu. Doch das angeborene Immunsystem wird auch mit diesen Erregern fertig: Zum einen haben die Makrophagen für einige Zuckerketten Rezeptoren, so daß sie solche Erreger zu fassen bekommen und verschlingen können, zum anderen können Makrophagen über einen Botenstoff (Interleukin-6) die Leber anregen, ein bestimmtes zuckerbindendes Protein (Lektin) auszuschütten, das sich dann an die Oberfläche solcher Bakterien heftet. Nach Anlagerung verändert das Lektin seine Form und löst dadurch die Komplementkaskade aus.

Spezifische Abwehr

Wird die »vorderste Kampflinie« mit den Feinden nicht fertig, so greift der Körper auf seine gut geschulten »Spezialeinheiten« zurück. Die Aufforderung dazu ergeht von den Freßzellen. Sie bereiten die Antigene des Eindringlings gezielt auf und stellen diesen Code auf ihrer Oberfläche wie in einem Schaufenster aus. Dieser Vorgang heißt Antigenpräsentation. Das Antigen wird dabei mit den Haupthistokompatibilitäts-(MHC)-Molekülen assoziiert. Je nach Art der eingesetzten MHC-Moleküle wird das Antigen entweder von den Rezeptoren der T-Helfer-Lymphozyten oder den Rezeptoren der zytotoxischen T-Lymphozyten erkannt.

Lymphozyten

Die Lymphozyten sind als eine spezialisierte Unterart der weißen Blutkörperchen die Hauptakteure der spezifischen Immunabwehr. Unter diesen sind die B- und die T-Lymphozyten (kurz B- und T-Zellen) zu unterscheiden. Dabei sind die B-Lymphozyten die Träger der sogenannten humoralen oder antikörpervermittelten Immunität, die T-Lymphozyten die der sogenannten zellvermittelten Immunität. Beide Arten von Zellen werden im Knochenmark gebildet. Tabelle 2 zeigt die Unterschiede zwischen diesen beiden Zellarten im Überblick.

Tabelle 2. B- und T-Lymphozyten im Vergleich.

	T-Lymphozyten	B-Lymphozyten
Bildungsort	Knochenmark (aus pluripotenten Stammzellen)	
Regulations- bzw. Differenzierungsorgan	Thymus	Darmnahe Lymphorgane; Peyersche Plaques
Funktion	Zellvermittelte Immunität	Humorale Immunität
Zellformen	T-Gedächtnis-, Killer-, Helfer-, zytotoxische Zellen	B-Gedächtnis-, antikörperprodu-zierende Zellen (Plasmazellen)
Gebildete Produkte bzw. Botenstoffe	Lymphokine	Immunglobuline (Antikörper)

Tabelle 3. Differenzierung der T-Lymphozyten beim Menschen.

Kompartiment	Art der T-Lymphozyten
Knochenmark	Prä-T-Zelle
Thymusdrüse	Frühe Thymuszellen ↓ Thymuszellen ↓ Reife Thymozyten ↓ T-Helfer- oder zytotoxische T-Zellen
Peripheres Blut, Milz, Lymphknoten	T-Helferzellen, zytotoxische T-Zellen

Bei den T-Lymphozyten unterscheidet man je nach Oberflächenmerkmal CD4- und CD8-Zellen. Reife T-Lymphozyten, die CD4 auf ihrer Oberfläche tragen, heißen T-Helferzellen, solche, die CD8 tragen, zytotoxische T-Lymphozyten (Killerzellen). Die T-Helferzellen unterstützen andere Immunzellen in ihrer Funktion und setzen große Mengen an Botenstoffen frei. Die CD8-Zellen bilden dagegen nur geringe Mengen an Botenstoffen. Ihre Aufgabe ist es, virusinfizierte und andere als fremd erkannte Zellen zu zerstören. Die T-Lymphozyten differenzieren sich in verschiedenen Teilen des Immunsystems (Tabelle 3).

Haben nun die als Schalt- und Steuerstellen des Immunsystems fungierenden T-Helferzellen den speziell aufbereiteten Code des Feindes aufgenommen, so schalten sie das Abwehrsystem an, indem sie über Botenstoffe weitere Unterarten der Lymphozyten, gewissermaßen die »Elitetruppen«, aktivieren.

Eine dieser Elitetruppen sind die B-Lymphozyten. Durch Kontakt mit dem speziell aufbereiteten Antigen des Feindes werden sie entweder zur antikörperproduzierenden Plasmazelle oder zur langlebigen Gedächtniszelle.

Die antikörperproduzierenden Plasmazellen entsprechen einer sehr leistungsfähigen Waffenschmiede, die in der Sekunde etwa 5000 identische, dem Feind entsprechend maßgeschneiderte Antikörper (= Immunglobuline) bildet und in das Blut entläßt. Der »Auftrag« zu diesem Szenario kann auch direkt von dem Eindringling ausgehen – also ohne Umweg über die Makrophagen der unspezifischen Abwehr. Dazu besitzen die B-Zellen an ihrer Oberfläche Rezeptoren, mit denen sie eine körperfremde Struktur abtasten und erkennen können.

Antikörper sind Eiweißstoffe, die nach dem Bild des zu bekämpfenden Fremdlings maßgefertigt werden und diesen gezielt unschädlich machen. Sie wandern in den Blutgefäßen und treffen schließlich mit dem Eindringling zusammen. In der Antigen-Antikörper-Reaktion wird ein löslicher Immunkomplex gebildet, wobei sich die Antikörper auf ganz spezielle Weise mit definierten Strukturen auf der Oberfläche des zu beseitigenden fremden Stoffes verbinden. Der so markierte Feind wird entweder von den Killerzellen zerstört, von den Freßzellen verschlungen oder durch das Komplementsystem aufgelöst.

Ein Teil der T- und B-Lymphozyten wird zu Gedächtniszellen ausgebildet und speichert die Struktur des Antigens wie in einer Datenbank. Bei erneutem Kontakt mit dem gleichen Erreger wird dieser noch schneller – oftmals auch unbemerkt – bekämpft. Auf diesem Effekt beruht das Prinzip von Schutzimpfungen und die Immunität nach überstandenen Krankheiten, wie Masern, Mumps oder Windpocken. Bei einigen Leiden scheint dieser Mechanismus zu versagen: So kann man viele Male im Leben einen Schnupfen bekommen. Das liegt aber nicht an der »Vergeßlichkeit« der Gedächtniszellen, sondern daran, daß vielmehr der Erreger ständig sein Outfit verändert, also nicht mehr zu erkennen ist.

Spezialisierte CD4-Zellen verhindern eine überschießende Immunreaktion. Ihre Aufgabe ist es, das Ausmaß des Angriffs genau zu dosieren und eine zu große
Zerstörungswut der einzelnen Abwehrtruppen zu verhindern. Sie vernichten die antigenpräsentierenden Zellen
und beenden so die Immunreaktion.

Aus der Anzahl und der Verteilung der T-Zellen
lassen sich wichtige diagnostische Schlüsse ziehen. Man
kann beispielsweise feststellen, ob im Körper eine akute
Infektion vorliegt oder ob die Abwehr chronisch stimuliert ist.

Entscheidend für das Ausmaß einer Immunreaktion
ist die individuelle Situation. Abgesehen von dem persön-
lichen Lebensalter und einer gewissen erblichen Disposition (Genmuster!) ist auch die momentane körperliche
Verfassung ausschlaggebend: Ein unterernährter oder
durch Krankheit oder schwere psychische Belastung geschwächter Körper kann sich schlechter wehren als ein
kräftiger Körper.

Früher galten einzelne Teile des Immunsystems als
entbehrlich, so etwa die Mandeln, der Blinddarm oder
die Milz. Heute versteht man die Funktionsweise des
Immunsystems besser und geht behutsamer mit diesen
Organen um – sie werden nicht mehr so schnell herau-
soperiert.

Antikörper

Die Antikörper sind die »Munition« des Immunsystems, mit der direkt auf Feinde – am erfolgreichsten auf
Bakterien – geschossen wird. Sie werden auch Immunglobuline (Ig) genannt und sind eine Gruppe hochwirksa-
mer, maßgeschneiderter Eiweißstoffe, die gezielt mit einem Erreger reagieren und ihn unschädlich machen. Ihr
chemischer Bauplan ist im wesentlichen identisch, ihre
Aufgaben sind aber sehr verschieden.

B-Lymphozyten bilden – nach Aktivierung – die Antikörper. Jede B-Zelle stellt einen speziellen Antikörper her und bringt diesen als Rezeptor auf die Zelloberfläche. Dieser »molekulare Landeplatz« kann eine dazu passende Fremdstruktur nach dem Schlüssel-Schloß-Prinzip erkennen. Jede B-Zelle macht einen etwas anders gearteten Rezeptor, so daß jede eine andere Fremdstruktur erkennt. Die so ausgerüsteten B-Zellen sind wachsame Kontrolleure, die ständig nach unerwünschten Eindringlingen »Ausschau« halten. Trifft eine auf den passenden Eindringling, so beginnt sie sich rasch zu vermehren und differenziert sich weiter zu einer Plasmazelle; diese produziert reichliche Mengen des entsprechenden Antikörpers mit den identischen Erkennungsstrukturen und entläßt sie ins Blut. Bei Kontakt mit den löslichen Antikörpern wird der Erreger sofort eingefangen, indem sich ein Immunkomplex bildet, der dann von den Freßzellen oder den zytotoxischen Lymphozyten verschlungen und entsorgt oder durch die Enzyme des Komplementsystems aufgelöst wird. Für eine erfolgreiche Abwehrreaktion müssen mehrere Tausend Antikörper in kürzester Zeit gebildet werden.

Lange Zeit war rätselhaft, wie die fast unermeßliche Vielfalt der Antikörper zustandekommt. Wie sollte das menschliche Genom mit seinen rund 100000 Genen den Bauplan für so viele passende Antikörper gespeichert haben – praktisch gegen jeden erdenklichen Erreger, mit dem der Organismus jemals in Kontakt kommen könnte? 1976 entdeckte der spätere Medizin-Nobelpreisträger Susumu Tonegawa, daß die Antikörpergene in Teilstücken vorliegen. Erst in reifenden Lymphozyten werden die Fragmente in immer anderen Kombinationen zu kompletten Genen verknüpft. Andere Wissenschaftler entdeckten, daß die Enzyme, die die DNA-Teile zusammenfügen, zusätzlich beliebige Bausteine an den Verbin-

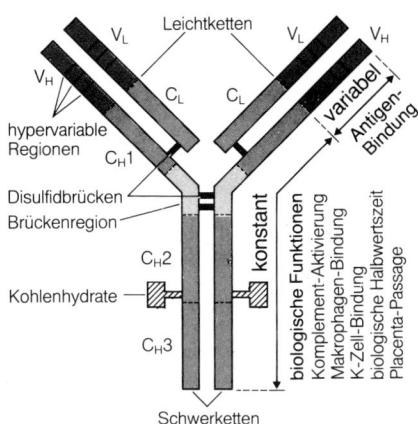

Abb. 4. Schematischer Aufbau eines IgG-Antikörpers (Immunglobulin G): Während die konstante Region (C) die Funktionsweise des Antikörpers bestimmt, ist die variable Region (V) für die Bindung von immer wieder unterschiedlichen Fremdstoffen zuständig; L Leichtkette, H Schwerkette.

dungsstellen einfügen. Ferner werden beim Zusammenbau eines Antikörpermoleküls verschiedene Antikörperketten – je zwei identische leichte und schwere – zu zwei gemischten Paaren kombiniert, was die Variationsmöglichkeit noch weiter erhöht. Die beiden schweren Ketten bilden miteinander eine ypsilonförmige »Gabel«, an deren Zinken sich die leichten Ketten anlagern (Abb. 4). Weil eine B-Zelle nur je *ein* fertiges Gen für eine leichte und eine schwere Kette besitzt, fertigt sie auch nur Antikörper einer einzigen Spezifität an (klonale Selektion). Dieses patchworkartige Zusammenbasteln von Genabschnitten und Minigenen erklärt die unglaubliche Leistungsfähigkeit der Abwehrtruppen.

Beim Menschen unterscheidet man fünf Klassen von Immunglobulinen, deren Gehalt je nach Abwehrlage und aktueller Aufgabe des Immunsystems variieren kann

Tabelle 4. Im menschlichen Organismus vorkommende Antikörper.

Immunglobulintyp	Gehalt in Normalserum [g/dl]	Funktion	Halbwertszeit [Tage]
IgG	0,9–1,5	»Spätantikörper«; antivirale, antibakterielle und Antitoxin-Aktivität; Plazentatransfer (Schutz des Fetus), Immunmodulation, Anlockung von Komplement und Freßzellen	18–25
IgA	0,14–0,26	Lokale Immunreaktion; immunologischer »Schutzanstrich« aller Schleimhäute des Körpers; kann aus dem Körper ausgeschieden werden (Speichel, Tränen, Schweiß, Nasenflüssigkeit, Verdauungssäfte, Muttermilch, Harn)	5,8
IgM	0,07–0,18	»Frühantikörper«; befindet sich auf der Oberfläche der meisten B-Zellen; reagiert als erster mit einem Eindringling; Indikator für Kontakt mit einem Antigen	5,1
IgD	< 0,003	Weitgehend unbekannt; Oberflächenrezeptor der meisten B-Zellen	2,8
IgE	< 0,006	Abwehr gegen Parasiten; erhöht bei allergischen Reaktionen; befindet sich auf der Oberfläche der Mastzellen und stimuliert dort die Freisetzung von Entzündungsvermittlern	2,5

(Tabelle 4). Müssen die B-Zellen auf einen anderen Typ von Antikörpern umschalten, werden die Genabschnitte für den konstanten Teil der schweren Ketten umgelagert.

Für die Spezifität der Antikörper gegen ein bestimmtes Antigen werden dagegen die Genabschnitte des variablen Teils umgeordnet: So kann das Abwehrsystem blitzschnell das für die jeweilige Aufgabe passende »Geschoß« herstellen.

Daneben gibt es von allen Immunglobulinen noch Untergruppen. Je nach der zu bewältigenden Aufgabe wird der passende Typ eingesetzt. Um den »Funktionszustand« des Immunsystems zu ermitteln, werden in der Regel die Subklassen von IgG bestimmt.

Die Immunität über Antikörper ist anpassungsfähig und trainierbar (adaptive Immunität). Sie sorgt dafür, daß einmal überstandene Infektionen beim nächsten Mal rascher und leichter bewältigt werden. Gedächtniszellen speichern das Bild des dagewesenen Feindes dauerhaft. Trotz dieser großen Vorteile hat die adaptive Immunität auch Nachteile: So dauert es bei erstmaligem Kontakt mit einem Antigen mindestens fünf Tage, bis aus den B-Zellen antikörperausschüttende Plasmazellen geworden sind – solange muß das angeborene Immunsystem alleine kämpfen. Ferner können diese Unmengen von Antikörpern praktisch jedes erdenkliche Riesenmolekül als Feind erkennen und als solchen kennzeichnen – sogar körpereigene Bausteine. Genau das passiert bei Autoimmunerkrankungen tatsächlich. Hierbei handelt es sich dann um eine schwere Entgleisung des Abwehrsystems, denn es existieren Mechanismen, die sonst eine Toleranz gegenüber dem »Eigen« erzeugen, indem Zellen, die körpereigene Bausteine angreifen, sofort abgetötet und beseitigt werden. Wie verschiedene Autoimmunerkrankungen jedoch zeigen, können hier Fehler passieren.

Thymusdrüse

Sie ist eine eher unscheinbare und meist wenig be-
achtete Drüse hinter dem Brustbein, die aus verschiedenen Lappen und Läppchen besteht. Bis zur Pubertät
nimmt sie an Größe zu, dann bildet sie sich langsam
zurück. Dieses Organ ist von grundlegender Bedeutung
für die Funktionstüchtigkeit des Immunsystems, gewissermaßen sein »Trainingslager«: Die T-Lymphozyten reifen darin heran.

»Ungelernte« Lymphozyten wandern in den ersten
Lebenswochen eines Menschen aus dem Knochenmark –
wo sie entstehen – in die Thymusdrüse. Dort »lernen« sie
zwischen »Fremd« und »Eigen« zu unterscheiden.

Jede körpereigene Zelle trägt ein individuelles Mar-
kenzeichen, eine Ansammlung fast einzigartiger Proteine
auf ihrer Oberfläche: die Haupthistokompatibilitätsanti-
gene (= MHC- Moleküle vom englischen »major histo-
compatibility complex«). Dadurch ist sie als »körperei-
gen« gekennzeichnet. Dieser biologische Marker wird
den T-Zellen im Thymus eingeprägt. Ferner wird ihnen
die Fähigkeit einprogrammiert, eine Million und mehr
unterschiedliche fremde Strukturen zu erkennen. So ist
gewährleistet, daß sie *nur* unerwünschte Eindringlinge
angreifen und die körpereigenen Bausteine unbehelligt
lassen.

Bevor die T-Zellen die Thymusdrüse verlassen, wird
jedoch eine strenge Endkontrolle durchgeführt. Zuerst
wird überprüft, ob sie überhaupt Antigene auf der Oberfläche von Zellen ausmachen können, die ihnen dort von
den MHC-Molekülen in Form von Eiweißfragmenten
präsentiert werden. Zellen, die das nicht können, sterben
ab. Im nächsten Schritt werden diejenigen Zellen ausgele-
sen, die zu heftig mit körpereigenen Strukturen reagieren.
Nur Zellen, die sowohl auf Fremdantigene, als auch auf
körpereigene MHC-Moleküle in jeweils richtiger Weise

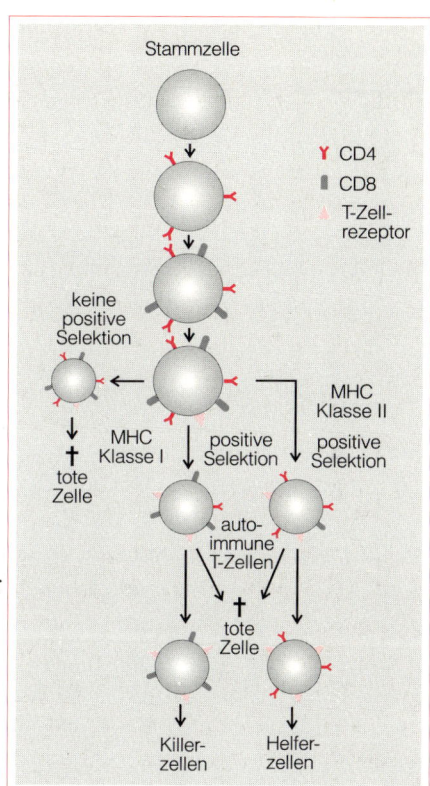

Abb. 5. Während der Passage durch den Thymus unterliegen die zukünftigen T-Zellen einer strengen Selektion. Alle Zellen, die keine MHC-Moleküle erkennen oder autoimmune Tendenzen zeigen, werden beseitigt.

ansprechen, dürfen die »Schule« Thymus verlassen. Dabei wird ein gewisser Grad an Autoimmunität, also der Reaktion gegen eigene Bausteine, akzeptiert (Abb. 5).

Die Abtötung ungeeigneter Lymphozyten, der programmierte Zelltod, wird über mehrere Gene reguliert, die mittlerweile zum Teil entschlüsselt sind.

Bei den MHC-Molekülen handelt es sich um große, die Zellmembran durchziehende Eiweißmoleküle, die charakteristisch gefaltet sind und hydrophobe (wasserabstoßende) Bereiche besitzen. Bedeutsam sind zwei Klassen. Klasse I kommt auf allen Arten von Körperzellen vor,

Klasse II dagegen nur auf Immunzellen wie Makrophagen und B-Zellen. Da sie die Zellmembran – einem Kanal ähnlich – durchziehen, sind sie am Informationsfluß in die Zelle hinein und aus ihr heraus beteiligt. Auffällig ist, daß sie eine tiefe Spalte auf ihrer Außenseite besitzen. Hierin wird wie in einem »Schaukasten« Information ausgehängt. Normalerweise sind es körpereigene Eiweißstoffe, die hier präsentiert werden. Ist aber eine Zelle infiziert, so erscheint ein Bruchstück des feindlichen Eiweißes. Diese Antigenpräsentation löst einen Alarm aus: Abwehrtruppen zur Bekämpfung des Erregers werden aktiv.

Die MHC-Moleküle, die sich von Mensch zu Mensch unterscheiden, sind der Grund dafür, weshalb bei Transplantationen – selbst unter verwandten Menschen – Probleme auftreten. Jede Zelle des Körpers, mit Ausnahme der roten Blutkörperchen, trägt auf ihrer Oberfläche denselben Satz charakteristischer Proteine und kann dabei bis zu acht wichtige Kennzeichen tragen, die einen Menschen als Individuum ausweisen. So ist nicht nur jeder Mensch als solcher einmalig, jede seiner Zellen ist es auch.

Bereits ab dem Pubertätsalter bildet sich der Thymus langsam zurück. Im Alter sind nur noch Rudimente vorhanden. Darin wird die Ursache gesehen, daß mit zunehmendem Alter Autoimmunphänomene vermehrt auftreten und das Immunsystem nicht mehr so leistungsfähig ist.

Eine auffällige Veränderung der Thymusdrüse tritt während der Schwangerschaft ein. Sie schrumpft unter dem Einfluß der hormonellen Veränderungen. Sie schickt auch eine andere Art von T-Zellen in Umlauf, die das Immunsystem dämpfen, weil verhindert werden muß, daß das mütterliche Abwehrsystem Antikörper gegen die väterlichen – und damit fremden – Antigene des Kindes bildet. Passieren hier Fehler, kann dies die Ursache für eine Fehlgeburt sein.

Daneben besitzt die Thymusdrüse noch eine endokrine Funktion, das heißt, sie produziert Botenstoffe. Ihre Hormone, zu denen Thymosin, Thymopoietin, der Thymusfaktor (Thymic humoral factor) und das Thymosterin gehören, fördern die Vermehrung der Lymphozyten in den peripheren lymphatischen Geweben. Eine weitere Reihe von Hormonen, die Thymuspeptide, sorgen für ein reibungsloses Funktionieren der Abwehrreaktionen. Das Gehirn kann die Botenstoffe der Thymusdrüse aufnehmen und verstehen; beide Organe können einander aktivieren oder hemmen.

Lymphknoten
Parallel zu den Blutgefäßen verlaufen die Lymphbahnen. Die darin enthaltene Flüssigkeit – die Lymphe – ist das Transportmittel für die T-Lymphozyten. Diese farblose Flüssigkeit stammt aus den Hohlräumen zwischen den Geweben, aus der Brust- und Bauchhöhle sowie aus dem Herzbeutel. Die Lymphe wird im Brustlymphgang (Ductus thoracicus), einem stricknadeldicken Gefäß, gesammelt. Bei einem Erwachsenen bilden sich täglich etwa 1,5 Liter Lymphe. An verschiedenen Stellen des Körpers befinden sich die Lymphknoten (s. auch Abb. 2), linsen- bis haselnußgroße Ansammlungen von B- und T-Zellen, die von einer Kapsel umgeben sind. Sie filtern die Lymphe und sorgen so dafür, daß Krankheitskeime nicht über den ganzen Körper verteilt werden.

Selbsttoleranz
Die zentrale Aufgabe des Immunsystems liegt im Aufspüren und Beseitigen fremder Stoffe im Körper. Dazu muß jedoch der Eindringling als körperfremd erkannt werden. Manchmal ist dies einfach: So stellt das Abwehrsystem die Anwesenheit eingedrungener Bakterien anhand von Peptiden fest, die mit einem bei Menschen

nicht vorkommenden Aminosäurerest (Formylmethionin) beginnen. Manche Viren verraten sich durch ihre Erbsubstanz, die doppelsträngige Ribonukleinsäure, die im menschlichen oder tierischen Organismus nicht vorkommt. Solche eindeutigen Fremdstoffe rufen die unspezifischen Abwehrmechanismen auf den Plan, der Erreger wird rasch beseitigt.

Nun gibt es aber Eindringlinge, die sich in ihrem Aussehen nur wenig von körpereigenem Material unterscheiden. Hier sind feinere Mechanismen der Erkennung nötig, um zu vermeiden, daß körpereigenes Gewebe angegriffen wird. Dazu ist ein ausgeklügeltes System an Oberflächenrezeptoren auf den B- oder T-Lymphozyten vorhanden, das zwischen »fremd« und »eigen« unterscheiden kann. Bei den B-Zell-Rezeptoren handelt es sich um Immunglobuline. Der T-Zell-Rezeptor kann aus verschiedenen Eiweißketten zusammengesetzt sein, entweder aus einer α- *und* einer β- Kette oder einer γ- *oder* δ-Kette. Mit diesen Rezeptoren binden sich die – in der Thymusdrüse korrekt ausgebildeten – Lymphozyten nur an Fremdproteine. Bindet sich eine solche Zelle aber »versehentlich« an eine körpereigene Struktur, tritt ein weiterer Sicherungsmechanismus in Kraft: Bevor eine solche Zelle ihr Vernichtungswerk ausüben kann, muß sie zwei chemische Signale empfangen: Das erste wird durch die Bindung eines Antigens an den T-Zell-Rezeptor ausgelöst, das zweite durch ein abgelöstes oder membranständiges Protein der Immunzelle, die das Antigen präsentiert. Wenn eine T-Zelle ein Eigenantigen erkennt, das von einer nichtstimulierten Zelle (die kein zweites Signal sendet) präsentiert wird, stirbt sie ab oder wird inaktiv.

Manchmal kommt es aber auch hier zu Fehlern, und es tauchen fehlprogrammierte B- und T-Zellen auf, die den eigenen Körper attackieren. Die Folge sind Autoimmunerkrankungen.

Botenstoffe – die Sprache des Immunsystems

Von der Fülle der Immunreaktionen, die permanent im Körper ablaufen, merkt ein Gesunder nichts. Dabei »unterhalten« sich alle Zellen: Ihre »Sprache« sind winzig kleine Eiweißstoffe, die von den einzelnen Zellen verschickt werden, und in denen eine bestimmte Nachricht, Start- und Stoppsignale verschlüsselt sind.

Entzündungen – das reinigende Feuer

Eine akute Entzündung ist die frühe – fast sofortige – Antwort eines Gewebes auf einen Reiz; sie wird durch die in diesem Bereich befindlichen kleinen Blutgefäße ausgelöst. Dazu ein kleiner Selbstversuch: Streicht man sich mit einem stumpfen Gegenstand, z.b. einem Bleistift, über den Unterarm, so sind fast augenblicklich drei Phänomene zu beobachten: Innerhalb einer Minute zeichnet sich eine rote Linie auf der Haut als Folge einer Erweiterung der Arteriolen, Kapillaren und kleinen Venen an dieser Stelle ab; gleichzeitig rötet sich das Umfeld, denn die Gefäße in der unmittelbaren Nachbarschaft erweitern sich. Dann bildet sich eine kleine Wulst: Flüssigkeit tritt in die Gewebszwischenräume entlang der Verletzung. Einen Überblick über die Entzündungsmechanismen gibt Abb. 6.

Eine Entzündung wurde lange Zeit als Krankheit betrachtet. Seitdem man weiß, daß sie bei der Ausschaltung von Mikroorganismen eine wichtige Rolle spielt, gilt sie als ein Gradmesser für das Funktionieren der Abwehr oder – was vorkommen kann – für eine überschießende Reaktion des Immunsystems. Sie ist immer unspezifisch und wird durch jede Art von Verletzung oder Erreger

45

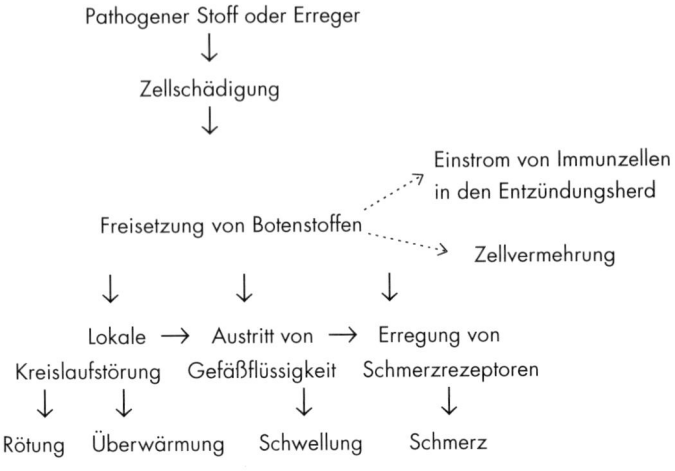

Abb. 6. Symptome einer Entzündung.

hervorgerufen – ausgenommen natürlich tödliche Verletzungen. Sie gilt als allererste Verteidigungslinie und ist ein Zeichen dafür, daß der Körper auf den ihn schädigenden Reiz reagiert hat. Eine akute Entzündung ist typischerweise von kurzer Dauer und findet statt, bevor eine Immunantwort in Gang gesetzt wird. Ihr Ziel ist die Entfernung des unerwünschten Stoffes. Meistens ist diese Reaktion harmlos, manchmal kann sie aber auch gefährlich oder gar tödlich sein, beispielsweise bei einer Gehirnschwellung als Folge einer akuten entzündlichen Antwort auf eine Virusinfektion (Tod durch Erhöhung des Schädelinnendrucks).

Immer strömen Immunzellen in den Entzündungsherd ein, doch nicht die Zellen selbst, sondern ihre löslichen Botenstoffe, die Entzündungsmediatoren, unterhalten diesen inflammatorischen Prozeß. Dauert ein solches Geschehen länger an, kann man davon ausgehen, daß im Immunsystem ein »harter« Kampf ausgefochten wird.

Tabelle 5. Akute und chronische Entzündungen im Überblick.

	Akute Entzündung	Chronische Entzündung
Dauer	6–10 Tage	Monate bis Jahre
Ursache	Fremdpartikel, Gewebsverletzung, physikalische, chemische oder toxische Schädigung	1. Zelluläre Immunreaktion (zytotoxische Schäden), Autoimmunreaktion, Allergie; 2. Humorale Immunreaktion (Antikörper, Immunkomplexe, Komplementprodukte)
Erscheinungsbild	Austritt von Flüssigkeit und Zellen aus den Blutgefäßen und Lymphbahnen in das betroffene Gebiet	Langanhaltende Einwanderung von Lymphozyten und Plasmazellen in das betroffene Gebiet; Neubildung von Bindegewebe

Man unterscheidet grob zwei Typen von Entzündungen, die akuten und die chronischen, wie sie in Tabelle 5 dargestellt sind.

Mediatorsubstanzen

Bei humoralen Entzündungsreaktionen ist eine Gruppe spezieller Botenstoffe, die Mediatorsubstanzen, von Bedeutung. Sie werden von den Mastzellen gebildet. Dies sind Zellen, die im Bindegewebe und den Schleimhäuten des ganzen Körpers verteilt sind, und erst nach Stimulieren durch IgE tätig werden. IgE dockt dabei an Rezeptoren auf der Oberfläche dieser Zellen an. Daraufhin werden diese Mediatorsubstanzen in das Blut ausgeschüttet. Zu diesen gehören das Histamin, das Serotonin, die Kinine, das Bradykinin und die Leukotriene (Tabelle 6). Alle diese Stoffe erweitern die Kapillargefäße und er

47

Tabelle 6. Wirkungen von Mediatoren bei einer akuten Entzündung (+ zeigt schwache bis +++ starke, – keine und +? nicht gesicherte Wirkung an).

Mediator	Gefäßer-weiterung	Erhöhte Permeabilität sofort	später	Chemotaxis	Schmerz
Histamin	+	+++	–	–	–
Serotonin	+	+	–	–	–
Bradykinin	+	+	–	–	+++
Komplement 3a	–	+	–	–	–
Komplement 3b	–	–	–	–	–
Komplement 5a	–	++	–	+++	–
Prostaglandine	+++	+	+?	+++	+
Leukotriene	–	+++	+?	+++	+

höhen deren Durchlässigkeit für die Gewebsflüssigkeit. In Folge kommt es zu Ödemen und zur vermehrten Bildung eines hochviskosen Schleims. Die Mediatorsubstanzen werden nach ihrer Freisetzung rasch wieder abgebaut. Diese sehr schnell ablaufende Immunreaktion ist für Allergien typisch und mit Beschwerden verbunden, wie tränenden und geschwollenen Augen, laufender Nase, Brennen im Hals oder Gesichtsödemen.

Auffallend häufig ist eine IgE-Produktion nach Kontakt mit Stoffen, die von vielzelligen Organismen stammen, also von Pflanzen, Tieren oder Parasiten. Diese IgE-Produktion wird durch einen »Schaltfehler« in den T-Lymphozyten verursacht. Durch das spezielle Oberflächenmuster des Eindringlings oder durch einen wiederholten Kontakt mit winzigen Mengen der oben genannten Stoffe wird bewirkt, daß ein bestimmter Typ von T-Helferzellen gebildet wird. Diese schütten Botenstoffe aus, die den B-Lymphozyten den »Auftrag« erteilen, IgE zu bilden, was die Mastzellen zu hektischer Aktivität antreibt. Die Neigung zur IgE-Bildung, die jeweilige Menge an Mastzellen in den einzelnen Geweben sowie ihre Rezeptoren für IgE sind genetisch programmiert und erblich. Es gibt also eine Veranlagung zu allergischen Reaktionen.

▨ Zytokine

Auch die zellvermittelte Immunantwort hat ihre typischen Botenstoffe: Die »Informanten« der weißen Blutkörperchen sind die sogenannten Zytokine. Hierbei handelt es sich um wasserlösliche Eiweißstoffe unterschiedlicher Größe, die von den T-Lymphozyten in das Blut ausgeschüttet werden und in winzigen Konzentrationen in den Verlauf einer Abwehrreaktion eingreifen. Sie steuern die Stärke und Form einer Immunantwort. In diesen Substanzen sind diverse Botschaften verschlüsselt, die von den Empfängerzellen verstanden werden. Dazu »dockt« das Zytokin an einen genau passenden »Landeplatz« auf der Oberfläche der Zelle (Zytokinrezeptor) an und löst dadurch eine Zellreaktion aus. Die Mitteilung kann Zellen beispielsweise zur Vermehrung anregen, ihre Entwicklung hemmen oder sie auffordern, neue Botenstoffe in Umlauf zu setzen.

Die Wirkung der Zytokine wird durch eine Vielzahl von Faktoren beeinflußt. So hängt die Antwort einer Zelle oder eines Gewebes auf ein individuelles Zytokin von zahlreichen Begleitumständen ab: von dem Wachstumsstadium und Differenzierungszustand der Zelle, dem Gehalt an Nährstoffen, dem Vorhandensein von Krankheitserregern, einer vorhandenen Schädigung der Zelle oder der Anwesenheit anderer Zytokine, Hormone oder Neurotransmitter. Ein von einem Zytokin ausgehendes Signal kann generell nur von einer Zelle empfangen werden, die einen entsprechenden Rezeptor trägt und empfangsbereit ist. Sowohl die Ausschüttung von Zytokinen als auch von passenden Rezeptoren wird letztlich auf der Ebene der Erbsubstanz reguliert. Hier werden durch komplizierte Signalketten Gene ein- und ausgeschaltet, verstärkt oder gedämpft. Über die Zytokinrezeptoren werden nicht nur biologische Aktivitäten einzelner Zellen moduliert, sondern auch einzelne Zellen »ausgeknipst«: Es werden Mechanismen in Gang gesetzt, die die Zellaktivität lahmlegen und so eine im Augenblick nicht benötigte oder gar schädliche Zellfunktion blokkieren. Zytokine sind also ein wichtiger Teil des Kommunikationssystems – sowohl innerhalb als auch außerhalb der Zellen.

Es gibt Hinweise darauf, daß Zytokine nicht nur als lösliche Botenstoffe wirken, sondern auch auf Zelloberflächen, z.b. von Bakterien, aber auch von Leukozyten und anderen körpereigenen Zellen »festgehalten« werden können und so regulierend in die Immunantworten eingreifen. Dazu gehören die jüngst entdeckten Chemokin- und Integrinfamilien.

Es gibt verschiedene Arten von Zytokinen, die meistens in einer gemeinsamen Aktion wirken. Die wichtigsten sind die von den Lymphozyten produzierten Lymphokine, die von den Monozyten produzierten Monokine, die Interferone, die Interleukine, die koloniestimulierenden Faktoren (colony stimulating factors, CSF) und die Tumornekrosefaktoren.

Interleukine, Interferone und Tumornekrosefaktoren

Interleukine. Eine große Gruppe dieser Kommunikationsproteine sind nach der derzeit geltenden Definition die Lymphokine und eine bedeutende Untergruppe davon die Interleukine. Interleukine sind die »Nachrichtensprecher« des Immunsystems und als solche an zahlreichen Aktivierungs- und Hemmprozessen beteiligt. Sie haben einen entscheidenden Anteil bei Entzündungsreak-

Tabelle 7. Wirkungen von Interleukin-1 in verschiedenen Zielzellen.

Zielzelle	Wirkung von Interleukin-1
Knorpel	Bildung von Prostaglandinen und Kollagenase[a]
Osteoklasten[b]	Aktivierung; Bildung von Kollagenase
Leberzellen	Bildung von Akute-Phase-Proteinen
Neutrophile	Aktivierung
Endothelzellen[c]	Proliferation; Bildung von Prostaglandinen
Muskelzellen	Eiweißabbau, Bildung von Prostaglandinen
Gehirn	Fieber, Bildung von Prostaglandinen
T-Lymphozyten	Bildung anderer Lymphokine
Monozyten	Aktivierung; Bildung von Prostaglandinen
Nat. Killerzellen	Aktivierung, Proliferation
Fibroblasten[d]	Proliferation; Bildung weiterer Botenstoffe

[a] Kollagenspaltendes Enzym (Kollagen ist das Gerüsteiweiß der Knochen, Sehnen oder der Haut).
[b] Knochenfreßzellen; bauen Knochen ab.
[c] Diese Zellen kleiden die Herzräume sowie die Blut- und Lymphgefäße aus.
[d] Zelltyp des Bindegewebes.

tionen an der Übertragung von Signalen zwischen den einzelnen Leukozytenpopulationen. So erhalten die T-Zellen beispielsweise den Auftrag, weitere Botenstoffe auszuschütten, die B-Zellen müssen mehr Antikörper produzieren, die Knochenmarkszellen sollen mehr Blutzellen bilden. Ferner »zetteln« die Interleukine Entzündungsreaktionen an, indem sie die Bildung von Substanzen, die eine Entzündung unterhalten, stimulieren. Sie können auch bestimmte Drüsen zur Ausschüttung von Hormonen anregen. Die Folgereaktionen in den Zielorganen sehen ganz verschieden aus: Im Gehirn wird der Zustand »Fieber« oder »Schlaf« ausgelöst, die Leber signalisiert eine Akute-Phase-Reaktion, die Niere sondert verstärkt Urin ab. 15 Interleukine sind bekannt. Die meisten von ihnen üben vielfältige Funktionen im Rahmen

Tabelle 8. Einige Wirkungen von Interleukinen. (Aus Ibelgaufts 1992)

Wirkung	IL-1	IL-2	IL-3	IL-4	IL-5	IL-6	IL-7	IL-8	IL-9	IL-10	IL-11	IL-12
B-Zell-Aktivierung	+			+	+					+		
B-Zell-Differenzierung	+	+	+	+	+/−	+					+	
B-Zell-Proliferation	+	+	+	+/−	+/−		+					
Granulozyten-Aktivität	+	+	+					+				
LAK-Aktivität[a]		+	+	−								+
Makrophagen-Aktivierung		+		+								
NK-Aktivität[b]	+	+	−									+
T-Zell-Aktivierung	+	+		+		+						
T-Zell-Differenzierung		+			+	+						
T-Zell-Proliferation	+	+		+		+	+		+			
Chemotaktische Wirkung	+						+	+				
Mitogen für verschiedene Zelltypen	+	+	+	+	+	+	+	+				

[a] Aktivität der lymphokinaktivierten Killerzellen.
[b] Aktivität der natürlichen Killerzellen.

eines Entzündungsgeschehens aus. Tabelle 7 zeigt dies am Beispiel des Interleukin-1, und in Tabelle 8 sind Wirkungen von weiteren Interleukinen aufgeführt. Typisch ist deren vielfältige Beeinflussung von Stoffwechselwegen.

Interferone. Die am längsten bekannten Zytokine sind die Interferone. Sie können von verschiedenen Zellen des Immunsystems gebildet werden und zeichnen sich durch ihre ausgeprägte Wirkung gegen Viren aus. Eine von einem Virus befallene Zelle bildet ein Interferon, das dann andere, noch nicht befallene Zellen für eine bestimmte Zeit schützt. Daneben können die Interferone auch modulierend in die Immunabwehr eingreifen. So fördern oder hemmen sie die Antikörpernsynthese der B-Zellen. Ferner stimulieren sie die Makrophagen, die natürlichen Killerzellen und die T-Zellen. Hauptsächlich schalten sich Interferone in die eher unspezifischen Abwehrmechanismen (über die Freßzellen) ein.

Ihre Produktion wird jedoch nicht nur durch Viren, sondern auch durch Bakterien und eine Reihe synthetischer Stoffe stimuliert.

Die Interferone werden in verschiedenen Zellen gebildet. Sie erhielten dementsprechend auch ihre Namen: α-Interferon wird in den Leukozyten gebildet, β-Interferon in den Fibroblasten (Bindegewebszelltyp). Beide hemmen äußerst wirksam die Vermehrung von Viren.

Besondere Bedeutung besitzt das γ-Interferon (IFN-γ). Seine vielfältigen Wirkungen sind in der Abb. 7 dargestellt. Während die α- und β-Varianten einen raschen Entzündungsschub bewirken, also am Beginn einer Entzündung in Aktion treten, wird das γ-Interferon relativ langsam von den aktivierten T-Zellen gebildet. Es spielt somit erst in der späteren Phase einer Entzündung eine Rolle, genau genommen bei den Folgeereignissen. Es ist dann ein nahezu universeller Stimulator und Modulator

53

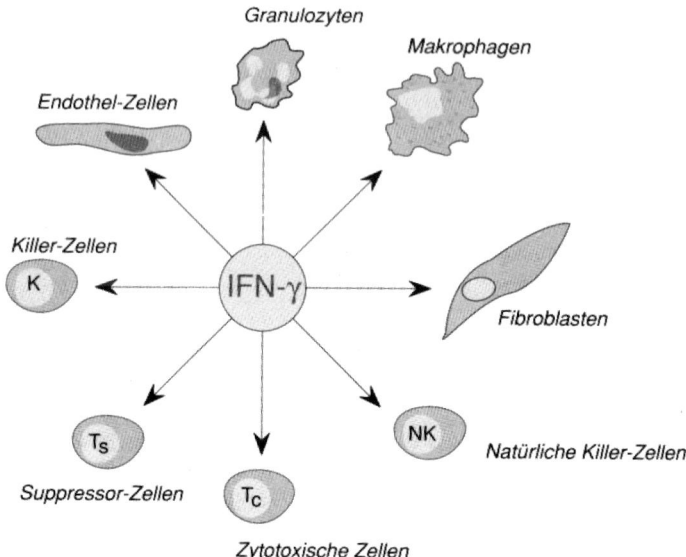

Abb. 7. Ziele der Wirkung von γ-Interferon (IFN-γ).

für unterschiedlichste Leukozytenreaktionen. Für die Aktivierung von Makrophagen gibt γ-Interferon das erste Signal. Diese produzieren dann die weiteren Botenstoffe Interleukin-1 und den Tumornekrosefaktor-α. Diese Makrophagenaktivierung hat die Beseitigung von Erregern chronisch-entzündlicher Infektionen, wie sie durch Mykobakterien, Listerien, Toxoplasmen oder Salmonellen entstehen, zur Folge. γ-Interferon ist also ein Zytokin, das Leukozyten zu starken Entzündungszellen macht.

Ferner regt es die Makrophagen zur Produktion der MHC-Moleküle der Klasse II an, verstärkt also deren Fähigkeit zur Antigenpräsentation. Mit Ausnahme der roten Blutkörperchen besitzen alle Zellen Rezeptoren für Interferone. Auch häufen sich Befunde, wonach die Interferone über eine Aktivierung der natürlichen Killerzellen an der Ausmerzung von Tumorzellen beteiligt sind.

Aus solchen Erkenntnissen erwächst zunehmend die Vorstellung, daß Interferone, insbesondere das γ-Interferon, vor allem als Reaktion auf zelluläre Infektionen und Tumore gebildet werden. IFN-γ hilft, die zellvermittelten Abwehrkräfte zu aktivieren, nämlich Makrophagen, verschiedene T-Lymphozyten und andere Zellen, die auf infizierte oder entartete Zellen im Körper ansprechen. Gleichzeitig dämpft es die antikörpervermittelte Abwehr. Dies macht Sinn: Antikörper eignen sich besser zur Bekämpfung von Krankheitserregern, die sich außerhalb von Zellen ansiedeln.

Tumornekrosefaktoren. Der Körper besitzt noch eine weitere, wirksame Waffe gegen Krebs: die Tumornekrosefaktoren (TFN). Sie werden von den Makrophagen, den T-Zellen oder den natürlichen Killerzellen nach entsprechender Stimulierung ins Blut ausgeschüttet. Diese Substanzen unterbinden gezielt die Energieversorgung entarteter Zellen, indem sie die Blutzufuhr zu diesen Geweben stören. Ein Tumor wird also regelrecht ausgehungert.

Mittlerweile sind verschiedene Tumornekrosefaktoren bekannt, und es werden immer neue Funktionen entdeckt. So ist der TNF-α praktisch bei jeder immunologischen Reaktion zugegen. Er ist neben Interleukin-1 für die typische Schocksymptomatik bei einer Blutvergiftung verantwortlich. Erhöhte Werte dieses Faktors findet man bei Patienten mit multipler Sklerose, Rheuma oder dem chronischen Müdigkeitssyndrom.

Akute-Phase-Reaktion
Oft lösen die Zytokine eine begrenzte entzündliche Reaktion im Rahmen einer normalen Immunantwort aus, die unbemerkt bleibt. Diese ist sogar nützlich und dient dazu, den Eindringling schneller unschädlich zu

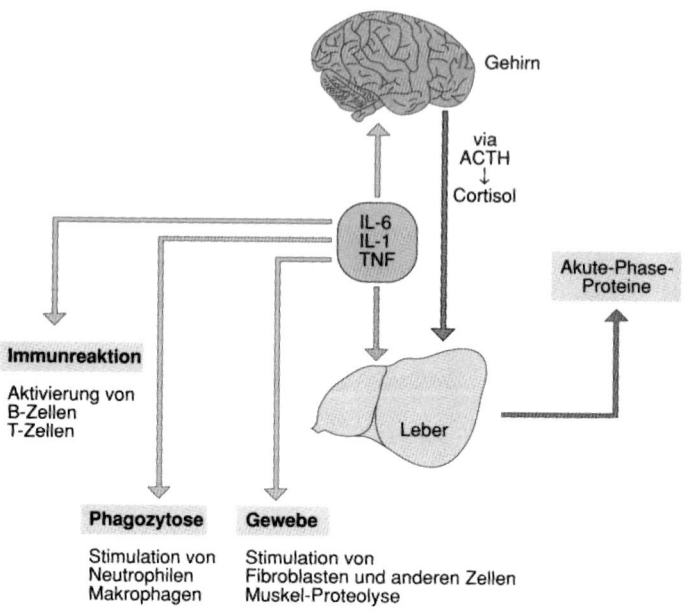

Abb. 8. Regelkreise der Zytokinbildung bei der Synthese von Akute-Phase-Proteinen; *ACTH* Adrenokortikotropes Hormon.

machen. Gerät eine solche Entzündungsreaktion aber außer Kontrolle, kann es zu schweren Schäden kommen. Die erste entzündliche Antwort bei einer Schädigung des Organismus ist die Akute-Phase-Reaktion. Sie ist gekennzeichnet durch Fieber, zelluläre und biochemische Veränderungen und insbesondere durch die Synthese spezieller Eiweißstoffe, die regulierend in die Immunantwort eingreifen: Diese sogenannten Akute-Phase-Proteine wirken als Mediatoren und Inhibitoren der Entzündung, sorgen für den Abtransport von Produkten, die während der Entzündung freigesetzt werden und sind an der Wiederherstellung des Gewebes beteiligt. Ihre Bildung wird ebenfalls durch Botenstoffe stimuliert, wie die Abb. 8 zeigt.

Tabelle 9. Akute-Phase-Proteine und ihr Anstieg während einer Entzündung.

Protein	Anstieg
Coeruloplasmin (α2-C), C3-Komponente des Komplements	Nur geringfügig vermehrt
α1-saures Glykoprotein, α1-Antitrypsin, α1-Antichymotrypsin, α2-Haptoglobin, Fibrinogen, α2-Makroglobulin, C1-Esteraseinhibitor	2–3fach
C-reaktives Protein (CRP), Schwangerschaftsproteine SP2, SP3 und PAG, α2-HS-Glykoprotein	1000fach

Die Akute-Phase-Proteine fördern die Entzündung und damit die Heilung, andererseits besitzen sie eine Regulatorfunktion und sorgen dafür, daß die Entzündung nicht zu stark wird. Unter ihnen ist das C-reaktive Protein (CRP) das wichtigste. Das CRP wird in der Leber gebildet und aktiviert das Komplementsystem und die T-Zellen. Die Bestimmung dieses Proteins im sogenannten CRP-Test dient der Frühdiagnose, der Überwachung und Therapiekontrolle entzündlicher und gewebszerstörender Prozesse. Jedoch werden von Viren verursachte Infektionen durch den CRP-Test in der Regel nicht angezeigt.

Die Tabelle 9 gibt einen Überblick über die Bildung und Menge der Akute-Phase-Proteine während einer akuten Entzündung. Sie können diagnostisch genutzt werden.

Prostaglandine und Leukotriene

Prostaglandine sind hochaktive Gewebshormone, die in fast allen Körpergeweben in unterschiedlichen Mengen vorkommen und bereits in geringen Konzentrationen hochwirksam sind. Sie sind an der lokalen Regulation der Durchblutung (Entzündung!) beteiligt, steuern die Funktion verschiedener Drüsen, verändern den Gewebstonus (Blutdruck) und können Wehen auslösen. Einzelne Prostaglandine können entgegengesetzt wirken: So erhöhen einige den Blutdruck, andere wiederum senken ihn. Im Körper werden sie aus der Arachidonsäure gebildet. Aus der gleichen Muttersubstanz werden auch die Leukotriene synthetisiert. Sie wirken bereits in geringsten Konzentrationen als Botenstoffe bei Entzündungen und allergischen Reaktionen. Über die einzelnen Wirkungen dieser beiden Substanzklassen gibt die Tabelle 10 Auskunft.

Mit Ausnahme der Lymphozyten können alle Leukozyten, aber auch viele andere Zelltypen des Körpers nach entsprechender Stimulation Prostaglandine und Leukotriene synthetisieren. Welcher Typ an Wirksubstanz gebildet wird, ist je nach Zellart individuell verschieden. Auslöser sind immer Signale, die eine Entzündung in Gang setzen und unterhalten können, z.B. von den Freßzellen verschlungene Mikroorganismen, Antigen-Antikörper-Komplexe oder Komplementprodukte. Prostaglan-dine und Leukotriene wirken streng lokal an ihrem Bildungsort und werden nach »getaner Arbeit« rasch inaktiviert.

Zu den Prostaglandinen (PG), die eine Entzündung unterhalten, gehören Prostaglandin E2 und GI2. Sie wirken gefäßerweiternd, erhöhen die Schmerzempfindlichkeit und fördern die Bildung von Ödemen. Ihre Aktivität wird durch Acetylsalicylsäure gehemmt. Charakteristisch

Tabelle 10. Wirkungen von Prostaglandinen und Leukotrienen
(+ Erhöhung, – Erniedrigung, +/– beide Wirkungen).

Wirkung auf	Prostaglandine	Leukotriene
Gefäßtonus	+/–	+
Nierendurchblutung	+/–	keine
Natriumausscheidung	+/–	keine
Thrombozyten-aggregation	–	keine
Bronchialtonus	+/–	+
Darmtonus	keine	+
Gefäßdurchlässigkeit	+	+
Uteruskontraktion	+	keine

für Prostaglandine ist, daß sie nie nur in einer definierten Richtung wirken, sondern über einen Rückkopplungsmechanismus auch den gegenteiligen Effekt auslösen können. PGE2 etwa wirkt zu Beginn einer Entzündung fördernd, in der späten Phase dagegen dämpfend auf diesen Prozeß. Auch die Wirkung der Leukotriene (LT) wird zunehmend besser verstanden. So fördert LTB4 die Adhäsion der Leukozyten sowie die Freisetzung von lysosomalen Enzymen und »aggressivem Sauerstoff«. Die Leukotriene LTC4, LTD4 und LTE4 lösen eine Kontraktion der Muskulatur (Bronchien!) aus. Über einen Rückkopplungsmechanismus kann jedoch auch eine Gefäßerweiterung bewirkt werden.

Stickstoffmonoxid – der gasförmige Botenstoff

Was viele Menschen fast ausschließlich mit Autoabgasen in Verbindung bringen, übt im menschlichen Organismus vielfältige Funktionen aus: das Stickstoffmonoxid, kurz Stickoxid (NO). Stickoxid ist eine einfach gebaute, instabile, gasförmige und hoch giftige Verbindung. Die Gefährlichkeit beruht auf seiner Eigenschaft als freiem Radikal und läßt kaum erahnen, daß ein solches Molekül einer der wichtigsten Botenstoffe im Körper sein könnte. Seine Muttersubstanz ist die Aminosäure L-Arginin. Aus ihr wird das kleine Molekül durch das Enzym Stickstoffmonoxidsynthase abgespalten.

Das Stickstoffmonoxid ermöglicht den Lymphozyten, Tumorzellen und Bakterien abzutöten, und den Neurotransmittern, Blutgefäße zu erweitern. Außerdem übermittelt NO sowohl im Gehirn als auch andernorts im Organismus Nervensignale, ganz ähnlich wie ein Neurotransmitter.

NO ermöglicht eine Entspannung der Gefäßmuskeln, indem es die Bildung von cGMP (= zyklisches Guanosinmonophosphat; wichtiger Schalter, über den die Wirkungen zahlreicher Hormone und Nervenbotenstoffe weitergeleitet werden) anregt. Darauf beruht der fast augenblicklich eintretende Effekt von Nitroglyzerinpräparaten bei Angina-pectoris-Anfällen. NO hat im Blutgefäßsystem noch eine weitere Wirkung: Es verhindert das Zusammenklumpen der Blutplättchen und damit die Bildung von Gerinnseln. Auch in die Regulation des Blutdrucks »mischt« sich dieses winzige Molekül ein: Bisher glaubte man, Angiotensin und Noradrenalin seien die entscheidenden Determinanten zur Regulierung des Blutdrucks; mittlerweile hat sich NO als letztlich wesentlicher

Wirkstoff herausgestellt. Möglicherweise ist bei Patienten mit Bluthochdruck oder anderen Unregelmäßigkeiten des Blutdrucks die Regulation von NO gestört.

In der Lunge bewirkt eine verminderte NO-Freisetzung ein Zusammenziehen der Gefäße und dadurch einen pulmonalen Hochdruck. Die Inhalation von Stickoxid schafft hier Abhilfe. Im Magen-Darm-Trakt scheint NO für die Peristaltik und Dehnungsvorgänge verantwortlich zu sein. NO ist ferner auch der Botenstoff der Erektion beim Mann. Hier zeichnet sich eine ganz neue Therapie bei Impotenz ab.

Mittlerweile liegen Befunde vor, wonach dieses winzige Molekül auch im Gehirn tätig ist: als Überträger von Signalen und bei Lernvorgängen. Das Gehirn ist ein Netzwerk aus vielen Nervenbahnen. Informationen pflanzen sich entlang dieser Leitungen fort. Doch diese Bahnen sind nicht kontinuierlich, sie haben immer wieder Unterbrechungen, sogenannte Synapsen. Um eine Nachricht durch einen derartigen Spalt zu schleusen, müssen gezielt Botenstoffe aktiviert und ausgeschüttet werden, die dann durch den Spalt »schwimmen« und auf der anderen Seite den Impuls übertragen. Es gibt Botenstoffe, die hemmend wirken und solche, die aktivierend wirken. NO kann offensichtlich beide Funktionen ausüben. Diffundiert NO durch eine stark aktivierte Synapse, so verstärkt es deren Wirkung; diffundiert es durch eine schwach aktivierte oder inaktivierte Synapse, wird die Synapse abgeschaltet und der Informationsfluß gestoppt. Diese Wirkweise ist geradezu revolutionär, denn die anderen Botenstoffe im Gehirn wirken immer nur in einer Richtung und nur an bestimmten Strukturen.

Auch im Immunsystem spielt NO eine wichtige Rolle. Es gehört zum »Waffenarsenal« der Makrophagen. Bestimmte Botenstoffe, wie verschiedene Interleukine (IL-3, IL-4, IL-10), γ-Interferon oder der Tumornekrosefaktor, stimulieren die Makrophagen, Stickoxid in bis zum 1000fachen der sonst üblichen Menge zu produzieren. Die Folge einer solchen »NO-Dusche« ist ein massiver oxidativer Zellschaden. So können Makrophagen beispielsweise Mikroorganismen und Krebszellen zum Absterben bringen. Zu den besonders NO-empfindlichen Erregern gehören Leishmania-Arten (Erreger der Leishmaniasen, einer die Haut oder Schleimhäute befallenden Tropenkrankheit), Plasmodium-Arten (Erreger der Malaria), Trypanosomen (Erreger der Schlafkrankheit), Schistosomen (Erreger der Bilharziose), Mykobakterien (winzige Bakterien, darunter der Erreger der Tuberkulose), Listerien (Erreger einer Form der Hirnhautentzündung) und Toxoplasma gondii (Erreger der Toxoplasmose). Eine erhöhte NO-Bildung tritt auch bei einem Endotoxinschock (Vergiftung mit Erregertoxinen) auf.

Wann NO welche Wirkung besitzt, hängt von der Art des Syntheseenzyms ab. Man kennt heute zwei Formen: eine konstitutive und eine zytokininduzierbare Stickoxidsynthase. Welche Form gebildet wird, ist von der Art des abgelesenen Gens abhängig. Ferner benötigen beide Enzyme für ihre volle Wirksamkeit spezielle, aber jeweils unterschiedliche Kofaktoren. Das konstitutive Enzym kommt im Endothel, dem Gehirn, den Blutplättchen und den Inselzellen der Bauchspeicheldrüse vor. Es erzeugt – nach Induktion durch einen physikalischen Reiz oder eine Aktivierung des entsprechenden Rezeptors – geringe Mengen an NO; unter diesen Bedingungen freigesetztes NO wirkt als Signalmolekül, das physiologische Funktionen, wie die Gefäßerweiterung, die Hemmung des Zusammenballens der Blutplättchen oder die glukosestimulierte Freisetzung von Insulin, steuert. Sehr viel größere Mengen dieses Gases werden durch die induzierbare Form des Enzyms gebildet und spielen bei der Immunabwehr eine Rolle. Diese Form kommt in den Makrophagen, den Zellen der glatten Muskulatur, den Mikrogliazellen (Nervenstützzellen), den Leber- und Nierenzellen sowie den Inselzellen der Bauchspeicheldrüse vor. Zu den induzierenden Zytokinen gehören der Tumornekrosefaktor, γ-Interferon und verschiedene Interleukine. Auf diese Weise ausgeschüttetes NO wirkt zytostatisch und zytotoxisch.

Bei Krankheiten wie Bluthochdruck, Angina pectoris und Impotenz scheint ein Mangel an NO vorzuliegen. Dagegen haben Patienten mit einem septischen Schock, Entzündungen und Diabetes vermutlich einen Überschuß an diesem reaktionsfreudigen Gas. Noch steht die Erforschung dieses ersten gasförmigen Botenstoffes am Anfang. In der Zukunft werden sich ganz neue therapeutische Wege öffnen. Die NO-Bildung kann über die Hemmung oder Aktivierung der Syntheseenzyme gesteuert werden. Ebenso kann man Substanzen (z.b. Arginin oder Aminoguanidin) verabreichen, aus denen NO abgespalten wird.

Adhäsionsmoleküle

Adhäsionsmoleküle sind Verbindungen aus Zucker und Eiweiß, sogenannte Glykoproteine, die den Zell-zu-Zell-Kontakt vermitteln. Sie kommen praktisch auf allen Zellen des Körpers vor und sind ein wichtiges Bindeglied im Informationsnetzwerk eines Organismus. Besonders wichtig sind sie für das Funktionieren des Immunsystems. Hier bezeichnet man sie als Immunglobulin-Superfamilie. Sie können entweder auf einer Zelle »sitzen« oder im Blut »schwimmen«. Ihr Erscheinen auf der Zelloberfläche und ihre Aktivierung wird durch die Zytokine gesteuert. Der Körper selbst produziert lösliche Adhäsionsmoleküle als Abwehrmechanismus, um Entzündungsreaktionen nicht entgleisen zu lassen.

Bei den Adhäsionsmolekülen des Immunsystems handelt es sich um Rezeptoren. Sie sind nicht nur für die Fremderkennung wichtig, sondern auch um die eigenen Botenstoffe zu verstehen. Ferner entscheiden sie darüber, ob eine Immunzelle sich festsetzt oder weiterhin löslich bleibt. Insbesondere die Lymphozyten, die oft gezielt in die verschiedenen »Organe« des Immunsystems einwandern müssen, sind auf Adhäsionsmoleküle als »Brücke« angewiesen. Dies passiert beispielsweise bei einer Entzündung, bei der die Zellen des Immunsystems Gefäßwände überwinden müssen, um an ihren Einsatzort im Gewebe zu gelangen. Am Entzündungsherd selbst steuern die Adhäsionsmoleküle das Abwehrgeschehen. Allerdings können hier auch Fehler auftreten, die zu Gewebszerstörungen führen; dies ist beim allergischen Asthma der Fall.

Ferner werden Adhäsionsmoleküle auch als zelluläre Rezeptoren von verschiedenen Viren benutzt. So dient CD54 den Rhinoviren (Schnupfenviren), CD4 dem Aidsvirus als Eintrittspforte zur Infektion der Zelle. Auch Tumormetastasen können über diese Haftmoleküle in anderen Geweben seßhaft werden. Auf Bakterien und Tumorzellen finden sich spezielle Haftmoleküle (Lektine), die bestimmte Zucker binden können. Finden diese Lektine – und damit die Tumorzelle oder das Bakterium – im Körper als Pendant den passenden Rezeptor, so entsteht ein verhängnisvoller Kontakt: Die Tumorzelle setzt sich fest und kann sich vermehren, das Bakterium dringt in die Zelle ein. Hier bieten sich neue Therapiemöglichkeiten: Blockiert man gezielt das spezielle Lektin mit einem maßgeschneiderten Antikörper aus der Retorte, kann der unerwünschte Gast nicht »landen«.

Die Anzahl dieser Rezeptoren auf den Zellen ist nicht konstant, sondern ändert sich unter dem Einfluß von Milieufaktoren (unter anderem Zytokinen) ständig.

■ Das Immunsystem auf der Suche nach dem Feind

Befinden sich Krankheitserreger im Blut und in den Körperflüssigkeiten, so können sie vom Immunsystem leicht aufgespürt werden. Es gibt jedoch eine Reihe von Erregern, die in die Körperzellen eindringen. Hier sind sie vor den Antikörpern sicher, weil diese als wasserlösliche Proteine die äußere Lipidmembran der Zellen nicht durchdringen können. Ein intaktes Abwehrsystem wird jedoch auch mit solchen Feinden fertig. Ist ein Virus oder Bakterium in eine Zelle eingedrungen und vermehrt sich dort, bringen spezielle Transportmoleküle gemeinsam mit den MHC-Molekülen einen Teil der Proteinoberfläche des Erreger aus der Zelle nach außen und präsentieren diesen – wie in einem Schaukasten – den Immunzellen. Der Komplex aus dem fremden Eiweißstoff und dem MHC-Molekül wird von den T-Lymphozyten erkannt und löst eine Immunreaktion aus.

Generell besitzt das Immunsystem mehrere zielgerichtete Strategien gegen verschiedene Erreger (Tabelle 11).

Bei der T-zellvermittelten Reaktion vom verzögerten Typ (DTH) werden immer die durch den Erreger infizierten Zellen, nicht die Erreger selbst zerstört. Dabei greift eine T-Zelle die befallene Zelle an, die Erreger werden frei und können durch Antikörper eingefangen werden. Aktivierte Makrophagen verschlingen dann den Komplex aus Feind und Antikörper. Befinden sich die Erreger in den Makrophagen, so können diese durch ein Zytokin stimuliert werden und die ungebetenen Gäste mit aggressiven Stoffen, wie Stickoxid oder Superoxidanion, zerstören.

Tabelle 11. Strategien des Immunsystems.

Abwehrstoff	Hilfsfaktoren	Erreger
Humorale Abwehr – »Kampf durch Waffen«		
IgG	Komplement, Neutrophile	Bakterien, z.B. Staphylokokken, Streptokokken, Tetanuserreger, Viren, Toxine von Mikroorganismen
IgA	Alternativer Komplementweg	Alle Erreger, die die Atemwege und den Magen-Darm-Trakt befallen; Viren
IgE	Mastzellen	Magen-Darm-Parasiten; Würmer
IgM	Komplement, Makrophagen	Verkapselte Mikroorganismen, Pneumokokken
Zelluläre Abwehr – »Kampf durch Zerstörung«		
Zytotoxische T-Zellen	Perforin[a]	Viren und Mykobakterien und damit infizierte Zellen, Chlamydien, Borrelien
T-zellvermittelte Reaktion vom verzögerten Typ (DTH)	Makrophagen	Mykobakterien, Viren, Pilze, Trypanosomen, Leishmania, Spirochäten (Syphiliserreger, Borrelien)

[a] Eiweißverbindung, die Zellmembranen eines Bakteriums oder einer virusinfizierten Zelle durchlöchert und diese dadurch abtötet.

Typ1- und Typ2-Antwort – ein wichtiger Schalter im Immunsystem

Bei der Immunantwort über die T-Helferzellen unterscheidet man zwei Typen: Typ1 und Typ2, die sich durch eine unterschiedliche Zytokinproduktion auszeichnen: Die Typ1-Reaktion ist mit der Bildung von Interleukin-2 (IL-2), γ-Interferon (IFN-γ), Lymphotoxin (LT) und dem Tumornekrosefaktor-β (TNF-β) verbunden, wohingegen für die Typ2-Reaktion IL-4, IL-5, IL-6 und IL-10 charakteristisch sind. Daneben gibt es noch Zytokine, die bei beiden Antworten vorkommen. Beide Reaktionstypen werden durch verschiedene Botenstoffe in Gang gesetzt. Die Tabelle 12 gibt einen Überblick. Welcher Reaktionstyp in Aktion tritt, hängt von dem zu bekämpfenden Erreger ab.

Typisch für die Typ1-Antwort ist die Bildung der Immunglobuline der Klassen M und G; in extremen Fällen kann sie zu einer allergischen Reaktion vom verzögerten Typ führen, für die eine Anlockung von Makrophagen charakteristisch ist. Ein Beispiel für eine solche Reaktion ist die Hauttestreaktion, wie sie bei Allergietests oder beim Tuberkulintest ausgenutzt wird. Eine derartige Antwort ist gegen lokale Infektionen und intrazelluläre Parasiten überaus wirkungsvoll.

So spielt die allergische T-zellvermittelte Reaktion vom verzögerten Typ bei der Bekämpfung des Syphiliserregers (Treponema pallidum) und der Borrelien eine große Rolle. Beide Erkrankungen treten in mehreren Stadien auf. Kann der Organismus sie im akuten ersten Stadium nicht bekämpfen, stellt sich ein sogenanntes latentes Intervall ein. Die Erreger verstecken sich an Orten, an denen sie von der Abwehr nicht so leicht aufgespürt werden, z.B. in den Haarfollikeln, im Herzmuskel, in den Gelenken, in den Makrophagen, in den Mikrogliazellen

Tabelle 12. Vergleich der Typ1- und Typ2-Antwort des Immun-systems (+ Erhöhung, – Erniedrigung, +/– beide Wirkungen).

	Typ1	Typ2
Produktion von Lymphokinen		
IL-2	+	–
IFN-γ	+	–
TNF-α	+	+/–
TNF-β	+	–
IL-3	+/–	+
IL-4	–	+
IL-5	–	+
IL-6	+/–	+
IL-10	+/–	+
Ansprechen auf Lymphokine		
IL-2	Induktion	Induktion
IL-4	nicht bekannt	Induktion
IFN-γ	nicht bekannt	Hemmung
IL-10	Hemmung	Hemmung
Zytolytische Aktivität	+	–
Bildung von IgE über B-Zellen	–	+

(Stützzellen im Gehirn) oder den Nervenzellen der Haut. Der Beschuß mit Antikörpern hätte in diesem Stadium wenig Wirkung. Hier müssen die Makrophagen die Erreger aufspüren und zerstören. Obwohl Treponema pallidum ein extrazellulärer Parasit ist, ist die Makrophagenaktivierung über sensibilisierte T-Zellen die optimale Verteidigungsstrategie. Auch manche andere extrazelluläre Infektionen werden über einen solchen Mechanismus bekämpft, z.b. Pilzinfektionen.

Für die meisten Erkrankungen ist die Typ1-Antwort die erfolgbringendste. Wird sie jedoch fälschlicherweise in Gang gesetzt, erzeugt sie Krankheiten, wie organspezifische Autoimmunerkrankungen, die Abstoßung

68

Tabelle 13. Übersicht über die vier Strategien der von T-Zellen gesteuerten Immunantwort.

Erreger (Antigenpräsentation durch)	Muster der T-Zelle (Reaktionstyp)	Botenstoffe der T-Zellen	Immunreaktion durch
Helminthen, Allergene (MHC II)	CD4 (Typ2)	IL-4, IL-5, IL-6, IL-10	IgE, IgA
Bakterien (MHC II)	CD4 (Typ1)	IL-2	IgM, IgG
Mykobakterien, Spirochäten (MHC II)	CD4 (Typ1)	–	Allergische Reaktion vom verzögerten Typ
Viren (MHC I)	CD8 (zytotoxische T-Zellen)	–	T-Zellzytotoxizität

von Fremdtransplantaten oder Kontaktdermatitis (z.b. eine Nickelallergie).

Eine durch den Botenstoff Interleukin-4 in Gang gesetzte Typ2-Antwort führt zu einer starken und anhaltenden Bildung von Antikörpern (einschließlich IgE) und eosinophilen Granulozyten. Diese Untergruppe der weißen Blutkörperchen produziert eine Reihe von hochaktiven, toxischen Eiweißstoffen, die eine chronische Entzündungsreaktion unterhalten können. Nützlich ist diese Strategie bei der Bekämpfung extrazellulärer Organismen und ihrer Sekretionsprodukte. Auch bei Befall mit Würmern wird sie beobachtet. Noch ist unklar, ob diese Reaktion wirklich schützt, oder ob sie das Überleben des Parasiten sichert: denn z.b. erzeugen Borrelien die Bildung von – ihnen nicht schadendem – IgE, um im Körper zu überleben.

Fehlgeleitete Typ2-Reaktionen treten bei allergischen und atopischen Erkrankungen auf, so beim Asthma bronchiale, bei Konjunktivitis und allergischen Atemwegs- und Darminfektionen. Das Immunsystem besitzt also – vereinfacht – vier Strategien zur Bekämpfung eines Feindes. Tabelle 13 faßt sie zusammen.

Fehlgeleitete Abwehrstrategien sind heutzutage nicht mehr so selten. Bedingt durch die Reisefreudigkeit der meisten Menschen kommt es im Ausland zu Kontakten mit Mikroorganismen, die die durch das heimische Erregerspektrum trainierte Immunabwehr nicht adäquat bekämpfen kann. So kann ein Urlaub in den Tropen oft nur schwer zu korrigierende »Spuren« bis hin zu einem Immundefekt hinterlassen.

Es leuchtet ein, daß nur die richtige Reaktion eine gute Verteidigung des Körpers gewährleistet und die Gesundheit erhält. Je nachdem wie »verzerrt« die Immunantwort ausfällt, wird das Wohlbefinden beeinträchtigt. Hält eine unzureichende Verteidigung des Körpers längere Zeit an, kann es zu schweren Krankheitsbildern kommen.

4 Von der Informations-
störung zu Befindlichkeits-
störung und Krankheit

Wenn ein Mensch gesund bleiben soll, muß das komplizierte Netzwerk des Immunsystems perfekt funktionieren. Kleine Abweichungen sowohl in der Konzentration bestimmter Botenstoffe als auch in der Anzahl oder dem Verhältnis einzelner Immunzellen zueinander oder die »falsche« Immunantwort können dramatische Folgen nachsichziehen. Sehr leicht kann dabei die innere Ordnung gestört werden. Der Zustand »Gesundheit« entschwindet und nähert sich immer mehr dem Zustand »Krankheit«. Aus anfänglichen Befindlichkeitsstörungen werden – sofern sie unberücksichtigt bleiben – Organerkrankungen. Primäre Aufgabe eines Arztes ist es festzustellen, ob und wie der Informationsfluß beim Erkrankten gestört ist. Dann muß er versuchen, behutsam die Entgleisung wieder zu beheben, was nicht immer einfach ist.

Innere Ordnung –
Gradmesser der Gesundheit

Wenn die Datenverarbeitung in der »Nachrichtenbörse« des Körpers optimal funktioniert, bezeichnet man diesen Zustand als Gesundheit: Der Mensch fühlt sich wohl – körperlich wie geistig. Angreifende Erreger – die mmer vorhanden sind – werden abgewehrt oder rasch bekämpft, so daß sie die Gesundheit nicht nachhaltig beeinflussen. Haben sich aber in die Abwehrstrategien Programmfehler oder gar Fehlprogramme eingeschlichen, so kommt es zunächst zu einer Reihe von Befindlichkeitsstörungen. Häufig werden solche Signale jedoch vom Betroffenen übersehen oder nicht richtig eingeordnet. Dabei ist hier bereits Aufmerksamkeit gefordert. Greift man jetzt in den krankheitsfördernden Prozeß ein, so kann man ihn stoppen, bevor einzelne Organe befallen werden oder es zur Dekompensation einzelner Organe kommt.

▬ Alarmsignale für einen »Informationsfehler«

Da die Immunabwehr den ganzen Körper schützt, kann sich ein fehlfunktionierendes Immunsystem auch im ganzen Körper bemerkbar machen und Beschwerden hervorrufen, die zunächst überraschen und auf den ersten Blick nicht mit ihm in Zusammenhang gebracht werden. Dazu gehört beispielsweise das ganze Spektrum der seelischen Störungen, wie Konzentrationsstörungen, Depressionen, Reizbarkeit, Übererregbarkeit, Schlafstörungen, Antriebslosigkeit, sexuelle Unlust oder Ängste. Solche Symptome verführen viele Ärzte zu der Diagnose »psychische Erschöpfung«. An eine Entgleisung des Immunsystems wird zunächst nicht gedacht. Wie in Kap. 7 beschrieben sind gerade solche »seelischen« Mißempfindungen ein erstes Anzeichen für einen beginnenden Funktionsverlust des Immunsystems. Dazu kommen noch körperliche Symptome, die typischerweise durch den ganzen Körper wandern: häufige Infekte der Atemwege, der Blase, des Magen-Darm-Traktes, Kopfschmerzen, Muskelschmerzen, Hautausschläge, Allergien etc. Ein charakteristisches Begleitsymptom ist eine mehr oder weniger stark ausgeprägte Müdigkeit. Wichtig ist, den zeitlichen Verlauf der Symptome zu beobachten. Ein einmaliges Auftreten ist meist bedeutungslos. Aufmerksam sollte man werden, wenn nach einer längeren Periode mit Infekten plötzlich keine Infektionen mehr auftreten, der Körper scheinbar gesund ist. Dies kann ein Anzeichen dafür sein, daß im Abwehrsystem etwas nicht stimmt, und es einige Jahre später zu einem schweren Immundefekt kommen kann. Typischerweise beobachten Menschen ab Mitte 30 solche Phänomene. In diesem Alter beginnen die Abwehrkräfte schwächer zu werden; hier ist also »Nachhilfe« gefragt. Ein Immungesunder hat etwa zweimal im Jahr eine Erkältung, die nach 8–10 Tagen wieder ausgeheilt sein muß.

Die unten folgenden Symptome können ein Anzeichen für eine Verschlechterung der Abwehrlage sein, vor allem wenn mehrere davon über einen längeren Zeitraum auftreten. Lassen sich die Beschwerden durch längerdauernde eigene oder ärztliche Bemühungen nicht beseitigen, so ist unbedingt an eine Störung des Immunsystems zu denken.

Mögliche Symptome, die ein Nachlassen der Immunabwehr anzeigen:

Starke Müdigkeit bzw. Erschöpfung
Schlafstörungen bzw. übersteigertes Schlafbedürfnis
Häufige Infekte (Atemwege, Magen und Darm, Harnwege)
Konzentrationsstörungen
Gedächtnisschwäche
Wiederkehrende Kopfschmerzen

Muskelschmerzen oder -schwäche
Gelenkschmerzen oder -schwellungen
Taubheitsgefühle in den Armen oder Beinen
Zuckungen einzelner Muskeln
Leicht erhöhte Temperaturen über einen längeren
Zeitraum
Halsschmerzen
Geschwollene Lymphknoten
Verdauungsstörungen
Mund- und Augentrockenheit
Sehstörungen
Nachtschweiß
Herzklopfen
Übelkeit
Panik- und Angstanfälle
Depressionen
Persönlichkeitsveränderung
Gefühlsschwankungen
Allergie (Nahrungsmittel, Pollen, Schimmelpilze
etc.)
Hautveränderungen bzw. -ausschläge
Haarausfall
Gewichtszunahme bzw. -abnahme

Übergeht man solche Alarmsignale jedoch, weitet
sich die innere »Informationskrise« aus. Die Symptome
werden stärker, bis schließlich einzelne Organe angegriffen werden – dann wird die Therapie schwieriger und vor
allem langwieriger. Umgekehrt leuchtet ein, daß es nicht
ausreicht, eine Gesundheitsstörung auf der Organebene
zu beseitigen. Eine Behandlung muß immer bei der zugrundeliegenden Störung des Immunsystems ansetzen.

Im Gleichgewicht liegt die Stärke

Das Zusammenwirken aller Kräfte des Immunsystems ist eine wichtige Voraussetzung für eine funktionierende Abwehr und damit für die Gesunderhaltung des Körpers. Der Organismus muß seine vielfältigen Regelkreise immer in einem fein abgestuften Gleichgewicht halten, das sofort eine Reaktion zeigen kann. In der Tat ist das Abwehrsystem der kleinste gemeinsame Nenner bei der Bekämpfung von Feinden. Nur wenn hier alles stimmt, also die Immunhomöostase vorliegt, kann die Gesundheit wirkungsvoll verteidigt werden. Außerhalb des Gleichgewichtszustandes ist das Verteidigungspotential schnell erschöpft. Bei einem überaktiven Abwehrsystem besteht die Gefahr, daß eigenes Gewebe angegriffen wird, es kommt zu Autoimmunerkrankungen. Ist die Abwehr zu träge, können Infektionen oder gar Tumorzellen nicht mehr richtig bekämpft werden.

Jeder Mensch sollte daher alles tun, um ein Entgleisen des Immunsystems in einer der beiden Richtungen zu vermeiden. Um Defekte aufzuspüren, sollte man zum einen auf die Warnsignale eines gestörten Abwehrsystems hören, zum anderen regelmäßig das Immunsystem vom Arzt untersuchen lassen und eventuelle Mängel beheben. Nur so erhält man sich die Basis für die eigene Gesundheit.

5 Die neuen Krankheitserreger

Wenn von Krankheitserregern die Rede ist, denkt jeder sofort an Bakterien und Viren. Genauso selbstverständlich erscheint es, diese Erreger mit einem Griff in das Arsenal der Antibiotika zu bekämpfen. In der Tat: Durch die Entdeckung des Penizillins 1928 und verschiedener anderer Antibiotika verloren viele einst unheilbare Krankheiten ihren Schrecken.

Mit den Viren tat man sich schon schwerer. Sie trotzen einer Antibiotikabehandlung. Heute gibt es zwar einige Virostatika (chemische Mittel gegen Viren), die gegen manche Viren helfen (z.b. Herpes, Gürtelrose); der Effekt läßt jedoch schnell nach, da die Viren resistent werden. Bei der Virusabwehr ist man auf die Perfektion der körpereigenen Abwehr angewiesen. In manchen Fällen läßt sich diese durch eine Impfung nachahmen; so kann man z.b. gegen Hepatitis B, Masern oder Röteln impfen.

Doch immer noch und immer mehr gibt es Krankheiten, gegen die die bisherigen Therapiekonzepte zu versagen scheinen. Immer mehr Menschen leiden an unheilbaren Krankheiten.

Abwehrkräfte statt Chemie

Um »Waffen« gegen den Erreger zu entwickeln, studierte man bisher akribisch die »Anatomie« eines Mikroorganismus und entwickelte dann ein Medikament, das in den Stoffwechsel des Eindringlings möglichst todbringend eingriff. Dabei suchte man eine Art »Achillesferse« des Bakteriums, z.b. eine Stoffwechselreaktion, die idealerweise nur bei diesem vorkommt, nicht aber im menschlichen Organismus. Zahlreiche Arzneimittel zeugen von dieser Denkweise:

- So blockieren die Antibiotikagruppen Penizilline und Cephalosporine ein Enzym, das die Vernetzung der bakteriellen Zellwand bewirkt (Murein-Transpeptidase);
- Sulfonamide hemmen die bakterielle Folsäuresynthese, wodurch das Erbgut eines Erregers nicht mehr vermehrt werden kann;
- Tetrazykline blockieren die bakterielle Proteinsynthese, indem sie als »falscher Baustein« einen wichtigen Schritt hemmen;
- Zytostatika bringen die Vervielfältigung des Erbguts zum Erliegen. Sie werden als unpassender und damit nutzloser Buchstabe in die DNA eingeschleust oder hemmen ein wichtiges Enzym.

Solche Medikamente schädigen den Mikroorganismus schneller und stärker als den Menschen, weil Bakterien sich rascher vermehren. Sich schnell vermehrende menschliche Zellen, werden allerdings auch geschädigt, z.B. die Haarfollikelzellen, was zu Haarausfall führt. Zytostatika helfen also, heilen aber nicht. Langfristig überwiegen die Nebenwirkungen die erwünschte Wirkung.

Diese »traditionellen« Medikamente können im Notfall ein gutes Hilfsmittel in der Hand des Arztes sein, bei vielen Erkrankungen haben sie jedoch versagt, z.b. bei Krebs oder Autoimmunerkrankungen, chronischen Viruserkrankungen, chronischen Borreliosen, multipler Sklerose, Alzheimer oder Parkinson. Gegen Leiden wie Aids oder Umwelterkrankungen sind sie gänzlich machtlos.

Heute geht man daher anders vor: Man studiert die Informationsstruktur und Vermehrungsart der Erreger, ihre Erbinformation, ihren Stoffwechsel, ihre Strategien im Körper, die Signale, die sie aussenden, sowie die List und Tücke, mit der sie das Immunsystem unterlaufen, und versucht dann, die Immunabwehr des Kranken zu verbessern und aufzurüsten, so daß sie die Erreger bekämpfen oder zumindest in Schach halten kann. Man attackiert also den Erreger nicht mehr mittels Chemie, sondern über ein Aufrüsten der Abwehrkräfte entweder durch eine Impfung oder durch eine gezielte Gabe von Botenstoffen.

Das neue Verständnis von Krankheiten zeigt, daß Krankheitsverursacher nicht unbedingt in der belebten Natur zu suchen sind. Viele Umweltgifte können Immundefekte auslösen, die denen einer HIV-Infektion nahe kommen.

Ferner entwickelt die Natur immer neue Tricks, um die menschliche Abwehr zu täuschen. Besonders erfinderisch sind dabei die Viren (s. auch Kap. »Raffinierte Viren« S. 89). Da Viren totale Parasiten sind, sind sie zum Überleben auf fremde, lebende Zellen angewiesen und nutzen Pflanzen, Tiere und Menschen zu diesem Zweck. Häufig ist der Mensch die Zielscheibe, der auch noch durch seine Lebensweise den Parasiten Überlebensvorteile gewährt: Durch weltweite Reisen bieten sich viele »Begegnungsmöglichkeiten«; seine Größe und relative Langlebigkeit sichern den winzigen Parasiten für viele

Tabelle 14. Größenvergleich zwischen Virus, Bakterium und menschlicher Zelle.

Virus	1	Fußball
Bakterium	100	Auto
Zelle	1000	Wolkenkratzer

Jahre eine sichere Behausung; abwehrschwächende Faktoren, wie die Umweltverschmutzung z.b., und eine entsprechende Lebensweise machen ihnen ein Einnisten leicht; Promiskuität und enges Aufeinanderleben tun ein übriges. Viren haben nur ein Ziel: Im Menschen ein »Dauerdomizil« zu finden und die Körperzellen für ihre Bedürfnisse umzuprogrammieren. »Kluge« Viren, wie z.b. das Epstein-Barr-Virus, gehen mit dem Wirt eine Art »Ehe« ein und lassen ihn leben; »dumme« Viren wie das Tollwutvirus töten ihren Wirt letztlich. Wie winzig ein Virus im Vergleich zu einem Bakterium oder gar einer menschlichen Zelle ist, soll Tabelle 14 verdeutlichen.

Der neue Krankheitsbegriff macht auch ein weiteres deutlich: Es reicht nicht mehr aus, nur ein Organ zu heilen. Die Therapie muß auf der Ebene der Entstehung der Symptome so früh wie möglich ansetzen. Dies bedingt natürlich auch neue Strategien, während für den akuten Notfall natürlich klassische Medikamente weiterhin ihre Berechtigung haben.

Für eine Entgleisung des Immunsystems und das Auftreten entsprechender Befindlichkeitsstörungen sind verschiedene Faktoren verantwortlich: So kann man ein schwaches Abwehrsystem erben, das heißt, eine gewisse Infektanfälligkeit wird einem in die Wiege gelegt. Doch dies ist kein ausweglotes Schicksal, man kann für sein Abwehrsystem sehr viel tun.

Es können aber auch im Laufe des Lebens aus den inneren »Kämpfern« müde »Krieger« werden. Teilweise hat man eine solche Entwicklung selbst in der Hand: durch »schlampige« Ernährung, übermäßigen Streß oder langdauernde Schadstoffexposition läßt sich das stärkste Immunsystem kaputtmachen. Dagegen ist der Kontakt mit bestimmten, die Abwehr schwächenden Viren eher schicksalhaft.

Auch wenn viele Erreger sehr trickreich vorgehen, so ist dennoch ein intaktes und gut funktionierendes Immunsystem den meisten von ihnen gewachsen. Die inneren Abwehrspezialisten kommen selbst sehr raffinierten »Störungsversuchen« der Erreger auf die Spur.

Die klassische Einteilung von Krankheitserregern kam mit fünf Kategorien aus: Viren, Einzeller, Bakterien, Pilze und Parasiten. Heute muß stärker differenziert werden. Die Gefahr für die Gesundheit kommt nicht immer von außen, sondern kann bereits jahrelang im Körper wie eine jederzeit explodierende Zeitbombe vorhanden sein. Die Beschwerden kommen dann praktisch »aus dem Nichts«. Neu ist auch die Erkenntnis, daß der Krankmacher erst im Körper entsteht. Nach dem modernen Verständnis von krankmachenden Prozessen entstehen diese im Körper durch:

- Von außen eindringende Erreger, die meist sofort die Krankheit auslösen: Bakterien, Pilze, Einzeller, manche Viren, akut vergiftende Umweltchemikalien und manche Arzneimittel.
- Im Körper aktivierte Erreger, die oft lebenslänglich immer wieder das gleiche Krankheitsbild auslösen: Viren, alle Krebsviren, manche Bakterien, manche Einzeller, chronisch vergiftende Umweltchemikalien.
- Die Reaktion des Organismus auf einen Reiz; Krankheitssymptome werden nach Erreichen eines »Schwellenwertes« bemerkbar: Superantigene, freie Radikale und Streß.

Die Klassiker: Bakterien und Pilze

Bakterien und Pilze sind in der Regel keine besonders zu fürchtenden Übeltäter – im Gegenteil: Viele leben in Symbiose mit dem Menschen, sind für seine Gesundheit nützlich, wie z.b. die Darmbakterien, und häufig sogar erwünschter Bestandteil der Nahrung (z.b. Käse, Sauerkraut, Bier). Die leicht pathogenen Stämme unter ihnen werden rasch bekämpft und hinterlassen meist keine Spuren im befallenen Organismus. Einige können freilich schwere Infektionskrankheiten hervorrufen, wie z.b. Halsentzündungen, Scharlach oder Diphtherie, die sich aber durch Antibiotika meist in den Griff bekommen lassen. Zur Gefahr werden manche Bakterien bei einer Abwehrschwäche. Dieser Zustand ermöglicht ihnen nämlich erst die dauerhafte Einnistung im Wirt. Bei Menschen mit einem Immundefekt beobachtet man häufig Infektionen mit Bakterien und Pilzen (Candida).

Candida albicans ist ein Hefepilz, der überwiegend die Haut und die Schleimhäute befällt. Er ruft beispielsweise die Windeldermatitis bei Säuglingen, Soor oder Mundfäule mit den charakteristischen weißen Belägen im Mundraum oder Erkrankungen an den Geschlechtsorganen hervor. Er kann sich aber auch bei immungeschwächten Patienten in inneren Organen einnisten. Dazu durchtritt der Pilz die Darmschleimhaut. Wird er dann nicht von den Freßzellen der körpereigenen Abwehr unschädlich gemacht, steht ihm der Zutritt zu dem Hauptverteilungssystem des Organismus, dem Blutkreislauf, offen.

Im menschlichen Darm sind gewöhnlich nur wenige Hefepilze vorhanden. Werden aber durch bestimmte Antibiotika die Darmbakterien dezimiert, so können sich die Hefen ungehindert vermehren. Auch zu strenges Fasten läßt die Pilze ausbrechen: Sie suchen dann im Körper nach Nahrung. Ist die Abwehrlage des Kranken besonders schlecht, dann können Hefepilze auf dem Blut- und Lymphweg den ganzen Körper befallen und sich in einzelnen Organen ansiedeln. Treten solche Infektionen häufiger auf oder lassen sie sich durch spezielle Medikamente (Antimykotika) nicht zum Verschwinden bringen, so besteht der dringende Verdacht auf eine Immunschwäche. Eine Pilzinfektion erzeugt nicht immer eindeutige Symptome. Vielmehr kann das Beschwerdespektrum variieren, wodurch es leicht zu Fehldiagnosen kommen kann. Diagnosen, hinter denen sich Pilzinfektionen verbergen können, sind:

- Verdauungsstörungen
- Blähungen
- Akne
- Sepsis
- Endokarditis
- Nervenentzündung
- Chronisches Ekzem
- Lungenentzündung
- Genitalkandidose
- Impotenz

Krankheitserreger mit Maske

Es gibt Bakterien, die sich maskieren, indem sie sich in einer schützenden Hülle verstecken, die vom Immunsystem nicht ohne weiteres erkannt wird. Typische Beispiele hierfür sind Streptococcus pneumoniae, der Erreger der bakteriellen Lungenentzündung, oder die Legionellen, die Erreger einer schweren Form von Lungenentzündung.

Pneumokokken: Pneumokokken besiedeln die Lungenbläschen, an denen das Blut Sauerstoff aus der Atemluft aufnimmt und Kohlendioxid abgibt. Sie vermehren sich hier und können durch Gewebeschäden und Entzündungen die Atmung behindern. Normalerweise sollten sie an diesem Aufenthaltsort in unmittelbarer Nähe des Blutstroms eine leichte Beute für die Makrophagen, die neutrophilen Granulozyten und andere Freßzellen des Immunsystems sein. Doch die Pneumokokken bleiben unentdeckt, weil sie von einer Kapsel aus Polysacchariden (Zucker) umhüllt sind. An diese komplexen Zuckermoleküle können sich die Freßzellen nicht anheften und folglich den Eindringling nicht verschlingen.

Doch hier werden die B-Zellen aktiv, die an ihrer Oberflächenmembran Rezeptoren für bestimmte Antigenmuster der Eindringlinge tragen. Durch die unglaubliche Vielfalt der Rezeptoren ist sichergestellt, daß einige Zellen Rezeptoren tragen, die sich an die Antigene des eingedrungenen Keims binden können. Da der Schutzmantel der Pneumokokken aus sich immer wiederholenden Baueinheiten besteht, docken viele Rezeptoren einer einzigen B-Zelle gleichzeitig an der Kapsel an und drängen sich dabei auf der Zelloberfläche eng zusammen. In einer blitzschnellen biochemischen Kettenreaktion werden Unmengen von Antikörpern gegen die Kapselpolysaccharide gebildet. Diese freien Antikörper heften sich an die Kapsel und lösen die Komplementkaskade aus. Dabei wird auch ein Faktor namens C3 aktiviert, der sich fest an die Bakterienoberfläche bindet. Rezeptoren auf den Freßzellen erkennen dann die C3-Fragmente und verstärken dadurch die Attacke der Phagozyten gegen die Pneumokokken. So werden schließlich die Erreger trotz ihrer guten Tarnung bekämpft.

Viele bakterielle Erreger nisten sich *innerhalb* der Zellen ein und sind damit für die Antikörper und das

Komplementsystem unerreichbar. Zwar haben die Antikörper eine Chance, solche Keime beim Erreichen des Ziels abzufangen, aber oft greifen sie nicht schnell oder energisch genug ein, vor allem dann, wenn der Wirt zum ersten Mal damit konfrontiert wird. Hier sind andere Strategien nötig.

Man unterscheidet grob zwei Arten intrazellulärer Infektionen. Bei der einen bleiben die Mikroorganismen in den membranumhüllten Organellen (Endosomen und Lysosomen), über die sie in die Zelle gekommen sind. Das ist typisch für die Bakterien, die Tuberkulose und Lepra verursachen. Bei der anderen Infektionsart gelangen die Erreger in das Zellplasma und den Zellkern. Meist sind das Viren, aber auch Bakterien, wie z.b. Spirochäten (Erreger von Syphilis und Borreliose) und Chlamydien. Während Viren die Zelle gezielt umprogrammieren,»veranlassen« intrazelluläre Bakterien die Bildung eines speziellen Immunglobulins, IgE, das ihnen nicht schadet, sondern ihr Überleben im Körper sichert.

Die Abwehr gegen beide intrazellulären Infektionsformen leisten hauptsächlich die T-Zellen, doch gehen sie in beiden Fällen völlig unterschiedlich vor.

Leishmania: Wie die T-Zellen intrazelluläre Infektionen bekämpfen, läßt sich gut am Beispiel der parasitischen Einzeller der Gattung Leishmania vorführen. Diese sind die Erreger der Leishmaniose, ein Leiden, das bei uns kaum bekannt, jedoch in vielen Entwicklungsländern weit verbreitet ist. Bei der auch»Kala-Azar« genannten Krankheit sind Milz und Leber vergrößert, und die Anzahl der weißen Blutkörperchen ist verringert. Die Kranken verlieren den Appetit, siechen dahin und sterben häufig, wenn sie nicht behandelt werden. Es gibt auch eine Form dieser Krankheit, bei der Haut- und Schleimhautgeschwüre von Nasen- und Rachenraum typisch sind, die im allgemeinen abheilen, aber den Patienten oft sehr verunstalten.

Der Angriff von Leishmania richtet sich vor allem gegen die Makrophagen, die den Parasiten auf ihrer üblichen Patrouille durch den Blutstrom verschlingen und in Vakuolen (kleinen zellulären Behältnissen, s. auch Abb. 1 S. 15) verstauen. Diese verschmelzen mit anderen Zellbläschen, die proteinspaltende Enzyme enthalten, wodurch die meisten Mikroorganismen getötet oder aufgelöst werden. Aber Leishmania verwandelt sich in eine neue Form, die diesem chemischen Angriff nicht nur standhält, sondern darunter sogar bestens gedeiht. Die Parasiten vermehren sich in der Vakuole, bis der infizierte Makrophage daran stirbt. Das Immunsystem geht hier auf besonderem Wege vor. Bei einer Leishmania-Infektion von Makrophagen treten die MHC-Moleküle der Klasse II in Aktion. Diese Moleküle werden in die Vakuolen eingeschleust, in denen sich bereits die Parasiten sowie andere extrazelluläre Antigene befinden, die der Makrophage verschlungen hat. Dort heften sie sich an die Peptide, die von den Parasiten abgegeben oder von ihnen abgespalten werden. Die MHC-Peptid-Komplexe wandern dann zur Oberfläche des Makrophagen, wo sie die vorüberkommenden CD4-T-Zellen auf die unerwünschten Gäste in ihrem Inneren aufmerksam machen. Solche T-Zellen tragen Rezeptormoleküle, die eine ganz spezielle Kombination von Peptid und MHC-Molekül als fremd erkennen können. Auf diese Weise erfahren sie genau, welcher Erreger sich in den Zellen versteckt. In einer komplizierten Reaktion erhalten bei diesem Erkennungsprozeß die T-Zellen von den infizierten Makrophagen weitere Signale. Eine so aktivierte T-Zelle setzt Zytokine frei, die die Zerstörungskraft der Makrophagen verstärken. Das dabei wichtigste Zytokin, das γ-Interferon regt sie wiederum an, weitere Zytokine, wie den Tumornekrosefaktor, sowie Stickstoffmonoxid und Sauerstoffradikale herzustellen, die letztlich den Feind in den Vakuolen zerstören. Der Körper reagiert also auf diese raffinierte Strategie mit recht drastischen Waffen. Insgesamt entspricht die Reaktion des Immunsystems einer Typ1-Antwort.

In den vergangenen Jahren hat man beobachtet, daß Menschen unterschiedlich auf einen Befall mit Leishmania reagieren, ja es sogar Menschen gibt, bei denen eine derartige Infektion ohne Erkrankung vorbeigeht. Heute weiß man, daß der Krankheitsverlauf entscheidend davon abhängt, mit welchem Zytokin die T4-Zellen auf die intrazellulären Erreger reagieren (Typ1/Typ2-Reaktion). So können die T4-Zellen sowohl γ-Interferon und Interleukin-2 als auch Interleukin-4 produzieren. Eine Produktion von Interleukin-4 erweist sich dabei als nicht so wirkungsvoll gegen die Infektion, so daß betroffene Patienten daran schließlich sterben können.

Myko- und Tuberkelbakterien: Auch bei Lepra scheinen die Reaktionstypen von Bedeutung zu sein. Bei der tuberkuloiden Form – dem milderen Krankheitstyp – finden sich, wenn überhaupt, nur wenige Keime in den Hauptläsionen der Erkrankten und die T-Zellen produzieren große Mengen an γ-Interferon. Hingegen enthalten die Läsionen bei der schweren lepromatösen Krankheitsform eine ungeheure Anzahl intrazellulärer Mykobakterien, und in der Immunantwort dominiert die Produktion von Interleukin-4.

Für die Tuberkulose stehen derartige ausführliche Erkenntnisse noch aus. Man weiß heute, daß die meisten Menschen die Infektion abwehren, weil bei ihnen die Tuberkelbakterien äußerst wirksam daran gehindert werden, aus kleinen, von weißen Blutzellen umsäumten Läsionen auszubrechen. Nur bei einer Minderheit schreitet die Erkrankung fort und endet ohne Behandlung tödlich. Vermutlich hängt der Verlauf solcher Infektionen auch teilweise davon ab, ob die CD4-T-Zellen hauptsächlich das schützende γ-Interferon oder die makrophagenlähmenden Interleukine-4 und 10 freisetzen.

Borrelien sind Bakterien, die über Zeckenbisse übertragen werden und bei einem Abwehrgeschwächten zu schweren Erkrankungen des Nervensystems, des Herzens, aber auch der Gelenke führen können. Noch nach vielen Jahren im Körper können sie Herz und Gehirn zerstören (s. auch »Lyme-Borreliose« in Kap. 8).

Chlamydien: Chlamydieninfektionen sind die häufigsten sexuell übertragbaren Erkrankungen, deren Dimension auch im Hinblick auf Folgeerkrankungen meist weit unterschätzt wird.

Chlamydien gehören nicht zur physiologischen Schleimhautflora. Eine Besiedelung ist stets als pathologisch anzusehen. Meist nimmt eine solche Infektion einen schleichenden Verlauf. Bei einer Frau befallen die Bakterien zuerst den Muttermund und die Harnröhre und wandern dann langsam hoch in die Gebärmutter, die Eileiter, Bauchhöhle und Gelenke. In den äußeren Bereichen werden die Erreger durch die natürliche Zellerneuerung nach einiger Zeit von selbst abgeschilfert; es tritt quasi eine Selbstheilung ein. In den Eileitern findet jedoch ein Zerstörungsprozeß statt, der 5–10 Jahre später zu Eileiterschwangerschaften oder Sterilität führen kann. Bis dahin wird die Infektion von den Frauen selten bemerkt. Selbst Unterleibs- oder Gelenkbeschwerden werden eher als »psychisch« abgetan und entsprechend fehltherapiert.

Die Ursache für den langjährigen Verlauf liegt im besonderen Vermehrungszyklus des Erregers. In die Wirtszelle eingedrungen wandeln sie sich in eine stoffwechselaktive Form um und beginnen sich zu vermehren. In dieser Phase sind sie durch Antibiotika hemmbar: Bei einer frischen Chlamydieninfektion wirkt eine zehntägige Antibiotikabehandlung heilend. In einigen Zellen bleiben jedoch die stoffwechselinaktiven Formen liegen; diese sind sowohl durch Antibiotika als auch durch die Immunabwehr des Körpers unangreifbar. Je nach körperlicher Verfassung kann eine solche Infektion wieder aufflackern. Dann ist eine wesentlich längere Antibiotikatherapie (bis zu 3 Monaten) nötig, um die Erreger zu vernichten.

Die winzig kleinen Chlamydien sind nur schwer anzüchtbar, und der direkte Nachweis in der Kultur hat zwar insgesamt eine hohe Trefferquote, versagt aber bei geringen Keimzahlen. Somit ist der negative Befund kein sicheres Ausschlußkriterium für eine Chlamydieninfektion. Empfindlicher als der kulturelle Nachweis ist der moderne, direkte Nachweis über die Polymerase-Kettenreaktion (PCR-Technik).

Chlamydieninfektionen gelten heute als die häufigste Ursache für Sterilität, Eileiterschwangerschaften, Fehlgeburten, Endometriose und 30 % aller rheumatischen Erkrankungen. Auch Kinder erkrankter Mütter sind betroffen. Von 1000 Neugeborenen sind zwischen 30 und 35 infiziert.

Da Chlamydien so winzig sind, können sie den Genitalbereich verlassen und sich in anderen Geweben einnisten. Hier lösen sie entweder Sofortsymptome aus, wie beispielsweise Bindehautentzündung, chronische Atemwegsinfektionen sowie Herzmuskel- oder Gelenkentzündungen. Sie können aber auch jahrelang stumm in den Geweben schlummern und bei einer Schwäche des Körpers wieder zuschlagen. Daher muß bei ungeklärten, immer wiederkehrenden Infektionen in den genannten Geweben an eine Chlamydieninfektion gedacht werden –

umgekehrt ist eine wieder aufgeflackerte Infektion kein Beweis für einen Seitensprung. Es gibt einen speziellen Labortest, mit dem man feststellen kann, ob man diese heimtückischen Übeltäter im Blut trägt. Diagnosen, hinter denen sich Chlamydieninfektionen verbergen können, sind folgende:

- Bei Frauen: Endometriose, Endometritis, Blasen-, Eileiter-, Bauchfell-, Leber- und Bindehautentzündung, Arthritis.
- Bei Männern: Blasen-, Prostata-, Nebenhoden-, Darm- und Bindehautentzündung, Arthritis.
- Bei Schwangerschaften: Frühgeburt, nachgeburtliche Entzündung der Gebärmutterschleimhaut.
- Bei Neugeborenen: Bindehaut-, Mittelohr-, Lungen- und Kehlkopfentzündung.

Raffinierte Viren

Kaum entgehen kann man den überall lauernden Viren. Einige von ihnen haben recht originelle Strategien entwickelt, das menschliche Immunsystem auszutricksen und zu ihrem Vorteil zu nutzen. Die Tabelle 15 gibt eine Auswahl über die für Menschen pathogenen Viren.

Viren sind biochemische Einheiten aus einer Eiweißhülle und einem »Informationsspeicher«, der entweder aus DNA oder RNA bestehen kann. Sie sind absolute Zellparasiten ohne eigenen Stoffwechsel und vermehren und verbreiten sich nur in Wirtszellen. Dazu »landen« sie auf einer solchen Zelle und injizieren dieser ihr fadenförmiges Informationsmolekül. Die befallene Zelle wird daraufhin zur Produktionsstätte neuer Viren. Manche Viren befallen nur Pflanzen oder Tiere, andere wiederum den Menschen. Eine raffinierte Gruppe sind die Retroviren.

Tabelle 15. Beispiele humanpathogener Viren.

Virus	Übertragung durch	Krankheit
RNA-Viren		
Tollwutviren	Biß eines Säugetieres	Tollwut (tödlich)
Paramyxoviren	Tröpfcheninfektion	Masern, Mumps
Arboviren	Blutsaugende Arthropoden	Enzephalomyelitis, Gelbfieber, Pappataci-Fieber
Togaviren	Tröpfcheninfektion	Röteln
Retroviren	Körperflüssigkeiten wie Blut und Sperma	Aids
Picornaviren	Tröpfcheninfektion, Nahrungsmittel, Wasser	Schnupfen (Rhino viren), Polymyelitis, Meningitis (Enzephylomyokarditisviren)
DNA-Viren		
Pockenviren	Tröpfchen- und Staubinfektion	Echte Pocken (Variolavirus), falsche Pocken
Herpesviren	Tröpfcheninfektion, sexuelle Kontakte	Herpes simplex, Windpocken, Gürtelrose, Immundefekte
Adenoviren	Tröpfcheninfektion	Atemwegsinfektionen
Papovaviren	Sexuelle Kontakte	Warzen, Tumore

Sie können durch ein spezielles Enzym, die reverse Transkriptase, ihre Erbsubstanz RNA in DNA umschreiben. Kein Lebewesen sonst ist zu dieser Reaktion befähigt – bei ihnen ist nur der umgekehrte, übliche Vorgang, die Umschreibung der DNA in die RNA, möglich.

Für die Abwehrtruppen gehören eindringende Viren zu den schwierigsten Aufgaben. Sie schleusen ihr Erbgut in den Bauplan einer passenden Zelle ein – das

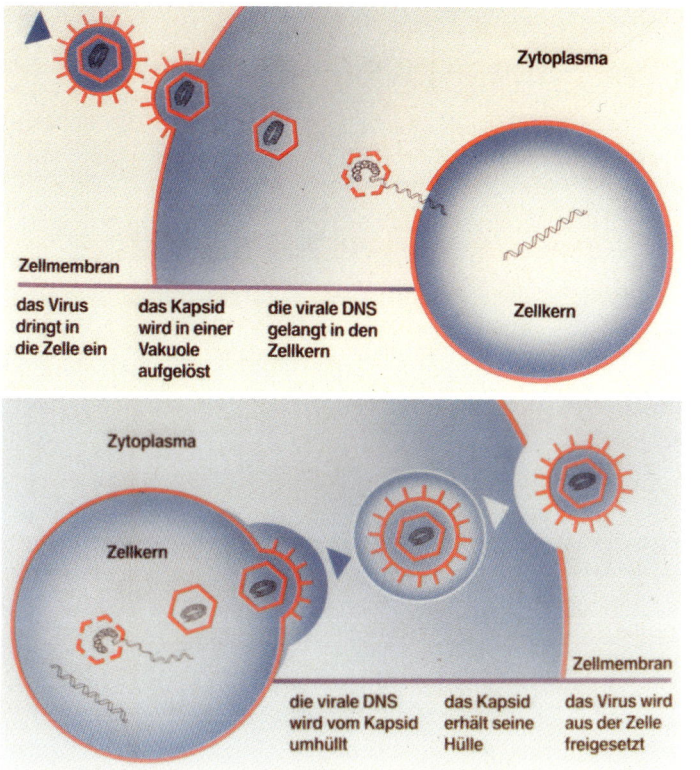

Abb. 9a,b. So entstehen neue Viren: Das Virus landet auf einer Zelle und injiziert dieser sein Erbmaterial. Als Folge wird die befallene Zelle umprogrammiert und synthetisiert nun neue Viren. Nach einer relativ kurzen Zeitspanne »platzt« diese Zelle, und eine Vielzahl neuer Viren verläßt das biologische »Montageband«. Die Wirtszelle geht dadurch zugrunde.

kann je nach Virus eine Immun-, Leber-, Nervenzelle oder andere sein (Abb. 9). Das Opfer wird regelrecht umprogrammiert: Es nimmt nicht mehr seine eigenen Funktionen wahr, sondern produziert nun verstärkt neue Viren. In der Regel entgeht den wachsamen Augen des

Immunsystems dieser blinde Passagier nicht. Ein Teil der Umhüllung des Virus wird bald auf der Oberfläche der befallenen Zelle präsentiert und signalisiert, daß etwas nicht stimmt. Die zytotoxischen Zellen oder die natürlichen Killerzellen entdecken diesen Hilferuf sehr rasch und vernichten die Zelle – und damit auch das Virus. Viren in Körperzellen sind für Antikörper unerreichbar. Doch anders als bei Leishmania halten sich Viren nicht in den Vakuolen auf; sie treten vielmehr ungehindert mit zahlreichen Zellkomponenten in Wechselwirkung. Beispielsweise nutzen sie den Proteinsyntheseapparat menschlicher Zellen, um ihre eigenen Proteine herzustellen. Da die Virusproteine also nicht säuberlich in einer Vakuole zusammenbleiben, sondern sich unter die normalen Zellproteine mischen, bilden sie für die Moleküle des Immunsystems ein äußerst unscharfes Ziel. Dennoch vermögen die MHC-Moleküle in allen Körperzellen, Peptidfragmente von Viren aufzunehmen und zu präsentieren. Hierbei handelt es sich jedoch im Gegensatz zu einer Leishmania-Infektion um die MHC-Moleküle der Klasse I. Die Peptid-MHC-Komplexe erscheinen auf der Zelloberfläche, wo sie von den T-Zellen wahrgenommen werden. Diesmal handelt es sich jedoch um die CD8-T-Zellen, die den CD8-Rezeptor für Komplexe der Klasse I tragen. Solche T8-Zellen sorgen dafür, daß die infizierten Körperzellen absterben. Ferner wirken sie auch selbstzerstörend, indem sie mit Proteinen, wie z.B. Perforin, die Plasmamembran einer befallenen Zelle durchlöchern. Nach neueren Erkenntnissen produzieren sie auch bestimmte Moleküle, die eine als Apoptose bezeichnete Form des Zelltods auslösen. Diese Signale geben der infizierten Zelle gewissermaßen den Befehl zum Selbstmord. Außerdem setzen aktivierte T8-Zellen hochwirksame Zytokine frei, darunter das γ-Interferon und den Tumornekrosefaktor. Diese Botenstoffe hemmen die Vermehrung der Viren in der Zelle und locken zugleich Makrophagen und andere Freßzellen an, die die befallene Zelle vernichten. Die Bekämpfung von Virusinfektionen durch Zerstören körpereigener Zellen ist ein wirksames Instrument. Wenn die MHC-Moleküle der Klasse I schnell genug Alarm schlagen und die T-Zellen rasch tätig werden, können die infizierten Zellen schon vernichtet werden, bevor in ihrem Inneren neue Viruspartikel vollständig zusammengebaut sind. Die Infektion endet also, bevor sie überhaupt richtig begonnen hat.

Doch die von den CD8-T-Zellen vermittelte zytotoxische Immunantwort vermag auch den Wirt ernsthaft zu schädigen. Wenn sich ein Virus rasch vermehrt und ausbreitet, hinterläßt die Immunabwehr beim vergeblichen Versuch, ihn einzudämmen, oft eine breite Schneise der Zerstörung. Im allgemeinen hängt das Ausmaß der Gewebeschädigung weitgehend von der Schnelligkeit der Immunantwort im Verhältnis zur Ausbreitungsgeschwindigkeit des Virus ab. Noch problematischer wird die antivirale Immunantwort, wenn die eigentliche Infektion das Gewebe zunächst nicht schädigt. Auch solche Infektionen können aber eine heftige Reaktion der T8-Zellen auslösen. Breitet sich ein solches Virus relativ schnell aus, so fallen manchmal sehr viele Wirtszellen den T-Zellen zum Opfer. In diesen Fällen ist an der Erkrankung nicht das Virus, sondern die Immunantwort schuld. Ein Beispiel hierfür ist das Hepatitis-B-Virus. Nistet sich dieser Erreger in den Leberzellen ein, so reagiert die Abwehr mit einem massiven Beschuß mit Interferonen. Es werden die infizierten Zellen zerstört, aber auch einige Leberzellen. Dieser »Preis« einer verminderten Leberfunktion ist besser, als das Virus dauernd in sich zu tragen. Wird nämlich eine Infektion mit diesem Virus chronisch, kann das Immunsystem nach einiger Zeit gesunde und infizierte Zellen nicht mehr unterscheiden: Es attackiert körpereigenes Gewebe, es kommt zu einer Autoimmunreaktion. Doch der Erreger kann noch weitere Prozesse auslösen: Durch die ständigen Vermehrungsbefehle des Virus kann die Wachstumsbremse für möglicherweise in der gesunden Zelle vorhandene Krebsgene gelöst werden, und es entwickelt sich ein Tumor.

Es gibt auch Anzeichen dafür, daß das Immunsystem manchmal seine Reaktion auf Virusinfektionen abbricht, wenn sie den Wirt stärker schädigen würde als den Erreger. Solange der Fortbestand des Virus die Wirtszellen nicht tötet oder sie entarten läßt, wird paradoxerweise das Ausbleiben der Immunantwort den Wirt vor einer Erkrankung schützen.

Generell gilt: Je länger das Immunsystem braucht, um die Viren zu beherrschen, desto größere Schäden richten diese an. Einmal in den Körper eingedrungene Viren kann das Abwehrsystem nur in Schach halten; los wird es einen solchen Erreger nie mehr.

Nun gibt es aber Viren, die sich inkognito aufhalten. Sie können jahrelang in ihren Zellen schlummern, ohne einen Schaden anzurichten. Zeigt aber das Immunsystem irgendwelche »Nachlässigkeiten« bei seiner Arbeit, werden sie aktiv und richten ein Chaos an. Das Raffinierte bei solchen Viren: Sie verstecken sich nicht nur äußerst wirkungsvoll vor dem Immunsystem, sie können sich auch direkt in den »inneren Dialog« einmischen und hier einiges durcheinander bringen, ja sogar zu Krebs führen.

Heute kennt man zahlreiche Viren, die das Abwehrsystem beeinträchtigen und sogar zu Tumoren führen können. Typische Beispiele dafür sind die Viren aus der Herpes-Familie, insbesondere das Epstein-Barr-Virus und das Herpesvirus Typ6.

Herpesviren

Infektionen durch Herpesviren sind in allen Bevölkerungsschichten verbreitet. Sie werden buchstäblich von Mund zu Mund, aber auch durch Sexualkontakte weitergegeben. Zum typischen Krankheitsbild gehören Ausschläge auf der Haut und den Schleimhäuten, bevorzugt im Mund- und Genitalbereich (»Fieberbläschen«). Meist sind solche Infekte harmlos und vergehen rasch wieder. Es gibt aber Herpesviren, die mehr oder weniger schwere Leiden, wie Windpocken, Pfeiffersches Drüsenfieber oder bestimmte Formen von Hepatitis, hervorrufen. Manche dieser Viren stehen sogar im Verdacht, einige Tumorarten zu erzeugen. Das Tückische an ihnen: Einmal im Körper, verlassen sie diesen nie wieder. Einige nisten sich sogar in den Zellen des Immun- oder Nervensystems ein und versuchen dort, den Schutz- und Abwehrmechanismen zu entgehen. Einem Menschen mit einem intakten Immunsystem schaden diese blinden Passagiere jedoch nicht.

Viren können die Lebensqualität ihres Wirtes in unterschiedlicher Weise beeinträchtigen. Sie können nämlich durch eine Abwehrschwäche ihres unfreiwilligen Gastgebers reaktiviert werden und Krankheit oder sonstiges Unheil auslösen. Ärzte erkennen heute eine reaktivierte Herpesinfektion relativ einfach an Bläschen im Lippen- und Genitalbereich. Die – viel schlimmeren – chronischen Reaktivierungen werden jedoch leicht übersehen. Oft werden die Symptome fehldiagnostiziert und mit entzündungshemmenden Medikamenten fehltherapiert, wie Kortison z.B., das die Abwehr noch weiter schwächt. Das kann auf lange Zeit gesehen verhängnisvolle Folgen haben: Chronische Virusinfektionen sind zusammen mit einer Abwehrschwäche (z.B. durch Streß oder Umweltchemikalien) nicht selten der Grund für Autoimmunerkrankungen oder Tumore.

Tabelle 16. Von Herpesviren ausgelöste Krankheiten.

Erstinfektion	Reaktivierte Infektion
Windpocken, Pfeiffersches Drüsenfieber, Herzmuskel-, Augen-, Nieren- und Gefäßentzündung, Arteriosklerose	Gürtelrose, Immunschwäche- erkrankungen aller Art, schwere Organerkrankungen (insbesondere an Gehirn und Herz), Tumore, Autoimmunerkrankungen

Typisch für die Herpesviren ist, daß sie beim ersten Kontakt und bei einer späteren Reaktivierung ganz unterschiedliche Krankheitsbilder hervorrufen. Während die Erstinfektion meist gut überwunden wird, kann das erneute Aufflackern den Organismus schwer beeinträchtigen (Tabelle 16).

Da man diesen trickreichen Feinden oft nicht aus dem Weg gehen kann, und es auch (noch) keinen Impfstoff gegen die meisten Viren gibt, ist der Körper gezwungen, sich lebenslänglich mit solchen unerwünschten Feinden zu arrangieren.

Die Herpesviren lauern überall in der Umwelt. Die Übertragungswege sind Tröpfchen- und Kontaktinfektionen, z.b. also Anhusten und -niesen, Küssen, Geschlechtsverkehr etc. Der beste und einzige Schutz vor solchen Übeltätern ist ein gut funktionierendes Abwehrsystem.

Beim klassischen Virusnachweis fahndet man im Körper des Patienten nach den Veränderungen, die das Virus im Immunsystem hervorgerufen hat, also nach speziellen Antikörpern. Dieser Antikörpertest erlaubt jedoch nur eine Aussage darüber, ob der Patient mit dem Virus Kontakt hatte oder nicht, nicht jedoch, ob das Virus noch oder wieder infektiös ist. Eine reaktivierte Infektion läßt sich nicht erkennen. Außerdem verraten sich manche Erreger im Antikörpertest durch die gleiche Reaktion

(Kreuzreaktion), können also nicht unterschieden werden, so z.B. Borrelien und das Epstein-Barr-Virus oder Zytomegalieviren und Human-Herpesviren Typ6. Heute verfügt man über bessere Nachweismethoden: Mit der PCR-Technik kann man Viren, Bakterien und andere Erreger in kürzester Zeit und in geringsten Mengen im Patientenblut sicher nachweisen, wodurch die oft lebensrettende Therapie rechtzeitig eingeleitet werden kann. Nachfolgend werden einige Herpesviren vorgestellt.

Epstein-Barr-Virus (EBV): Dieses Virus gilt als der Erreger des Pfeifferschen Drüsenfiebers, und es ist an der Entwicklung von Tumoren des Nasen-Rachen-Raums beteiligt. Nach serologischen Untersuchungen haben etwa 90 % aller Erwachsenen eine klinisch stumme Infektion mit dem Epstein-Barr-Virus durchgemacht und tragen es folglich in ihrem Körper. Der Erreger versteckt sich überwiegend in den Speicheldrüsen und den B-Lymphozyten und wird bei jedem Kuß seines Wirtes weitergereicht.

EBV kann die B-Zellen infizieren und sie so programmieren, daß sie Antikörper gegen körpereigenes Gewebe produzieren, darunter auch die sogenannten Rheumafaktoren[1]. Ferner können sie auch eine starke T-Zell-Antwort auslösen, das Immunsystem also »Amok« laufen lassen.

Bei Patienten mit einer Abwehrschwäche beobachtet man eine erhöhte Zahl an zirkulierenden infizierten B-Zellen. Behandelt man diesen Zustand nicht, so können sich daraus schwere Autoimmunerkrankungen wie die rheumatoide Arthritis, Morbus Hodgkin, systemischer Lupus erythematodes oder das Sjögren-Syndrom entwickeln. Bei diesen Krankheiten ist die Abwehr völlig

---

[1] Antikörper gegen andere körpereigene Antikörper.

97

entgleist: Es zirkulieren nicht nur infizierte B-Zellen im Blut, sondern auch die T-Zell-Antwort ist gestört. Das Virus schaltet also gezielt die seiner Bekämpfung dienenden Mechanismen aus. Dabei geht es sehr raffiniert vor: So kann das EBV einen Eiweißstoff produzieren, der dem Interleukin-10 täuschend ähnlich ist und auch dessen Funktion ausübt. Diese Substanz hemmt die Bildung von γ-Interferon, einem der wichtigsten Regulationsstoffe im Immunsystem. Das Virus sichert sich damit seine »Aufenthaltserlaubnis«: γ-Interferon ist ein Wachstumsfaktor und Modulator für die zytotoxischen T-Zellen, jener Zellen, die das Virus samt seiner Behausung ausrotten würden. Für den Patienten hat dies fatale Folgen: Ohne funktionstüchtige zytotoxische Zellen haben auch andere Erreger ein »ruhiges« Leben, so werden auch Tumorzellen nicht mehr rechtzeitig abgewehrt. Ferner führt ein Mangel an γ-Interferon zur Bildung von IgE. Es kommt zu Allergien.

Glücklicherweise passiert dies nicht immer: Ein gesundes Immunsystem durchschaut auch solche »Tricks« und tötet die virusbefallene Zelle, bevor die Fehlinformation zu weit gestreut wird, je früher, desto geringer ist das Ausmaß des Schadens.

Aus den infizierten B-Zellen kann sich aber auch Krebs entwickeln. Je länger die virusbefallenen Zellen im Blut kreisen, desto größer ist die Wahrscheinlichkeit, daß sich ihr genetischer Bauplan ändert. Daraus entwickeln sich dann – sehr langsam – maligne B-Zell-Lymphome. Der Übergang in das Krebsstadium läßt sich verhindern, wenn man bereits das erste Infektionsstadium richtig behandelt, also eine kombinierte Behandlung aus Virostatika und Immuntherapie einleitet.

Human-Herpesvirus Typ6 (HHV-6): Dieses Virus wurde erst in der jüngsten Vergangenheit entdeckt und identifiziert. Bei Kindern verursacht es einen hellroten, nichtjuckenden und trockenen Ausschlag. Das Krankheitsbild bei Erwachsenen variiert: Unspezifische mehr oder weniger lange dauernde fieberhafte Erkrankungen, aktive Hepatitis, Lymphadenopathien, Lungenentzündung, Meningitis oder mononukleoseartige Zustände werden dem Erreger zugeschrieben. Über 90 % aller Menschen werden vor ihrem fünften Lebensjahr infiziert. Zuerst hielt man diesen Erreger für harmlos: Jetzt hat man ihn in den T- und B-Lymphozyten entdeckt. Von dort, besonders aus den T-Lymphozyten, mischt er sich in die Kommunikation zwischen den Zellen ein und kann andere »schlafende«, die Abwehr schwächende Viren aktivieren.

HHV-6 war früher als das menschliche B-lymphotrophe Virus (HBVL) bekannt. Es wurde 1987 erstmalig isoliert. Man unterscheidet zwei Typen: TypA und TypB, die jeweils ein unterschiedliches Potential zur Infektion von Geweben besitzen. Die klinische Zuordnung ist jedoch noch nicht klar definiert.

Man schätzt, daß etwa 85–95 % aller Erwachsenen unter 40 dieses Virus in ihrem Blut tragen. Es vermehrt sich in den Speicheldrüsen und wird so bei jedem (!) Kuß übertragen. Selbst das ungeborene Kind kann von seiner Mutter über die Plazenta oder während des Geburtsvorganges infiziert werden.

Normalerweise kann man mit diesem ungebetenen Gast im Körper sehr gut leben. Das Immunsystem hält ihn in Schach. Treten aber Schwächen des Abwehrsystems, beispielsweise durch Alterung, eine Infektion oder eine Vergiftung mit Chemikalien auf, so wird dieses Virus zum Übeltäter: Es bringt das Immunsystem durcheinander, woraus ein chronisches Müdigkeitssyndrom, Autoimmunerkrankungen, Entzündungen verschiedener Organe und Gefäße, schlimmstenfalls sogar Krebs, entstehen kann. Patienten mit diesen Krankheiten haben typischerweise hohe HHV-6-IgM-Antikörpertiter in ihrem Blut. Hohe Antikörpertiter sind ferner für Aidskranke charakteristisch. Genau wie der Aidserreger befällt HHV-6 die CD4-Lymphozyten. Solche doppelt befallenen Zellen gehen rascher zugrunde als nur einfach befallene. Der Grund: HHV-6 aktiviert wichtige genetische Schaltstellen in der Erbsubstanz des HIV-Virus und beschleunigt so dessen Vermehrung.

Auch durch eine Transplantation von Herz, Nieren, Knochenmark oder Leber können HHV-6-Viren wieder »entfesselt« werden. Sie sind sogar häufig der Grund für eine interstitielle Pneumonitis (Form der Lungenentzündung) nach einer Transplantation.

Zytomegalievirus (CMV): Infektionen mit diesem Virus sind weit verbreitet. In den Industrienationen sind etwa 50 % der Bevölkerung, in den Entwicklungsländern 100 % durchseucht. Anders als bei den übrigen Herpesviren mit ähnlicher Verbreitung verbindet man mit CMV kein genaues Krankheitsbild, daher wurde das Virus nach seinem charakteristischen histologischen Befund benannt, den Riesenzellen (Zytomegalie) mit Zellkerneinschlußkörperchen. Diese sind in fast allen Organen zu finden und bestehen aus Virusaggregaten. Die Übertragung findet auf oralem oder sexuellem Weg oder durch Anhusten statt, aber auch pränatal über die Plazenta.

Bisher glaubte man, eine solche Infektion sei außer in der Schwangerschaft harmlos. Heute weiß man, daß das CMV die Funktion der T-Zellen beeinträchtigt und dadurch zu einer Abwehrschwäche führt. Es steht sogar im Verdacht, an der Genese der Arteriosklerose beteiligt zu sein. In einem Kollektiv von Patienten mit Ateriosklerose, die für einen gefäßchirurgischen Eingriff vorgesehen waren, fand man in 90 % der Fälle CMV-Antikörper, in einer Kontrollgruppe von Probanden mit erhöhtem Cholesterinspiegel nur in 74 % der Fälle. Das periodisch aktivierte Virus könnte Gefäßschäden verursachen, die dann in einer überschießenden – und daher gefäßverengenden – Reaktion vom Körper wieder repariert werden. Immungeschwächte Patienten – dazu gehören alle Transplantatempfänger – bieten diesem Virus besonders gute Vermehrungsbedingungen. So wurde bei Patienten nach Nierentransplantation ein gehäuftes Vorkommen von CMV-Infektionen beobachtet. Typische Beschwerden einer solchen Infektion sind zunächst Müdigkeit, Leistungsminderung, Abgeschlagenheit oder Gedächtnisstörungen und insbesondere das Tränenmangelsyndrom. Bei den langfristigen Folgen ist an Autoimmunprozesse oder gar eine Tumorauslösung zu denken. CMV löst bei Mäusen Tumore aus.

Adenoviren

Diese Viren gehören ebenfalls zu den leicht reaktivierbaren Erregern. Ähnlich wie die Zytomegalieviren bewirken sie die Bildung von Einschlußkörpern im Zellkern. Sie rufen akute Atemwegs-, Magen-Darm- und Augeninfektionen, aber auch Lungenentzündung oder eine Enzephalitis hervor. Sie induzieren latente persistierende Infektionen in den Lymphgeweben des Menschen. Die meisten Menschen werden vor ihrem 15. Lebensjahr mit diesen Erregern infiziert.

Adenoviren verstecken sich raffiniert und überleben so in geringer Konzentration in Organen, wie den Mandeln oder dem Magen-Darm-Trakt. Sie stehen auch im Verdacht, eine Tumorbildung auszulösen – mit extrem langen Latenzzeiten. Gegen manche Typen dieses Virus kann man impfen, allerdings hält der Schutz nur etwa 12 Monate an.

▨ Krebsviren

Zwischen einigen Tumoren des Menschen und einer Infektion durch bestimmte Viren gilt heute ein ursächlicher Zusammenhang als wahrscheinlich. Dabei verursacht das Virus die Krebsentstehung nicht allein, sondern macht die Zelle durch molekulare Veränderungen anfälliger für andere Störfaktoren, die sie schließlich unkontrolliert wachsen lassen. Solche Viren bezeichnet man auch als Onko- oder Tumorviren.

Herpesviren: Beispiele für Herpesviren (s. auch S. 95) sind Herpes-simplex-Virus Typ2, Epstein-Barr- und Zytomegalievirus. Das Epstein-Barr-Virus kann an der Entstehung des Burkitt-Lymphoms, einer Geschwulst der Lymphdrüsen (Vorkommen insbesondere bei afrikanischen Kindern) und an der Entstehung einer Geschwulst im Nasen-Rachen-Raum (Vorkommen besonders in Ostasien) beteiligt sein. Die anderen Herpesviren gelten als Kofaktoren bei der Tumorentstehung.

Papillomaviren (HPV): Diese Gruppe von Viren verursacht Warzen (Papillome), also gutartige Tumore, die durch virusbedingte Wucherungen von Haut- und Schleimhautzellen entstehen. Treten diese im Genitalbereich auf, bezeichnet man sie als Kondylome. Weltweit durchgeführte Untersuchungen der letzten Jahre haben ergeben, daß beim Zervixkarzinom (Gebärmutterhalskrebs) der Frau in bis zu 90 % der Fälle Erbsubstanz von HPV-Viren im Tumorgewebe nachgewiesen werden kann. Daher gehört der sogenannte Pap-Test (benannt nach dem Erfinder dieses Tests George Papanicolaou), mit dem virusbedingte Zellveränderungen am Gebärmutterhals erkannt werden können, in das Programm der weiblichen Krebsvorsorgeuntersuchung.

Von diesem Virus sind mittlerweile mehrere Subtypen bekannt, die jedoch nicht alle zur Tumorentwicklung führen. So sind die Typen 6, 11, 42, 43, 44 und 55 mit gutartigen Geschwulsten verbunden, dagegen sind die Typen 16, 18 und 33 für invasiv wachsende Karzinome typisch. Einiges spricht dafür, daß Gebärmutterhalskrebs und prämaligne Veränderungen dieser Region von der Frau auf den Geschlechtspartner übertragen werden können. So wies in einer Studie an rund 5000 Patienten ein Drittel der Partner von Frauen mit Zervixkarzinom maligne oder prämaligne Veränderungen am Penis auf. Unter den Partnern von Frauen mit Kondylomen waren es dagegen nur 4 %. In mehr als der Hälfte der Peniskarzinome fand man HPV-16 und 33, in den (gutartigen) Warzen dagegen HPV-6, 11 und 42. Es ist denkbar, daß die Papillomviren auch an der Entstehung weiterer Krebsarten beteiligt sind.

Hepatitis-B-Virus: Dieses Virus spielt eine wichtige Rolle bei der Entstehung von Leberzellkrebs. Der Lebertumor ist in Ländern Südafrikas und Asiens mit bis zu 100 Erkrankungen auf 100000 Einwohner sehr häufig. Verschiedene Untersuchungen haben gezeigt, daß seiner Entwicklung fast immer eine Hepatitis-B-Infektion vorausgegangen ist.

Retroviren: Diese Viren besitzen als Erbsubstanz RNA, die sie in der infizierten Zelle in DNA umwandeln können. Bestimmte Retroviren verursachen bei manchen Tierarten Leukämien (z.B. bei Katzen, Hühnern, Mäusen und Affen). Beim Menschen ist ein Zusammenhang zwischen einer Retrovirusinfektion und Krebs bisher nur für das HTLV-Virus (Human-T-Zell-Lymphom-Virus) gefunden worden, das vermutlich an der Auslösung einer sehr seltenen, vorwiegend in Japan vorkommenden Leukämieform wesentlich beteiligt ist.

Feinde von innen

Auch wenn manche Bakterien sich im Körper verstecken und dann wieder entfesselt werden können, ist dieser »Angriff von innen« im allgemeinen eine virustypische Reaktion, die sich viele Male in einem Menschenleben wiederholen kann. Diese Erkenntnis setzt sich leider nur langsam durch. So sind viele Ärzte immer noch der Meinung, eine Begegnung mit einem Virus sei ein einmaliges Ereignis, das dann lebenslang vor dem gleichen Erreger schütze. Dieses überholte Dogma hat für viele Patienten verhängnisvolle Folgen: Nicht nur, daß die richtige, oft lebensrettende Therapie nicht oder zu spät eingesetzt wird, machmal sind dadurch soziale Konflikte vorprogrammiert. Da Viren vielfach durch sexuelle Kontakte übertragen werden, wird eine Virusinfektion manchmal leichtfertig als Beweis für einen Seitensprung angesehen. Das Wissen um die reaktivierten Erreger schützt vor solchen »Mißverständnissen«.

Auch wenn Viruserkrankungen wieder abheilen oder erst gar nicht sichtbar zum Ausbruch kommen, so trägt der Patient danach diese Viren als eine Art Zeitbombe in sich (vgl. Herpesviren S. 95–101). In einem gesunden Organismus werden sie aber in Schach gehalten und richten keinen Schaden an. Wird dagegen die Abwehrlage geschwächt, etwa durch Umweltgifte, Streß oder eine zusätzliche Infektion (z.B. Schnupfen), können diese »Untermieter« wieder lebendig werden und ihre Reservate verlassen. Dabei wandern sie auf verschiedenen Wegen: Herpesviren benutzen die Nervenbahnen, die Gefäße oder die Blutbahnen, andere Viren gehen in den Immunzellen wie in einem Taxi auf Tour.

Das Fatale daran: Da sich diese Viren meist in den Zellen des Immunsystems aufhalten, können sie darin – wie mit einer Tarnkappe – durch den Körper reisen und so auch in normalerweise gut geschützte Organe, wie das Gehirn, Nervenhüllen bzw. Stützzellen, gelangen. Der innere Kampf zeigt sich oft nur an Befindlichkeitsstörungen, wie Müdigkeit, Konzentrationsschwächen, Depressionen, Schlafstörungen oder Migräne. Die Beschwerden kommen scheinbar aus dem »Nichts«.

Da Viren – je nach Typ – ihre äußere Eiweißhülle rasch verändern, können sich die Gedächtniszellen nicht mehr an sie erinnern. Sie werden folglich nicht wieder erkannt und dadurch nicht bekämpft.

Auch unter den Einzellern gibt es Erreger, die mindestens ebenso trickreich sind wie die Viren: die Trypanosomen, die Verursacher der Schlafkrankheit. Der Körper bildet gegen ihren dicken Proteinmantel Antikörper. Dadurch geht die Mehrzahl schließlich zugrunde. Einige überlebende Exemplare haben aber mittlerweile auf ein anderes Gen für ihren Proteinmantel umgeschaltet und sich so neu »eingekleidet«. Diese Variante entgeht dem Ansturm der Antikörper und vermehrt sich weiter. Der Wirt macht zwar neue Antikörper, da aber weitere Varianten entstehen, erleidet er einen Fieberschub nach dem anderen.

▌ Superantigene

Gewisse fremde Eiweißstoffe lassen das Immunsystem regelrecht verrückt spielen, manchmal bis hin zur Selbstzerstörung. Solche Proteine – sie werden als Superantigene bezeichnet – vermögen immerhin jede fünfte T-Zelle im Organismus zu mobilisieren (zum Vergleich: bei einer normalen Abwehrreaktion spricht statistisch weniger als einer von 100000 T-Lymphozyten an). Nur ist der Löwenanteil dieser Streitmacht überhaupt nicht zur Bekämpfung der aktuellen Infektion imstande.

Schlimmer noch, einige der aktivierten Zellen können unter Umständen einen Angriff gegen körpereigenes Gewebe entfesseln. Paradoxerweise bewirken Superantigene manchmal sogar das genaue Gegenteil einer Immunstimulation: Sie treiben die aktivierten Zellen regelrecht in den Tod und reißen so Löcher in den körpereigenen Schutzschild.

In den letzten Jahren hat man die Mechanismen aufgedeckt, über die Superantigene ganze Heerscharen von T-Zellen mobilisieren. Man hat damit auch eine Erklärung gefunden, wie bestimmte Giftstoffe (Toxine) die Symptome der Lebensmittelvergiftung oder des toxischen Schocks hervorrufen. Möglicherweise sind Superantigene auch an Krankheitsbildern wie Arthritis, Aids oder Krebs beteiligt.

Ein Großteil der Erkenntnisse über Superantigene stammt aus der Erforschung von bakteriellen Lebensmittelvergiftungen. Man wollte wissen, wie die von den Staphylokokken produzierten Darmgifte (Enterotoxine) die für eine Lebensmittelvergiftung typischen und sehr rasch einsetzenden Beschwerden, wie Fieber, Abgeschlagenheit, Übelkeit, Erbrechen und Durchfall hervorrufen. Staphylococcus aureus ist für etwa 45 % aller Lebensmittelvergiftungen verantwortlich. Normalerweise wird eine derartige Vergiftung in wenigen Tagen relativ rasch und folgenlos überwunden. Typisch ist nur das massive und plötzliche Auftreten der Symptome.

Forscher haben nun herausgefunden, daß ein spezielles Toxin, das Enterotoxin B, zu einer beschleunigten Vermehrung der T-Zellen führt. Wenige hundert Toxinmoleküle können mehr bewirken, als eine Milliarde Moleküle eines konventionellen Antigens – etwa eines Oberflächenproteins des Grippevirus. Das Enterotoxin übertrifft selbst solche Eiweißstoffe pflanzlichen und mikrobiellen Ursprungs, die dafür bekannt sind, die Lymphozytenvermehrung besonders stark anzukurbeln (z.B. Echinacea, Eleuterokokkus, Thujenextrakt). Überdies veranlaßt schon eine geringe Menge des Toxins eine außergewöhnlich starke Produktion an γ-Interferon. Dieser Zellbotenstoff wird von den T-Helferzellen gebildet. Diese greifen nun nicht selbst an, sondern aktivieren mit ihren Zytokinen sowohl die zytotoxischen T-Lymphozyten, die infizierte Zellen abtöten, als auch die B-Lymphozyten, die gegen die Antigene gerichtete maßgeschneiderte Antikörper ins Blut entlassen. Bevor jedoch der Kampf einsetzt, produzieren die Helferzellen ein weiteres Zytokin, das Interleukin-2. Es hat sich herausgestellt, daß eine winzige Menge von Enterotoxin A eine Mischung unterschiedlicher T-Lymphozyten dazu veranlaßt, große Mengen dieses Zytokins herzustellen. Nicht die Zytokinproduktion als solche bewirkt die Programmstörung, sondern ihr hoher Spiegel. Und genau dadurch wird die T-Zellvermehrung nach der Toxingabe ausgelöst. Die krankmachende Wirkung der Enterotoxine beruht also auf ihrer Eigenschaft, die Produktion von Interleukin-2 zu stark anzukurbeln. Ein derartiger Überschuß wirkt dann nicht lokal im Darmgewebe, sondern ruft über das Zentralnervensystem die Beschwerden hervor. Das überschüssige Interleukin gelangt offensichtlich ins Blut und wandert oder schickt Signale zu den Gehirnzentren, die schließlich Beschwerden wie Übelkeit, Brechreiz und Fieber erzeugen, also nicht nur den lokalen Durchfall im Darm.

Ein Überschuß an Zytokinen ist auch für die Symptome des toxischen Schocks verantwortlich. Der toxische Schock ist ein hauptsächlich in Zusammenhang mit der Verwendung von Tampons beobachtetes Krankheitsbild, das sich durch Symptome wie Kreislaufschwäche, Fieber, fleckförmigen Ausschlag und Hautschuppung, Erbrechen, Durchfall, Bindehaut-, Kehlkopf- und Scheidenentzündung auszeichnet. Er wird ebenfalls durch ein Staphylokokkentoxin hervorgerufen. Die Anfangssymptome ähneln zunächst dem Bild einer Lebensmittelvergiftung, später entwickelt sich jedoch eine gefährliche Kreislaufschwäche. Der Grund dafür ist vermutlich, daß dieser Stamm, anders als die Verursacher von Lebensmittelvergiftungen, sich im Körper vermehrt. So wird Toxin nachproduziert und der Patient ist steigenden Konzentrationen von Interleukin-2 ausgesetzt.

Weshalb besitzen diese Superantigene eine so starke immunstimulierende Wirkung? Bei diesen Stoffen handelt es sich um Proteine mittlerer Größe mit vielen hydrophilen (wasserliebenden) Aminosäuren. Aufgrund ihrer besonderen Struktur (β-Faltblatt) sind sie kompakte Moleküle. Große Teile ihrer Oberfläche sind dem wässrigen Milieu des Körpers ausgesetzt und können so mit anderen Teilchen in Wechselwirkung treten. Gewöhnliche Antigene können Helferzellen nur anregen, wenn sie diesen von antigenpräsentierenden Zellen, den Makrophagen, dargeboten werden und zwar auf einem speziellen »Präsentierteller«, einem MHC-Molekül der Klasse II. Aber anders als gewöhnliche Antigene werden die Superantigene vor ihrer »Darbietung« nicht erst von den präsentierenden Zellen verschlungen und in Teilstücke (Peptide) zerlegt (Abb. 10). Sie binden sich vielmehr direkt an die MHC-Moleküle und kommen somit nur mit einer Teilstruktur des Lymphozytenrezeptors in Kontakt. Die T-Zellen reagieren daher auf die *intakten* Toxine und nicht wie sonst auf ein Peptidbruchstück, das nur von wenigen T-Zellen erkannt wird, die einen dazu passenden Rezeptor tragen.

Doch die Enterotoxine sind noch raffinierter: Sie lagern sich statt an die Innen- an die Außenwand der Peptidbindungstasche des MHC-Moleküls an. Eine solche Einheit aus Superantigen und MHC lagert sich bei

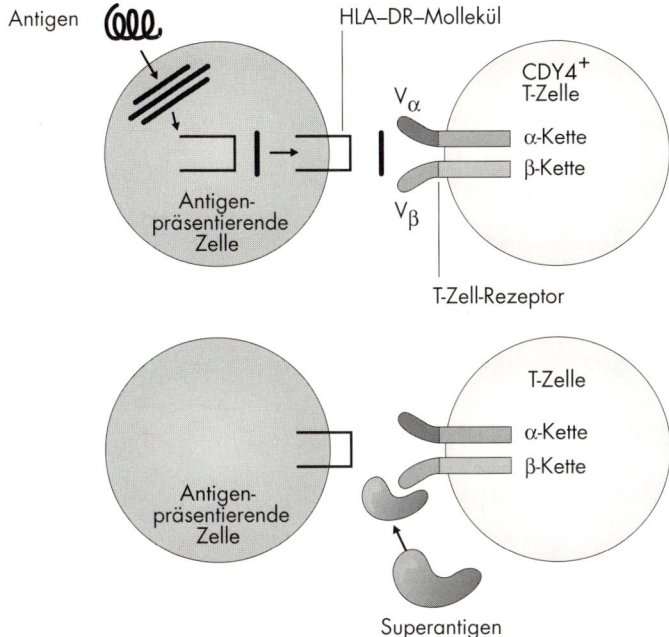

Antigen (QQQ

HLA–DR–Mollekül

V_α

CDY4$^+$
T-Zelle

α-Kette
β-Kette

Antigen-
präsentierende
Zelle

V_β

T-Zell-Rezeptor

T-Zelle

α-Kette
β-Kette

Antigen-
präsentierende
Zelle

Superantigen

Abb. 10. Ein normales Antigen wird nach Spaltung in der antigen-präsentierenden Zelle den T-Zellen von den Molekülen des Haupthistokompatibilitätskomplexes, den sogenannten HLA-Molekülen, präsentiert. Im Gegensatz dazu werden die Superantigene nicht in den antigenpräsentierenden Zellen gespalten, sondern binden direkt an den T-Zell-Rezeptor, allerdings nicht an die »normale« Bindungsstelle, sondern seitlich davon. Dies bewirkt die extreme Stimulierung der T-Zellen; HLA-DR = spezielle Unterart der Human-Leukozyten-Antigene Klasse II.

Kontakt mit dem Rezeptor einer T-Zelle wiederum außerhalb dessen Antigenerkennungsstelle an. T-Zellrezeptoren bestehen aus einer α- und einer β-Kette, die jeweils einen unveränderlichen und einen veränderlichen Abschnitt enthalten. Die falsch präsentierten Superantigene heften sich an die V-β-Region, die variable Region der β-Kette, aber eben an einen Teil, der nicht an der Bindung und Erkennung der üblichen Peptidantigene beteiligt ist. Während nun ein konventionelles Antigen immer nur die wenigen T-Zellen zu aktivieren vermag, die einen dafür spezifischen Rezeptor besitzen, kann ein Superantigen alle T-Zellen, gleich welcher Spezifität, mobilisieren, solange sie bestimmten V-β-Typen angehören.

Inzwischen mehren sich die Hinweise, daß auch andere Moleküle, darunter bakterielle Proteine von Streptokokken und Mykoplasmen, ebenfalls die T-Zellen aktivieren, indem sie sich an bestimmte V-β-Typen anlagern. Einige dieser Substanzen könnten auch an der Entstehung von Autoimmunerkrankungen beteiligt sein.

Auf der anderen Seite gibt es auch Hinweise, wonach Superantigene manchmal das Immunsystem unterdrücken. Von Superantigenen sensibilisierte T-Zellen verschwinden nicht selten oder werden nach der Anregung inaktiv. Nach der Zerstörung eines Großteils seiner T-Zellen wird das Immunsystem Schwierigkeiten haben, entartete Körperzellen zu erkennen und zu eliminieren. Eine mögliche Folge davon dürfte Krebs sein. Einige Forscher vermuten überdies, daß Superantigene zur Entstehung der Immunschwäche Aids beitragen könnten. Aus immer noch nicht ganz erklärlichen Gründen sinkt bei den mit dem HIV-Virus Infizierten die Zahl der Typ1-Zytokine und die Zahl der T4-Helferzellen drastisch ab, was diese Patienten für schwere, schließlich tödliche Infektionen anfällig macht.

Auch B-Zellen, die Antikörperproduzenten, können durch Superantigene aktiviert oder gehemmt werden; beides ist gleichermaßen schädlich: Eine gehemmte Antikörperproduktion kann die Immunabwehr schwächen, eine Überproduktion hingegen die sogenannten Immunkomplexkrankheiten bewirken. Dabei lenken Antikörper verschiedene andere Komponenten des Immunsystems auf gesunde Gewebe. Die entstehenden Immunkomplexe lagern sich darin ab und beeinträchtigen die Funktion der betroffenen Gewebe und Organe. Auch virale Antigene können als Superantigene wirken. Jüngst konnten Immunologen am Pasteur Institut in Paris zeigen, daß ein bestimmtes Protein in der Hülle des Tollwutvirus wie ein Superantigen wirkt. Ihre Identifizierung ist das Ziel vieler Forschungen, denn schließlich hätte die unwissentliche Verwendung eines Superantigens in einem Impfstoff schlimme, wenn nicht gar tödliche Folgen.

Freie Radikale

Ohne sie könnten wir keinen Gedanken fassen und keinen Muskel anspannen, aber so lebensnotwendig sie sind, so gefährlich sind sie auch: die freien Radikale. Es handelt sich bei diesen Molekülen um recht aggressive Teilchen, denen ein Elektron fehlt. Sie versuchen, diesen Mangel wieder auszugleichen und greifen dazu Strukturen des Körpers an, wie Proteine, Fettsäuren oder gar die Erbsubstanz.

Diese »ruinösen« Teilchen entstehen im Körper durch Schadstoffe oder durch eine Röntgenbestrahlung, aber auch durch den lebensnotwendigen Vorgang des Atmens. Werden in den Mitochondrien (s. auch Abb. 1, S. 15) Zucker und Fettsäuren mit Hilfe von Sauerstoff in die Energiewährung des Körpers, das Adenosintriphosphat, umgewandelt, so sind daran freie Radikale beteiligt. Da diese vielstufige Reaktionskette, bei der Elektronen hin- und hergeschoben werden, manchmal »leckt«, entstehen immer wieder Superoxidradikale. Sie entweichen in die Zellflüssigkeit und reagieren weiter zum Hydroxylradikal.

111

Freie Radikale sind auch beteiligt, wenn die Freßzellen des Immunsystems Bakterien abtöten. Sie verwan-
deln Sauerstoff erst in das Superoxidradikal und dieses
wiederum in aggressives Wasserstoffperoxid und das Hydroxylradikal. Beide Substanzen lösen die Mikrobenhülle
auf. Bei bestimmten Entzündungen, wenn Freßzellen sich
am Ort einer Verletzung sammeln und sich dort lange
aufhalten, können die freien Radikale unkontrolliert in
die Umgebung gelangen.

Ein beträchtliches Potential zur Erzeugung solcher
aggressiver Teilchen haben im Körper auch die Metalle,
wie Kupfer und Eisen. In elektrisch geladener Form, also
als Ionen, können diese beiden Elemente besonders leicht
zwischen zwei Zuständen hin- und herpendeln. Sie nehmen ein Elektron auf und geben es bei Bedarf wieder ab.
Gehen solche »Elektronenschiebereien« schief und ist gar
Wasserstoffperoxid oder Sauerstoff in der Nähe, entstehen Hydroxyl- und Superoxidradikale. Um das zu verhindern, hält der Körper seine Eisenvorräte strikt unter
Verschluß: Er bindet sie fast vollständig an Eiweiße, beispielsweise an das Speicherprotein Ferritin. Da Radikale
offenbar die Ablagerung von Cholesterin in Arterien fördern, vermuten einige Wissenschaftler, daß Eisenpräpara-
te und mit Eisen angereicherte Nahrung Herzkrankheiten
bis hin zum Infarkt begünstigen könnten. In die gleiche
Richtung geht auch die Annahme, daß Frauen vor den
Wechseljahren deshalb weniger zu Herzleiden neigen als
Männer, weil ihr Körper sich allmonatlich durch die Periode schädlichen Eisens entledigt. Treten solche Radikale
im Gewebe vermehrt auf, so hat das fatale Folgen. Umliegende Strukturen, wie Fette, Eiweiße und das Erbmaterial
können zerstört werden. Das besondere daran ist: Wenn
die Reaktion einmal gezündet ist, läuft sie wie eine Kettenreaktion und kann verheerend wirken. Langanhalten-
de Anstiege der Radikalbelastungen werden etwa nach

schweren Operationen, nach einem Herzinfarkt oder einer akuten Vergiftung beobachtet.

Ein gesunder Körper jedoch fängt ein zuviel an freien Radikalen ab. Dazu hat er im Lauf der Evolution ein breites Spektrum an Schutzmechanismen entwickelt. Der Biokatalysator Superoxiddismutase (SOD) wandelt das Superoxidradikal in Wasserstoffperoxid um, das von einem Enzym mit dem Namen Katalase in harmloses Wasser und Sauerstoff zerlegt wird. Rote Blutkörperchen beispielsweise sind wegen ihres hohen Eisengehalts mit besonders viel SOD und Katalase ausgestattet. Entkommt diesen Fängern aber doch ein Radikal, so zerlegen Kontrollenzyme die geschädigten Proteine und Fette, andere »Reparaturbrigaden« schneiden beschädigte Stücke der Erbsubstanz heraus und flicken neue intakte hinein. Man schätzt, daß jede Zelle täglich etwa 10000 Treffer von Radikalen abbekommt – und beinahe alle werden auf der Stelle repariert.

Zu den zelleigenen Schutzfaktoren kommen die antioxidativen Vitamine hinzu, die wir mit der Nahrung aufnehmen müssen. Vitamin E und β-Karotin, eine Vorstufe des Vitamin A, fangen in den fetthaltigen Zellmembranen freie Radikale ab, bevor diese Löcher in die zarten Hüllen reißen können. Im wäßrigen Zellinneren heftet sich Vitamin C an sie, so daß sie ausgeschleust und mit dem Urin fortgespült werden können. Auch das Spurenelement Selen besitzt eine ähnliche Funktion.

Der Dickdarm bildet täglich so viele freie Radikale, wie man sie durch eine Bestrahlung von 40000 Rad auf Zellkulturen nachahmen kann. Dies entspricht etwa der Einwirkungsstärke am Rande eines Kernwaffenherdes. Balaststoffe, Darmbewegungen und Antioxidantien wirken gewissermaßen als »Rohrreiniger«. Chronische Verstopfung, geringer Verzehr von frischem Obst und Gemüse verstärken dagegen die Radikalbildung und Einwirkzeit auf die Darmschleimhaut. Die zunehmenden Dickdarmkrebsraten könnten hierauf zurückzuführen sein. Der Darm ist wichtiges Organ zur Reifung und Differenzierung von Lymphozyten und zur Antikörperbildung. Spezialisierte Zellen nehmen ständig kleinste Proben von Fremdkörpern aus dem Darminhalt auf und reichen diese an die Lymphozyten der Bauchlymphknoten weiter. Sie bilden maßgeschneiderte Antikörper gegen den Eindringling. Interessant ist, daß diese Lymphozyten dann alle Schleimhautwege besiedeln: Lunge, Magen, Darm, Harn- und Genitalbereiche. Hier sind sie mit ihren T-Gedächtniszellen eine wirkungsvolle Waffe gegen die Fremdstoffe, die ursprünglich aus dem Dickdarm aufgenommen wurden. Auf diese Weise bildet jeder Mensch ca. 100 Millionen verschiedener Antikörper aus. Ist jedoch der Darm durch die freien Radikale überbelastet, bricht die Antikörperreifung zusammen. Das Immunsystem in allen Schleimhäuten wird anfällig gegen äußere Belastungen.

Generell kann jede Beschleunigung des Stoffwechsels, z.B. durch hektische Arbeit, Anspannung, übermäßigen Sport oder das Vorliegen von Krankheiten – im gesamten Organismus oder nur lokal in bestimmten Geweben – die Radikalbildung steigern. Zusätzlich sind Schadstoffe, wie Nitrate, Pestizide, Herbizide oder Autoabgase, Radikalbildner und belasten die Schutzmechanismen des Körpers auf das äußerste. Eine derartige erhöhte Belastung mit Radikalbildnern, aber auch ein Mangel an Radikalfängern kann zu oxidativem Streß durch die freien Radikale führen. Deshalb sollte man seinem Körper ausreichend Antioxidantien zuführen. Antioxidantien, also bestimmte Vitamine und Spurenelemente, kommen vor allem in Obst und Gemüse vor. Bei bestimmten Streßsituationen reicht dies jedoch nicht aus, hier sollte durchaus medikamentös substituiert werden.

Freie Radikale begünstigen eine Reihe von Krankheiten, wenn sie sie nicht gar auslösen. Dazu gehören Herz- und Gefäßerkrankungen: Freie Radikale greifen das »schlechte« Cholesterin (LDL-Cholesterin[2]) an und wandeln es in eine Form um, die die Auskleidung der Koronararterien angreift. Der Körper repariert diese Schäden, indem er eine Fettablagerung bildet, die schließlich das Gefäß verengt. Auf diesem Weg können ein Infarkt oder Schlaganfall begünstigt werden. Ferner kann ein Angriff der freien Radikale auch die Erbsubstanz treffen und eine gesunde Zelle entarten lassen.

Krankheitserreger aus der Retorte

Meist sehen und schmecken wir sie nicht, manchmal können wir sie riechen: gemeint sind die Schadstoffe, die tagtäglich aus unserer Umwelt auf und in uns eindringen, und denen wir in vielen Fällen nicht entkommen können.

Schätzungsweise 10 Millionen Chemikalien gibt es weltweit. Täglich kommen etwa 1500 neue Stoffe hinzu. Einem Durchschnittsbürger begegnen im Alltag davon rund 80000 verschiedene Substanzen. Sie sind in Lebensmitteln als Konservierungs-, Geschmacks- oder Farbstoffe, in Textilien als synthetische Fasern, Farben oder Flammschutzmittel, in Kosmetika, Insektiziden, Fungiziden oder in Unkrautvernichtungsmitteln verborgen. Dazu kommt die – je nach Wohnort unterschiedliche – Berieselung mit Abgasen aus Industriebetrieben, Müllverbrennungsanlagen und Automobilen. Während die sogenannten »Komfortgifte«, wie etwa die Putz-oder Wasch-

---

[2] Low Densitiy Lipoproteins.

mittel im Haushalt oder manche Lebensmittelzusatzstoffe, aus dem heutigen Leben nicht mehr wegzudenken sind, nimmt in erschreckendem Ausmaß auch die Belastung der Nahrung mit Rückständen (Schwermetalle, Pestizide oder Arzneimittel).

Die meisten chemischen Schadstoffe führen in den Konzentrationen, in denen sie in der Umwelt vorkommen, nicht zu einer akuten Vergiftung oder einem Organschaden; jedoch ist eine schleichende Schädigung zu beobachten, die meist als ein unspezifisches Kränkeln wahrgenommen wird und äußerst selten den Auslöser erkennen läßt:

- Beschwerden wie Atemnot, Augenreizungen, Kopfschmerzen, Müdigkeit etc. setzen ein, nachdem die Wohnung renoviert wurde bzw. neue Möbel oder Teppiche angeschafft wurden.
- Gleich mehrere Familienmitglieder fühlen sich unwohl und haben ähnliche Beschwerden.
- Die Beschwerden lassen bei längerem Verlassen der Wohnung und im Urlaub nach.
- Chronische Beschwerden lassen sich auch durch intensive ärztliche Bemühungen nicht beseitigen.

Die öffentliche Diskussion über die Giftigkeit der einen oder anderen Substanz berücksichtigt meist nur klassisch-toxische Auswirkungen auf die Organe. Mit solchen Untersuchungsmethoden kommt man regelmäßig zu dem Ergebnis, daß keine Gesundheitsgefährdung vorliege, insbesondere nicht in geringen Dosen. Die gesundheitsschädigenden Wirkungen auch kleiner, dafür aber kontinuierlich einwirkender Schadstoffmengen läßt sich aber erst durch die Untersuchung des körpereigenen Immunsystems nachweisen und dokumentieren. Bisher glaubte man, das Blut und das Knochenmark seien der empfindlichste Indikator für eine Chemikalie. Nach neueren Untersuchungen eines der Autoren, A. Hilgers, spricht jedoch das »Organ« Immunsystem am empfindlichsten auf Fremdstoffe an.

Jahrzehntelang wurde der Streit um umweltbedingte Erkrankungen als Glaubenskrieg geführt. Trotz offensichtlicher Zunahme dieser Erkrankungen konnte kein gesicherter Zusammenhang zwischen den häufig variierenden Krankheitssymptomen und *einem* Schadstoff hergestellt werden.

Fortschritte der Molekularbiologie und Gentechnologie zeigen, daß das Immunsystem der empfindlichste Indikator für eine Schädigung ist, und die meisten chronischen Erkrankungen, wie z.b. Allergie, Asthma, Neurodermitis, chronisches Müdigkeitssyndrom, aber auch Autoimmunerkrankungen und Krebs, ihren Ursprung in der Störung dieses Organs haben.

Auch kleinste Schadstoffbelastungen können einen Erkrankungsprozeß initiieren. Am Anfang stehen Störungen des Informationsaustausches in und zwischen den Zellen. Hieraus entstehen meist schon frühzeitig Störungen der Befindlichkeit, die zusammenfassend dem chronischen Müdigkeitssyndrom (s. Kap. 7) entsprechen. Der Immundefekt kann verschärft werden von Erregern, die von einem gesunden Immunsystem normalerweise unter Kontrolle gehalten werden, die aber bei einer gestörten Abwehr reaktiviert werden können und aktiv am Prozeß der Immunstörung mitwirken.

Eine Chemikalie kann auf verschiedenen Wegen in den Körper gelangen: durch die Haut, die Atemwege oder das Verdauungssystem. Das Immunsystem ist dann entweder die passive Zielscheibe eines solchen Stoffes: Die Abwehrlage wird geschwächt, der Mensch anfälliger für Infekte, aber auch für Tumorerkrankungen. Die Chemikalie kann auch – entweder als solche oder nach Bindung an körpereigene Eiweißstoffe – als Stimulus für die Immunzellen wirken, sich gewissermaßen in den »inneren Dialog« einmischen. Das Opfer merkt zunächst nichts. Erst ein erneuter Kontakt mit dem gleichen Stoff wirkt sich dramatisch aus: der Körper reagiert übermäßig und entwickelt eine Allergie; Rötungen, Schwellungen, tränende Augen, ein Ausschlag oder eine laufende Nase sind die Folge. In schweren Fällen kann es zu schockartigen Reaktionen mit tödlichem Ausgang kommen (sofern nicht rechtzeitig mit einem Medikament eingegriffen wird).

Holzschutzmittel vereinen Juristen und Mediziner

Im Falle der früher in den Holzschutzmitteln typischerweise enthaltenen Chemikalien Pentachlorphenol (PCP) und Lindan gilt eine Schädigung des Immunsystems mittlerweile als medizinisch erwiesen und juristisch anerkannt. In dem bisher größten Umweltstrafverfahren Deutschlands, dem Frankfurter Holzschutzmittelprozeß wurden 1993 zwei Geschäftsführer der Düsseldorfer Firma Desowag wegen fahrlässiger Körperverletzung und Freisetzung von Giften – nämlich PCP und Lindan aus den Holzschutzmitteln Xyladecor$^®$ und Xylamon$^®$ – zu hohen Geldstrafen verurteilt. In einer der am schlimmsten betroffenen Familie war Leukämie aufgetreten. Dem ehemaligen Bundesgesundheitsamt wurde in der Urteilsbegründung vorgeworfen, »jahrelang mit den Firmen zusammengearbeitet und die Betroffenen mit falschen Auskünften im Ungewissen gelassen zu haben«.

Tausende von Verbrauchern hatten seit 1985 über Gesundheitsstörungen geklagt, nachdem sie in ihren Wohnungen Holz mit dem Mittel Xyladecor$^®$ verschönert hatten. Die beiden Chemikalien sowie ihre herstellungsbedingten Verunreinigungen gelangen unbemerkt über die Haut, die Atemwege oder über kontaminierte Nahrung in den Körper. Bei den Betroffenen stellt sich eine Art »Kränkeln« ein: zu den typischen Beschwerden gehören Antriebs- und Leistungsschwäche, chronische Müdigkeit und Erschöpfung, Kopfschmerzen, Allergien, Atemwegserkrankungen, Herz- und Kreislaufstörungen, Haarausfall, Ekzeme, Rücken- und Gelenkschmerzen. Nach heutigem Wissen entsprechen diese Symptome dem Bild des CFS. Holzschutzmittel rufen also eine Immunschwächeerkrankung hervor.

Bedrohungen durch die Umwelt sind genauso vielfältig wie das Reich der Krankheitserreger. Die Diskussionen hierüber sind kontrovers. »Gereinigtes Lindan« wird von Toxikologen in der Schweiz, den USA und mittlerweile auch in Deutschland als krebserregend eingestuft. Dioxine als Verunreinigung in Holzschutzmitteln und anderen Chemikalien, stehen im Verdacht, krebsauslösend, fruchtschädigend und immunsuppressiv zu wirken. Neben vielen schon bekannten Arbeiten über den Zusammenhang zwischen chlorierten Kohlenwasserstoffen und der Schädigung des Immunsystems gelang kürzlich einer Düsseldorfer Arbeitsgruppe der Nachweis, daß diese Substanzen an einen Rezeptor im Zellplasma binden und so Gene aktivieren können (Wieseler 1994). Da solche Rezeptoren gehäuft auf den Zellen der Thymusdrüse vorkommen, sind die toxischen Auswirkungen auf dieses Organ besonders ausgeprägt. Weiterhin konnte gezeigt werden, daß als Folge die Thymusdrüse die für die Entwicklung der Lymphozyten notwendigen Signale nicht mehr geben kann. Daraus entsteht ein Ungleichgewicht in der Verteilung der Lymphozytensubpopulationen. Das Verteilungsmuster der Lymphozyten sieht dann genaus so aus wie bei einer chronischen Virusinfektion. Außerdem ist die Stimulierbarkeit der Lymphozyten durch Lympho-kine (mitogene Stimulierung) vermindert. Dieser Zustand ist die Ursache für viele Krankheitssymptome, die zusam-menfassend als chronisches Müdigkeitssyndrom bezeich-net werden.

Solche T-Zelldefekte und die daraus resultierende Dysbalance im Immunsystem sind nach heutigem Wissen ursächlich sowohl für die erhöhte Infektanfälligkeit, IgE-Bildung und Atopien (Allergien, Asthma, Neurodermitis) als auch für das spätere Auftreten von Autoimmuner-krankungen, Infertilität, Spontanaborte und Tumorer-krankungen. (Nach einer kürzlich von der Universität Bielefeld durchgeführten Untersuchung hat sich die ge-sundheitliche Situation schon bei Schulkindern drama-tisch verschlechtert: Bereits über 34 % der Kinder leiden an einer chronischen Erkrankung des Immunsystems.) Auch Langzeitschäden wie Schilddrüsenstörungen, Un-fruchtbarkeit oder gar Leukämie drohen bei Holzschutz-mittelintoxikationen.

PCP wurde 1987 in Deutschland verboten, auf Lin-dan verzichten die Hersteller seit etwa fünf Jahren frei-willig. Weitere Quellen für diese Chemikalien sind Kle-ber, Lacke, Farben, Textilhilfsmittel sowie Lederwaren oder Importteppichböden. Die Holzschutzmittel können noch jahrelang ausgasen. Neben Hobbyhandwerkern sind Berufsgruppen wie Schreiner, Zimmerer und Wald-arbeiter besonders gefährdet. Als ursächlich ist eine Schwächung des Immunsystems durch diese Chemikalien erwiesen. Typisch ist, daß solche Holzschutzmittelschä-den meist *alle* Familienmitglieder treffen. Viele Holz-schutzmittelanwender haben die Erfahrung gemacht, daß ihre Beschwerden abklingen oder auch ganz verschwin-den, wenn sie sich längere Zeit nicht in den verseuchten Räumen aufhalten (z.b. während des Urlaubs).

In Innenräumen sind Holzschutzmittel vollkommen überflüssig. An Außenanlagen (z.b. Holzvertäfelung eines Gartenhauses oder einer Sauna) sind sie in unseren Breiten nur in den seltenen Fällen eines Befalls mit Schimmelpilzen oder anderen Insekten nötig (im Gegensatz zu tropischen und subtropischen Ländern, in denen z.b. Termiten große Mengen an Holz zerstören). Mittlerweile bieten viele Firmen – auch zahlreiche Hersteller chemischer Präparate – Farben und Lasuren auf rein pflanzlicher Basis an. Diese Präparate wirken *nicht* bei einem Schädlingsbefall, da sie lediglich vorbeugend schützen, nicht aber die Schädlinge bekämpfen. Allerdings können auch hier Allergien auf Inhaltsstoffe wie Kolophonium, Orangenschalenöl oder Balsamterpentinöl nicht ausgeschlossen werden.

Holzschutzmittel rufen also eine Immunschwächeerkrankung hervor, die derart schwerwiegend sein kann, daß man bereits von »Chemical Aids« spricht, also einer Abwehrstörung aus der Retorte. Ein derartiger Zusammenhang ist auch in der Urteilsbegründung im Holzschutzmittelprozeß gewürdigt:

Der Immunstatus ist in der Medizin deshalb von besonderem Interesse, weil sich das Immunsystem bei der Suche nach diagnostischen Parametern, durch die toxische Belastungen objektiviert werden können, als empfindlichster Indikator erweist. Toxische Belastungen des Immunsystems können zu Dysregulationen führen. Dann treten Defekte der »T-Zellen« auf, die Anzahl der T-Helfer-Lymphozyten ist erniedrigt und die mitogene Stimulierbarkeit der Lymphozyten vermindert. T-Zelldefekte können deshalb eine erhöhte Infektanfälligkeit erklären. Alle diese Untersuchungen und die daran anschließende Interpretationen beruhen auf neuen Forschungsansätzen aus den letzten 15 Jahren. Sie stoßen deshalb – wie nicht weiter verwunderlich – auf den Widerspruch derjenigen Mediziner, die mit neuen Ansätzen nicht vertraut sind.«

In seinem Urteil vom 25.05.1993 kam das Landgericht Frankfurt am Main zu folgendem Schluß:

> Die Angeklagten haben durch Fahrlässigkeit eine Körperverletzung begangen. Die bestimmungsgemäß im Innenraum verwendeten Holzschutzmittel haben bei den unter II. genannten 29 Opfern pathologische Zustände hervorgerufen. Soweit es sich dabei um behandlungsbedürftige Krankheiten wie Entzündungen und Infekte handelt, bedarf das keiner weiteren Ausführungen. Aber auch die als diffuse Beschwerden auftretenden Symptome des Holzschutzmittel-Syndroms: Kopfschmerzen, Mattigkeit, Abgeschlagenheit, Schwitzen, Konzentrationsstörungen, diverse Schmerzzustände und andere sind als pathologisch einzustufen, denn die körperliche Unversehrtheit war in diesen Fällen mehr als nur unerheblich beeinträchtigt. ... Es muß die Angeklagten entlasten, daß die verantwortlichen Behörden nicht früher, deutlicher und energischer auf eine Änderung der bestehenden Formulierung der inkriminierten Publikumsprodukte oder deren Verbot für die Innenanwendung drängten.

Trotzdem sind Umwelterkrankungen noch wenig anerkannt. Die Vorstellung, daß Krankheit nicht nur von Mensch zu Mensch übertragen werden kann, sondern auch von den Gegenständen unserer Umwelt ausgehen kann, paßt nicht in das gängige Konzept von Krankheit und Gesundheit. Viele Mediziner verkennen Umwelterkrankungen daher; Schadensersatzprozesse ziehen sich entsprechend lang hin.

Man sollte sich aber trotzdem nicht entmutigen lassen und nach einem Arzt suchen, der über eine entsprechende Untersuchung des Immunsystems eine solche Schädigung nachweisen kann.

Nachweis der Belastung
mit Umweltchemikalien

Blut- und Urinanalyse: Diese Proben sollten vom Hausarzt entnommen werden und an ein entsprechendes analytisches Labor geschickt werden. Das Ergebnis erlaubt eine Aussage über die momentane Situation des Belasteten. Die Kosten der Analyse werden von den meisten Krankenkassen erstattet, wenn der Arzt sie für notwendig befindet.

Hausstaubanalyse
Holzanalyse
Analyse von Wandputz, Tapeten, Polstermöbeln, Textilien, Wäsche und Bettwäsche

Durch diese Analysen kann die allgemeine Raumluftbelastung abgeschätzt werden. Solche Untersuchungen werden von unabhängigen Instituten durchgeführt. Ihre Anschriften können bei der Interessengemeinschaft für Holzschutzmittelgeschädigte e.v. oder beim Institut für Angewandte Immunologie und Umweltmedizin e.V. (s. Anhang) oder bei den örtlichen Verbraucherzentralen erfragt werden.

Umweltchemikalien sind überall

Für zahlreiche Chemikalien sind Schädigungen des Immunsystems in der Literatur beschrieben. Rat und Hilfe geben das Institut für Angewandte Immunologie und Umweltmedizin oder die Interessenvereinigung für Holzschutzmittelgeschädigte e.v. (Adressen s. Anhang). Der Zusammenhang zwischen Umweltschadstoffen und Gesundheit wird immer mehr zum anerkannten Fachgebiet: Seit Anfang 1994 ist für Mediziner eine Zusatzausbildung zum »Arzt für Umweltmedizin« möglich.

Einige der am meisten das Immunsystem schädigenden Chemikalien werden im folgenden abgehandelt.

Isocyanate verbergen sich in zahlreichen Haushaltsprodukten, wie z.b. Polstermöbeln, Spanplatten, Wärmedämmung, Klebern, Versiegelungslacken für Parkettböden, Schaumstoffen. Ausgangsstoffe für diese Produkte sind die hochgiftigen Urethane oder ihre Amine. Während der Herstellung werden sie zu im allgemeinen ungiftigen Stoffen umgesetzt. Die Reaktion läuft jedoch nicht vollständig ab, so daß immer noch Isocyanatreste im Endprodukt verbleiben. Diese Reste entweichen dann in die Umgebung. Auch beim Verbrennen dieser Produkte entstehen wieder Isocyanate. Sie haben eine starke Reizwirkung auf die Atemwege sowie den Magen-Darm-Trakt. Im Immunsystem schädigen sie vermutlich die humorale Abwehr.

Osmaron B: Hierbei handelt es chemisch gesehen um die Benzoate langkettiger Fettamine aus Palmkern- und Kokosfetten. Die Substanz findet mehrfache Anwendung als Desinfektions- und Konservierungsmittel in der Landwirtschaft, so z.b. für die Konservierung von Melkfett. Die Euter der Kühe werden viele Jahre mit diesem Melkfett eingerieben. Osmaron B dringt sehr gut sowohl durch menschliche als auch tierische Haut. Es kann daher auch über Tierprodukte (Fleisch, Wurst) verbreitet werden. Nicht selten wird das mit Osmaron B konservierte Melkfett auch für die hobbymäßige Herstellung von Salben verwendet. Immunschwächezustände sind insbesondere nach der Anwendung selbsthergestellter Ringelblumensalben auf Melkfettbasis dokumentiert.

Formaldehyd ist ein wasserlösliches, stechend riechendes Gas. Es ist in vielen Desinfektionsmitteln, Farben, Lacken, Klebern und Schimmelverhütungsmitteln enthalten. Daneben wird es zum Verleimen von Preßspanplatten und zum Versiegeln von Parkettböden verwendet. Auch ist dieser Stoff in einigen Nagelhärtern, Tinten und Tuschen sowie in Bodenpflegemitteln und im Rauch von Zigaretten enthalten. Knitterfreie Kleidung und Gardinen sind nicht selten mit Formaldehyd behandelt. Dieses Gas schädigt in erster Linie die Atemwege durch Verätzung, daneben auch die Lungen. Eine immunsuppressive Wirkung, die möglicherweise zu Krebs führen kann, ist bekannt. Alarmzeichen für Formaldehyd sind brennende Augen, ungewöhnlich trockene Schleimhäute und Hustenreiz.

Polychlorierte Biphenyle (PCB) werden seit 1930 produziert und dienen als Weichmacher für Kunststoffe, als Kühl- und Isolationsmaterial und waren früher in Papierwaren, Farben und Lacken vorhanden. Heute werden sie nur noch für geschlossene Systeme (z.b. Transformatoren, Waschmaschinen und Leuchtstoffröhren) produziert. PCBs sind chemisch außerordentlich stabil und mittlerweile so weit verbreitet, daß man sie sogar im Fettgewebe arktischer Pinguine und Seehunde gefunden hat. Auch in der Muttermilch kommen sie vor.

Die Thymusdrüse reagiert besonders empfindlich auf eine PCB-Exposition. So hat man bei PCB-exponierten Tieren eine Verringerung der humoralen Immunantwort mit einer verringerten Immunglobulinausschüttung beobachtet. Daneben wurden aber auch direkte Vergiftungen einzelner Zellen des Immunsystems festgestellt. Eine PCB-Intoxikation führt zu einer Entgleisung der inneren Drüsen, wodurch der Stoffwechsel zahlreicher Hormone und anderer Wirkstoffe sowie der Vitamine durcheinander gerät. Von einem richtigen Funktionieren dieser Stoffe ist aber die Arbeit der Lymphozyten abhängig. Unter dem Einfluß von PCB verändern sich Menge und Zusammensetzung der Immunzellen: Die Anzahl der Suppressorzellen nimmt ab, das Verhältnis von CD4- zu CD8-Zellen verändert sich zugunsten der CD4-Zellen. Das Krankheitsbild ähnelt dem einer Allergie. Durch die Abnahme der CD8-Zellen kommt es ferner zu einer Schwächung der zellulären Abwehr gegen Bakterien, Viren und entartete Zellen. Eine PCB-Vergiftung läßt sich gegenwärtig nicht adäquat behandeln, so daß nur die aufwendige und teure Reparatur des Immundefekts – sofern noch möglich – der einzige Weg ist. Jedoch ist die Vermeidung einer Exposition der einzige und sichere Schutz. Leider merkt man eine Vergiftung mit PCB erst relativ spät durch unerklärliche Leber-, Milz- oder Nierenbeschwerden.

Dibenzo-p-dioxine sind häufige Bestandteile von Insektiziden, Fungiziden oder Herbiziden. Zu dieser Substanzklasse gehört auch das Seveso-Gift, das beim Verbrennen halogenorganischer Verbindungen (z.b. Verbrennung von Hausmüll) entsteht. Noch weiß man nicht genau, wie diese Gifte das Immunsystem schädigen. Man nimmt an, daß sie die Immunzellen vergiften, wodurch diese in ihrer Arbeitsweise beeinträchtigt werden; beobachtet wurde eine verzögerte Reifung der T-Zellen.

Polyzyklische aromatische Kohlenwasserstoffe (PAK) kommen in Steinkohleteer und allen fossilen Brennstoffen vor. In den Großstädten ist die Luft durch die Autoabgase mit diesen Stoffen angereichert. Sie beeinträchtigen die Funktion der T-Zellen: Die T-Zellen können sich nicht mehr vermehren und sind im Kampf gegen Feinde zu schwach.

Benzol ist eine der gefährlichsten krebserzeugenden Substanzen und in der Großstadtluft angereichert. Bleifreies Benzin enthält – als Ersatz für Bleitetraethyl – 2,5 % Benzol. Besonders gefährdet sind Tankwagenfahrer, Automechaniker und Tankwarte – aber auch Kleinkinder, die mehr oder weniger in der Höhe der Abgaswolke laufen. Auch Anwohner von Garagenhöfen und Tankstellen sind oft hohen Benzolkonzentrationen ausgesetzt. Generell gilt: Wo es nach Benzin riecht, ist auch Benzol in der Luft. Im Immunsystem verändert Benzol das Verhältnis der Subpopulationen der Lymphozyten und hemmt die Bildung der Lymphokine. Daneben stört es die Reifung der weißen Blutkörperchen im Knochenmark. Typische Frühsymptome einer Benzolvergiftung sind Mattigkeit, Kopfschmerzen und Konzentrationsstörungen.

Schwermetalle setzen dem Immunsystem ebenfalls zu, indem sie es schwächen oder gezielt einzelne Zellen oder Botenstoffe vergiften. Ferner machen Metalle die Abwehr blind für bestimmte Arten von Infektionserregern oder Tumorzellen. Am gefährlichsten sind Blei, Quecksilber und Kadmium. Schwermetalle kommen natürlicherweise in der Erdkruste vor und sind daher unvermeidbarer Bestandteil jedes Lebensmittels. Durch menschliche Tätigkeit kann sich der Schwermetallgehalt in der Nahrung erhöhen und es kann sogar zu Massenvergiftungen kommen wie vor einiger Zeit in Japan (Minamata-Krankheit, Itai-Itai-Krankheit). Belastungen mit Schwermetallen spielen bei wiederholten Fehlgeburten eine Rolle.

Blei hat sich in den meisten Nahrungsmitteln als Folge der Niederschläge und Emissionen der bleiverarbeitenden Industrie angereichert. Dieses Schwermetall war früher das meistverwendete Material für Wasserleitungen (bis 1960!) und ist in vielen Wandfarben enthalten. Daneben verbirgt es sich im Kristallglas, in ausländischen Keramikprodukten (besonders in Grün, Gelb und Erdfarben), in Batterien, Computerplatinen und in Lametta. Aus dem Benzin hat man es mittlerweile herausgenommen, doch in vielen Ländern (z.b. Spanien, Portugal, Griechenland) ist bleifreies Benzin immer noch eine Rarität. Historiker sind der Meinung, daß das römische Reich aufgrund einer Vergiftung der Bevölkerung durch die bleihaltigen Wasserrohre »untergegangen« sei.

Der Körper verwechselt Blei mit Kalzium und baut es in Knochen, Zähne, Enzyme etc. ein. Dort wird es dauerhaft gespeichert und vergiftet schließlich den ganzen Organismus.

Quecksilber ist ein weiteres giftiges Schwermetall. Deutschland gehört weltweit zu den drei Nationen mit dem höchsten Quecksilberverbrauch. Jährlich entweichen mehr als 100 Tonnen Quecksilber den Kraftwerken bei der Verbrennung fossiler Brennstoffe. Dieses Metall ist bereits in vielen Nahrungsmitteln angereichert; besonders belastet sind Flußfische, Thunfisch, Rindfleisch und die Milch von Tieren, die in der Nähe von Kraftwerken, Papier- und Chlorfabriken weiden. Daneben ist es Bestandteil einiger Augenmake-ups (gekennzeichnet mit dem Hinweis: »Enthält Phenyl-Quecksilber«) und wird noch in Amalgamfüllungen zum Plombieren von Zähnen verwendet. Ferner kommt dieses silbrigglänzende Metall in Batterien und Knopfzellen, Leuchtstoffröhren, Energiesparlampen und Höhensonnen vor.

Quecksilber verpaßt dem Immunsystem einen »Dämpfer«, indem es Zellen und Enzyme vergiftet. Typische Beschwerden sind allergische Hautreizungen, neurovegetative Reizbarkeit, Nervenschmerzen, häufige Erkältungen und chronische Müdigkeit.

Kadmium gelangt über Stahl- und Kraftwerke sowie Müllverbrennungsanlagen in die Luft. Es steckt in Farben, Lacken, Kunststoffen, Plastikspielzeug (außer mit dem CE-Zeichen), Keramik (knallgelb, rot oder orange), Batterien und Rostschutzmitteln. Obwohl Kadmium in winzigsten Mengen vom Körper benötigt wird, schwächen größere Konzentrationen das Abwehrsystem. Belastete Lebensmittel sind Innereien, Pilze und Fische. Im Zigarettenrauch ist es ebenfalls enthalten.

Pyrethroide: Dies ist ein Sammelbegriff für synthetisch hergestellte Stoffe, die in Schädlingsbekämpfungsmitteln als insektizidwirksame Komponente eingesetzt werden. Ihr Wirkmechanismus ist vergleichbar dem Extrakt, der aus Chrysanthemen gewonnen und als Pyrethrum in der Schädlingsbekämpfung eingesetzt wird. Natürliches Pyrethrum zerfällt schnell unter Lichteinwirkung und Luftzutritt; nicht so die nachgebauten synthetischen Pyrethroide. Sie können sich in der Natur anreichern. Die bekanntesten Pyrethroide sind Permethrin, Resmethrin, Cypermethrin und Deltamethrin. Pyrethroide verbergen sich ferner als Mottenschutzmittel in Wollteppichen und -decken und sollen hier bei sachgemäßer Anwendung nicht schädlich sein.

Mittlerweile wurden zahlreiche Vergiftungsfälle durch die unsachgemäße Anwendung der Pyrethroide nachgewiesen. Man weiß heute, daß sich diese Substanzen infolge ihrer Fettlöslichkeit im Nervengewebe anreichern und dort Schäden verursachen, daneben wurde auch eine Schädigung des Immunsystems festgestellt. In Langzeitstudien an Ratten beobachtete man pathologische Veränderungen, die als mulitfokale Mikrogranulo-

» in Lymphknoten, Leber und Milz identifiziert wurden. Bei Anwendern in der schwedischen Forstwirtschaft traten Brennen, Juckreiz und Irritationen von Haut und Augen auf. Einige Personen berichteten über Atemnot, Schwindelgefühle, Müdigkeit und Hautausschläge.

Tabakrauch ist ein Gemisch aus mehr als 1000 Substanzen. Die gefährlichsten sind: Kohlenwasserstoffe, Phenole, Nikotin, Nitrosamine, Benzpyren, Kohlenmonoxid, Ammoniak, Stickoxide, Blausäure, Schwefelwasserstoff, Dioxine, Schwermetalle (Arsen, Kadmium) und Formaldehyd. Die gesundheitlichen Folgen des aktiven und passiven Rauchens sind unter anderem Krebs, Lungen-, Bronchial-, Herz- und Kreislaufschäden. Generell gilt: Wo Rauch ist, ist auch Immunsuppression. Besonders gefährdet sind Schwangere, ungeborene und kleine Kinder. Nach einer neueren Studie der Yale University besitzen Raucherinnen gegenüber Nichtraucherinnen ein 27,9fach erhöhtes Risiko, an Lungenkrebs zu erkranken, während bei den Rauchern das Risiko »nur« 9,6fach erhöht war (Forum Immunologie 1994).

Arzneimittel – auch Erreger?

Doch nicht nur die klassischen Umweltgifte schädigen die Abwehr, auch Stoffe, die normalerweise die Gesundheit aufbauen sollen, nämlich Medikamente, beeinträchtigen das Immunsystem. Dies gilt vor allem für Psychopharmaka, Rheumamittel, Immunsuppressiva, entzündungshemmende Medikamente (Antiphlogistika), Mittel, die das Tumorwachstum stoppen (Zytostatika), Röntgenkontrastmittel, Schmerzmittel und für Kortison. Nichtsteroidale Antiphlogistika, zu denen unter anderem auch das Ibuprofen gehört, galten lange

Zeit als harmlos und sind sogar frei verkäuflich. Jetzt weist das Bundesgesundheitsamt in Berlin auf mehrere Fälle von nekrotisierender Fasziitis (Erkrankung, die mit einer Schrumpfung der Bänder einhergeht) hin, die sich durch eine immunabwehrschwächende Wirkung durch diese Medikamente erklären ließen.

Etwa 30 % der Nebenwirkungen von Arzneimitteln sind auf Störungen des Immunsystems zurückzuführen. Man unterscheidet dabei mehrere Reaktionsarten. Sofortreaktionen können nahezu unmittelbar nach der Einnahme des Medikamentes auftreten. Typisch ist dies für bestimmte Antibiotika wie Penizillin oder Cephalosporin. Bei sensibilisierten Patienten kommt es zu allergischen Reaktionen, wie z.b. Schnupfen, Asthma, Hautausschlägen, Schock und Ekzemen. Der Vorgang wird über IgE vermittelt, das die fast überall vorhandenen Mastzellen dazu anregt, Entzündungsmediatoren auszuschütten. Eine identische entzündliche Reaktion, aber ohne Beteiligung von IgE (verzögerter Typ), lösen bestimmte Schmerzmittel (Aspirin, Morphin, Opiate, neuere Antibiotika) oder Röntgenkontrastmittel aus.

Bei anderen Medikamenten kann es bis zu 96 Stunden dauern, bis sich eine Reaktion zeigt. Sie induzieren entweder eine Autoimmunreaktion oder eine Allergie. Beide Reaktionen sind – zumindest in der Anfangsphase – ähnlich. Während aber eine Allergie nachläßt, wenn der Auslöser den Körper verlassen hat, geht der Kampf gegen die eigenen Bausteine auch ohne den Verursacher weiter. Typische Arzneimittel, die ein solches Gefecht im Körper anzetteln, sind einige Narkose-, Beruhigungs- und Schmerzmittel, Antibiotika und Rheumamittel.

Eine Allergie kann im Prinzip jedes Medikament bei längerem Gebrauch auslösen. Zu den Arzneimitteln, bei denen dies selten oder gar nicht beobachtet wird, gehören beispielsweise die männlichen und weiblichen Sexualhormone (Androgene, Östrogene, Progesterone), Atropin und Digoxin (Herzmittel), Nystatin (Antimykotikum), Tetrazykline (Antibiotika) und Antikoagulanzien (Dicumarole) sowie Vitamine. Sehr häufig allergen wirken spezielle Antibiotika (β-Lactam-Antibiotika wie Penizillin, Cephalosporin), Sulfonamide, einige Schilddrüsenhormone und Rheumamittel.

Unkontrollierter und selbst verordneter Arzneimittelkonsum kann also zur Entstehung eines Immundefekts beitragen. Aber manche Ärzte verschreiben auch aus Unkenntnis bereits immungeschwächten Patienten Substanzen, die ihr Leiden noch schlimmer machen. So schaden Kortisonpräparate, Psychopharmaka, entzündungshemmende Mittel und das Immunsystem unterdrückende Stoffe (Immunsuppressiva) Menschen mit einem Defekt in ihrer Abwehr oft mehr als sie nützen, obwohl sie akut angewendet lebensrettend sein können.

Ob Arzneimittel das für das Wohlbefinden so wichtige Immunsystem schädigen oder nicht, wird leider nicht geprüft. So findet sich auf keinem Beipackzettel ein entsprechender Hinweis. Außer bei lebensbedrohlichen Erkrankungen sollte man daher nur Medikamente einnehmen, die nachweislich die Bausteine des Immunsystems *nicht* schädigen. Die größte Sicherheit liegt hierbei noch bei den Substanzen, die der Körper selbst herstellt, also bei der »inneren Apotheke«.

Streß

Bereits im Jahre 200 nach Christus äußerte der griechische Arzt Galen die Vermutung, daß melancholische Frauen leichter an Krebs erkrankten als solche, die zuversichtlich und optimistisch durchs Leben gingen. Seither geistert die Vorstellung, daß emotionale Konflikte und Einstellungen die Gesundheit eines Menschen beeinträchtigen, immer wieder durch die Medizingeschichte. Jeder weiß, daß Streß krank machen kann und die Abwehrkräfte schwächt. Daß Streß körperliche Folgen hat, ist eine Alltagsweisheit: Reaktionen wie Herzrasen, Schweißausbruch, Hitzewallungen, aber auch Durchfall oder Übelkeit vor einer Prüfung, nach einem Beinahezusammenstoß mit dem Auto oder nach Erhalt einer schlimmen Nachricht, hat sicher jeder schon erlebt. Daß Streß aber auch im Immunsystem zu Buche schlägt, wird zunächst nicht bemerkt. Dabei greifen die Streßhormone entscheidend in einige Regelkreise ein. Manager leiden nicht selten nach aufreibenden Geschäftsverhandlungen an einer Grippe oder einem Herpesausschlag, oder Studenten werden nach überstandenen Prüfungsvorbereitungen krank. Doch was ist Streß eigentlich?

Pathophysiologen definieren Streß als Reaktionen des Körpers auf ungewöhnliche Belastungen, auf Infektionen und verschiedene abnormale Zustände, die dazu führen, daß der Körper sein normales physiologisches Gleichgewicht, die Homöostase, verliert. Ursprünglich war die Streßreaktion eine Art Schutzreaktion des Körpers, die den Organismus in Zeiten der Gefahr in höchste Alarmbereitschaft versetzte. In diesem Zustand kommt es blitzschnell zur Aktivierung aller verfügbaren Kräfte: das Nervensystem wird mobilisiert, Hormone (Adrenalin, Kortisol) werden ausgeschüttet, die Herztätigkeit nimmt zu, der Blutdruck steigt und die Bewegungen werden rasch und zielgerichtet. Der Körper wird von einer wahren Energiewelle getragen. Sind solche Hochspannungszustände nur von kurzer Dauer, schaden sie dem Körper nicht. Ziehen sie sich aber über Wochen und Monate hin, so kann es zu einer deutlichen Minderung der Abwehrkräfte kommen. Wie diese Mechanismen genau funktionieren und wie die Signale des Gehirns das Immunsystem erreichen, das beginnen die Forscher erst jetzt näher zu entschlüsseln.

Wenn das Gehirn eine wie auch immer geartete Gefahr wahrnimmt, so reagiert die Hirnanhangdrüse mit der Ausschüttung eines speziellen Botenstoffs, des Kortikotropin-Releasinghormons« (CRH) (Abb. 11). Für diesen Botenstoff gibt es nun auf den verschiedenen Zellen des Immunsystems Rezeptoren, mit deren Hilfe die Botschaft von CRH verstanden werden kann. So unterdrückt CRH die Aktivität der natürlichen Killerzellen und moduliert die Aktivität der T-Lymphozyten: Sie reagieren dann nicht immer adäquat auf einen Eindringling, können überaktiv oder zu wenig aktiv sein.

Doch nicht nur die Abwehr wird unterdrückt. Eine anhaltende und erhöhte Freisetzung von CRH schlägt sich auch im Gehirn nieder und löst dort Depressionen (Major depression) und Melancholie aus. Weitere psychische Beschwerden und Auffälligkeiten, die im Zusammenhang mit erhöhten CRH-Spiegeln stehen, sind Stimmungsschwankungen, Schlaflosigkeit, Magersucht, Verlust des Interesses an der Umwelt, Libidoverlust, Gedächtnisschwäche, Paniksyndrom, Alkoholismus, Drogensucht, prämenstruelles Syndrom, Winterdepression und chronisches Müdigkeitssyndrom.

CRH stimuliert über einen weiteren Botenstoff, das Adrenokortikotropin (ACTH), die Freisetzung der Hormone der Nebennieren, darunter das Streßhormon Kortisol. Kortisol bewirkt bei einem kurzen Streßereignis eine Aktivierung sowohl der zellulären als auch der humoralen Abwehr, bei lange anhaltenden Belastungen eine Dämpfung des Immunsystems. Ferner hemmt es die Bildung von Dehydroepiandrosteron. Diese Verbindung ist ein wichtiges Zwischenprodukt bei der Synthese der Sexualhormone und gleichzeitig der physiologische Gegen-

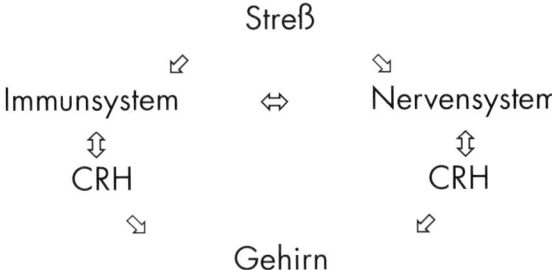

Abb. 11. Die Wirkung von Streß auf Immun- und Nervensystem; CRH Kortikotropin-Releasinghormon.

spieler von Kortisol. Stimmt das Verhältnis von Kortisol und Dehydroepiandrosteron nicht mehr, geraten auch Botenstoffe aus dem Gleichgewicht, die die optimale Typ1/Typ2- Immunantwort steuern. Dieses wiederum läßt das Immunsystem »falsch« reagieren. Die humorale Immunantwort entgleist ebenfalls unter der Einwirkung von Streß. Allerdings wurden dabei – offensichtlich in Abhängigkeit vom individuellen Reaktionsmuster – sowohl erhöhte als auch erniedrigte Gehalte an Immunglobulinen gefunden. Manchmal wird auch ein verstärktes Ansprechen des Immunsystems auf im Körper schlummernde Viren beobachtet.

Auch *akuter* Streß verpaßt den Abwehrtruppen einen Dämpfer, wenn auch nur kurzfristig. Aus dem Nebennierenmark werden die Streßhormone Adrenalin und – in geringerer Menge – Noradrenalin ausgeschüttet. In Bruchteilen von Sekunden machen sie den Körper wach und reaktionsbereit. Dieser Mechanismus tritt bei sofortigem Reaktionzwang in Kraft, z.B. bei Fluchtreaktionen.

Die Auswirkungen von Adrenalin und Noradrenalin auf das Herz-Kreislauf-System sind bekannt: Sie erhöhen den Blutdruck, beschleunigen und verstärken die

Herztätigkeit, steigern den Grundumsatz, erhöhen den Blutzuckergehalt sowie den Cholesterinspiegel und fördern die Blutgerinnung. Sie begünstigen so auch die Entstehung eines Herzinfarktes.

Das Immunsystem reagiert auf das Adrenalin mit einer Verringerung der Lymphozyten im Blut. Adrenalin aktiviert die Zellen, die eine Abwehrreaktion abschalten. Das Noradrenalin bewirkt einerseits einen Anstieg der natürlichen Killerzellen, andererseits vermindert es die Fähigkeit der Freßzellen, die Zelltrümmer aus dem Weg zu räumen.

Auch wenn diese Schwächungen des Immunsystems zunächst unbemerkt bleiben, so können sie bei Dauerstreß dazu führen, daß der Körper sich gegen Feinde von innen und außen nicht mehr richtig wehren kann. Anfangs sind dies mehr oder weniger harmlose »Kränkeleien«: Man bekommt einen Schnupfen, vielleicht eine Blasenentzündung oder Durchfall, Herpesbläschen blühen auf. Später kann sich dann als sichtbares Zeichen für die eingeschränkte Abwehrlage das chronische Müdigkeitssyndrom entwickeln. Häufig haben solche Patienten einige Zeit vor dem Ausbruch ihrer Krankheit ein besonders aktives und intensives Leben geführt.

Wie der Einzelne auf Streß reagiert, das ist so unterschiedlich wie etwa Körpergröße, Nasenform oder Augenfarbe. Ebenso haben auch verschiedene Streßereignisse unterschiedliche Wirkungen auf das Immunsystem. So wurde beispielsweise nach Partnerverlust eine verminderte Aktivität der Killerzellen und ein erhöhter Plasmakortisolspiegel beschrieben. Bei geschiedenen Männern waren Streß, Einsamkeit und Krankheitstage mit Aktivierungen des Epstein-Barr-Virus und des Herpes-simplex-Virus verbunden. Der Examensstreß von Studenten ging mit reduzierten Gehalten an T-Lymphozyten sowie an zytotoxischen Lymphozyten einher. Auch der Charakter spielt eine Rolle: Entspannte gesellige Studenten hatten ein erhöhtes, gehemmte und machtorientierte ein erniedrigtes Immunglobulin A. Schwere Schicksalsschläge wirken sich unterschiedlich auf die Aktivität der Killerzellen aus; wurden sie gut bewältigt, war die Aktivität höher als bei negativen Reaktionen. Auch gute Laune und die Fähigkeit zum Humor tun dem Immunsystem offensichtlich gut. So haben beispielsweise humorvolle stillende Mütter mehr an dem für ihr Kind lebenswichtigen Schutzstoff Immunglobulin A in ihrer Muttermilch. Eine interessante Beobachtung am Rande: Nicht nur die fröhlichen Mütter, sondern auch deren Babys erkrankten seltener an Atemwegsinfektionen.

Kurzfristiger psychologischer Streß kann dagegen auch vorübergehend die Abwehr steigern. An der medizinischen Hochschule in Hannover wurden Untersuchungen an Fallschirmspringern vorgenommen (Miketta 1994). Bei Versuchspersonen, die zum ersten Mal einen Tandemsprung wagten, wurden vor, während und nach dem Sprung die Blutwerte und der Puls gemessen. Während beim Absprung sowohl Herzschlag als auch Adrenalinspiegel ihren Höhepunkt erreichten, stieg der Spiegel des Streßhormons Kortisol erst kurz nach der Landung an, ebenso die Aktivität der Immunzellen.

Aus all diesen Forschungsergebnissen läßt sich folgern, daß Streß und psychische Einflüsse Immunreaktionen fein modulieren und zwischen Förderung und Hemmung ausbalancieren können. Dies erklärt auch, warum sich keine einheitliche Reaktion auf Streß vorhersagen läßt, warum jeder Mensch anders reagiert. Sicher ist jedoch: Langanhaltender Streß schwächt das Immunsystem und ist der individuelle Wegbereiter für Erkrankungen aller Art.

6 Gesundheitsmanagement

Das neue Bild der Medizin verändert auch den Beruf des Arztes. Aufgabe des Arztes ist es nicht mehr, nur nach isolierten Organdefekten zu fahnden, sondern vielmehr die »Informationsebene« seines Patienten zu erforschen und Störungen der Abwehrprogramme zu erkennen. Dies erfordert neben einem ausführlichen Gespräch eine gründliche, über das übliche Maß hinausgehende Blutuntersuchung. Diese ist sorgfältig auszuwerten, erst dann kann ein Therapiekonzept entworfen werden. Auch hier ist ein Umdenken erforderlich. Primär sind nicht mehr starke chemische Produkte einzusetzen, sondern vielmehr körpereigene, den Defekt ursächlich angehende Substanzen, die so früh wie möglich wieder das optimale Programm im Immunsystem installieren. Weiterhin müssen Verlaufskontrollen der Therapie durchgeführt werden. Das Immunsystem ist keine statische Größe, sondern unterliegt permanenten Schwankungen. Auch hat jeder Mensch sein individuelles Abwehrsystem und reagiert unterschiedlich auf eine Therapie. Deshalb muß ein Arzt die Reaktion seines Patienten auf die vorgenommene Behandlung sorgfältig überwachen.

Untersuchung auf allen Ebenen

Um das Immunsystem eines Menschen gezielt zu beleuchten, muß der Körper des Patienten sorgfältig und auf allen Ebenen untersucht werden. Anhand standardisierter Fragebögen (z.B. nach A. Hilgers und J. Frank[1]) kann bereits vor dem Arztbesuch eine gewisse Eingrenzung der Abwehrstörung des Patienten vorgenommen werden. Dabei werden systematisch das Beschwerdespektrum des Patienten, die Lebensumstände, mögliche Vergiftungen durch Schadstoffe etc. erfaßt. Anhand der Auswertung eines solchen Fragebogens kann der Arzt in der Spechstunde dann eine gezielte Anamnese vornehmen.

Daran sollte sich eine stufenweise Diagnostik mit immunologisch-serologischem Schwerpunkt anschließen: Grunduntersuchung, großes Blutbild inklusive Differentialblutbild, Gesamteiweiß, Elektrophorese, IgA-, IgM- und IgG-Bestimmung, Blutkörpersenkungsgeschwindigkeit (BSG) und Multitest Merieux. Je nach Beschwerdespektrum kann diese Grunduntersuchung noch durch Zusatzuntersuchungen ergänzt werden. Dazu gehören zirkulierende Immunkomplexe, EBV-Serologie (inklusive EA und EBNA)[2], HHV-6-, Candida-, Borrelien-, Chlamydien- und Amöben-Antikörper. Diese Tests sollten nur in Laboratorien mit längerer Erfahrung in der qualifizierten Durchführung und kritischen Bewertung immunologischer und serologischer Methoden ausgeführt und gegebenenfalls auch wiederholt werden. Bei

---

[1] In Hilgers u. Hofmann 1994 oder gegen Gebühr erhältlich vom Institut für Angewandte Immunologie und Umweltmedizin e.V. (Adresse s. Anhang).

[2] Epstein-Barr-Virus (EBV), Early-Antigen (EA) und Epstein-Barr-Nuclear-Antigen (EBNA) sind diagnostische Marker, um das Stadium einer EBV-Infektion zu ermitteln.

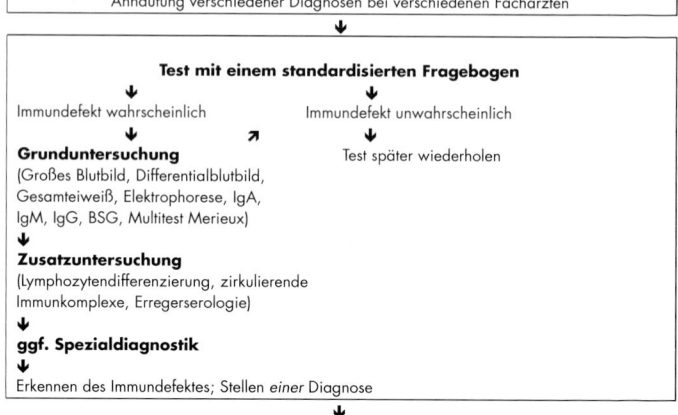

Abb. 12. Vom Immundefekt über die Diagnose zur Therapie.

persistierender neuropsychiatrischer Symptomatik ist ein neurologisches Konsil unter Einbeziehung von Neurophysiologie, Kernspintomographie und SPECT-Untersuchungen anzuraten. Eine Übersicht über den Gang der Untersuchung gibt die Abb. 12.

Mit derartigen Methoden lassen sich zahlreiche Erkrankungen erfassen, die nicht durch *ein* erkranktes Organ gekennzeichnet sind, z.b. das chronische Müdigkeitssyndrom und viele psychische Beschwerden, die sonst zu Unrecht psychiatrisch therapiert werden.

Hat der Arzt herausgefunden, wie die Abwehr seines Patienten gestört ist, ob sich Erreger eingenistet haben oder eine Vergiftung mit Umweltchemikalien vorliegt, ist eine gezielte Therapie vorzunehmen. Auf schonende Weise ist die Abwehr ins Lot zu bringen, damit der Organismus wieder gesundet. Grundsätzlich besteht eine Immuntherapie aus den folgenden drei Teilen (Drei-Säulen-Therapie):

▓ Gezielte Bekämpfung der Erreger
▓ Immunmodulation mit körpereigenen Botenstoffen
und pflanzlichen Wirksubstanzen
▓ Begleittherapie mit das Immunsystem aufbauenden
Stoffen (z.b. Vitamine und Mineralien)

▓ Neue Medikamente

Nicht mehr die klassischen Arzneimittel sollten ein-gesetzt werden, sondern ursächlich angreifende Präpara-te. Vorbild ist das Repertoire des Körpers. Verabreicht werden die ureigensten Produkte des Organismus, die sich nahtlos in den Stoffwechsel integrieren und – weil sie natürlich vorkommen – keine Nebenwirkungen erzeu-gen. Daneben kann es auch erforderlich sein, dem Im-munsystem einen »Schubs« zu geben, damit es wieder auf das richtige »Programm« umschaltet. Hierzu werden überwiegend pflanzliche Stoffe eingesetzt, sogenannte »Biological response modifiers«, also Substanzen, die die Reaktionsbreite des Organismus wieder auf den richtigen Kurs bringen.

▓ Botenstoffe

Hierbei handelt es sich um die »Wörter« des Im-munsystems, die sogenannten Zytokine, die gezielt als Arzneimittel verabreicht werden. Mit beachtlichem Er-folg werden sie zur Behandlung von chronisch-entzündli-chen Erkrankungen sowie Autoimmun- und Tumorer-krankungen eingesetzt.

Mit Interferonen und Interleukinen lassen sich Krebserkrankungen, Infektionen mit Viren, Bakterien, Pil-zen und Protozoen, sowie Allergien und Autoimmuner-

141

krankungen behandeln. Koloniestimulierende Faktoren sind bei Knochenmarktransplantationen, Krebs, Infektionen mit Bakterien, Pilzen und Protozoen erfolgreich.

Das derzeit wichtigste Anwendungsgebiet für Zytokine ist jedoch die Tumortherapie. Je nach Anwendungsart wirken sie unterschiedlich. Bei der intravenösen Gabe werden körpereigene Mechanismen aktiviert, die den Tumor zerstören. Hierzu werden bevorzugt Interferone, Interleukin-2 und der Tumornekrosefaktor-α eingesetzt. Die Behandlung ist allerdings nicht frei von Nebenwirkungen. Häufig treten Schüttelfrost, Übelkeit, Muskelschmerzen, Blutdruckabfall, Erytheme (entzündliche Hautrötungen) und Juckreiz auf. Bei Abbruch der Medikation verschwinden diese Beschwerden jedoch wieder. Ein weiteres Problem: Zytokine werden gentechnisch in Bakterien hergestellt und unterscheiden sich daher geringfügig von ihren natürlichen Pendants – das könnte im Organismus eine humorale Immunantwort auslösen.

Man kann auch körpereigene tumorzerstörende Zellen im Reagenzglas »scharf« machen, und diese anschließend dem Körper wieder zuführen. Dazu entnimmt man dem Patienten tumorinfiltrierende Leukozyten und aktiviert sie etwa zwei Wochen lang mit Interleukin-2. Dann werden sie dem Patienten – gegebenenfalls zusammen mit einer geringen Menge an Interleukin-2 – verabreicht. Die aktivierten Zellen wandern gezielt in das Tumorgewebe und üben dort eine zerstörerische Wirkung aus.

Zytokine lassen sich zur Aktivierung und Regenerierung eines geschwächten Immunsystems einsetzen. In klinischer Erprobung sind derzeit die Interleukine-1β, 3, 6 und 11, sowie die koloniestimulierenden Faktoren (CSF) G, M und GM.

Eine Therapie auf der Zytokinebene wird derzeit insbesondere bei Rheuma, Typ1-Diabetes und multipler

Sklerose erwogen. Zur Behandlung der rheumatoiden Arthritis ist γ-Interferon bereits zugelassen. Ferner testet man den Einsatz von Eiweißstoffen, die gezielt an die Zytokinrezeptoren binden, also deren Wirkung blokkieren (Antizytokine).

Gentechnisch hergestellte Interferone sind derzeit zur Behandlung einiger weniger Erkrankungen zugelassen, so α-Interferon bei Warzen im Genitalbereich, Interferon-α2c bei Herpeskeratitis, β-Interferon bei multipler Sklerose und γ-Interferon bei chronischer Granulomatose. Kautabletten, die α-Interferon enthalten, werden in klinischen Studien bereits an Aidspatienten getestet. Sie sollen die frühen Krankheitssymptome, wie Müdigkeit, Appetitlosigkeit, Fieber, Pilzinfektionen, Durchfall oder geschwollene Lymphknoten, lindern. Ein spezieller koloniestimulierender Faktor (GM-CSF) scheint zur Therapie chronisch-entzündlicher Darmerkrankungen, wie Morbus Crohn und Colitis ulcerosa, geeignet zu sein, während Interleukin-2 künftig zur Aktivierung der Nervenregeneration eingesetzt werden soll. Der Tumornekrosefaktor-α ist für die Krebstherapie noch nicht zugelassen, hat aber in klinischen Versuchen vielversprechende Ergebnisse erbracht.

Daß Zytokine hochwirksame Botenstoffe sind, die auf verschiedenen Ebenen eingreifen, zeigen zum einen für die Interleukine die Tabellen 7 und 8 (S. 51, 52), zum anderen für die Interferone die folgende Übersicht.

Biologische Aktivität von Interferonen
Antivirale Wirkung: Hemmung der Virenvermehrung.
Antiproliferative Wirkung: Veränderung der Zellmembran, Stimulation der Zelldifferenzierung, Veränderung der Zellwachstumsfaktoren, Hemmung

bzw. Induktion von Onkogenen, Reversion von malignen Tumorzellen.
Immunmodulierende Wirkung: Induktion von Zytokinen, Aktivierung von Makrophagen und Lymphozyten, Aktivierung der MHC-Moleküle, Veränderung der Genexpression von Tumorantigenen.

Enzyme

Enzyme lassen sich mit Erfolg zur Therapie von Störungen des Immunsystems einsetzen. Doch was sind Enzyme eigentlich?

Jede Zelle des Körpers kann mit einer chemischen Fabrik verglichen werden, in der es in jedem Augenblick zu Millionen chemischer Umsetzungen kommt. Ständig werden Stoffe ab-, um- oder aufgebaut. Den reibungslosen und raschen Ablauf dieses Geschehens verdanken wir den Enzymen. Enzyme sind Eiweißverbindungen, die den Zellstoffwechsel erst ermöglichen und die Verdauung, Resorption und Verwertung der mit der Nahrung aufgenommenen Energiestoffe steuern. Dabei wirken die Enzyme wie Katalysatoren, sie setzen also die Umwandlungen in Gang oder beschleunigen sie. Jedes Enzym hat eine ganz charakteristische Aufgabe zu erfüllen und arbeitet sehr präzise. So gibt es Enzyme, die das Nahrungseiweiß im Magen (Pepsin) oder im Darm spalten (Trypsin) und Enzyme, die Kohlenhydrate zerlegen oder Fett abbauen. Andere wiederum synthetisieren bei Bedarf Streßhormone, z.b. Adrenalin, oder bauen Muskeleiweiß auf. Damit sie richtig funktionieren, müssen sie mit Vitaminen und Nährstoffen optimal versorgt werden.

Die Idee, Enzyme therapeutisch einzusetzen, ist schon alt: Inder und Inkas legten Blätter und Früchte von

Tabelle 17. Therapeutisch eingesetzte Enzyme.

Enzym	Herkunft	Spaltung von
Bromelain	Ananasstengel	Eiweiß
Papain	Blätter und Früchte des Papayastrauchs	Eiweiß
Trypsin, Chymotrypsin, Pankreatin	Bauchspeicheldrüse von Schwein oder Rind	Eiweiß
Amylasen	Mikroorganismen	Kohlenhydrate
Lipasen	Mikroorganismen	Fette
Serrapeptase	Seidenraupe	Eiweiß

Papaya und Ananas auf eitrige und schwer heilende Wunden. Entsprechend der indischen Ayurveda-Medizin wurden diese und ähnliche Pflanzen auch innerlich bei Wurmerkrankungen und sogar bei psychischen Erkrankungen angewendet. Vor Christi Geburt bereits war in Vorderasien bekannt, daß gekaute Feigen heilsame Wirkungen entfalten. Anfang unseres Jahrhunderts behandelte der schottische Arzt und Naturwissenschaftler John Beard seine Krebspatienten mit eiweißzersetzenden Extrakten aus Pflanzen oder der Bauchspeicheldrüse (Pankreas). Er injizierte den Kranken gereinigten Pankreaspreßsaft in die Vene und direkt in die Nähe bösartiger Tumore und erreichte damit einen Wachstumsstillstand und gelegentlich sogar eine Rückbildung der Tumore. Auch andere Ärzte entdeckten bald die Wirkung von eiweißspaltenden Enzymen: Zuerst setzte man sie als verdauungsfördernde Mittel ein, dann zur Erzeugung von Fieber und zur Förderung der körpereigenen Abwehr. In den handelsüblichen Enzympräparaten werden die Enzyme der Tabelle 17 eingesetzt.

Enzympräparate wirken als Immunmodulatoren. Sie greifen in mehrere Regulationssysteme des Abwehrsystems ein. Sie können abwehrsteigernd (immunstimulie-

145

rend), die Abwehr wieder aufbauend (immunrestaurierend) oder auch abwehrhemmend (immunsuppressiv) wirken. Häufig werden Enzympräparate eingesetzt, um überaktivierte Komponenten des Immunsystems zu unterdrücken oder andere Bereiche zu stimulieren. Das Ziel ist immer, ein gestörtes Immunsystem wieder zu normalisieren und voll funktionsfähig zu machen. Eiweißspaltende Enzyme greifen in verschiedene Abläufe des komplexen Abwehrgeschehens ein. So erhöhen sie die Aktivität der Freßzellen, also der Makrophagen und der natürlichen Killerzellen. Damit wird die Abwehr insbesondere gegen Viren und Krebszellen gestärkt.

Hat ein Antikörper ein Antigen gebunden, bildet sich ein Immunkomplex, der gleichzeitig fördernd und hemmend auf die zelluläre Immunabwehr wirkt. Normalerweise stimulieren die Immunkomplexe die Phagozytosezellen, also die »Müllabfuhr«. Steigt aber die Anzahl der Antigen-Antikörper-Komplexe an oder bilden sich abnorm große Immunkomplexe, so versagt dieser Entsorgungsvorgang. Die Immunkomplexe blockieren oder »verstopfen« dann die Zellen des Abwehrsystems oder zirkulieren im Blut und in der Lymphe. Dadurch werden Entzündungen gefördert oder auch ganze Adern verstopft, weil sich der »Wundenkitt« Fibrin anlagert. Doch die krankmachenden Immunkomplexe richten noch weiteren Schaden an, indem sie sich an die Oberfläche gesunder Zellen anlagern. Dadurch sind gesunde Zellen als »fremd« gekennzeichnet und können zum Opfer des zerstörerischen Angriffs durch die Immunzellen werden. Eine solche Fehlsteuerung der Abwehr ist die Hauptursache bestimmter Nieren- und Nervenentzündungen oder Erkrankungen des rheumatischen Formenkreises. Viele Untersuchungen haben gezeigt, daß chronisch hohe Konzentrationen solcher Immunkomplexe im Blut auf eine schlechte Prognose des Krankheitsverlaufes hindeuten. Eiweißspaltende Enzyme sind in der Lage, die im Gewebe abgelagerten Immunkomplexe wieder von den Rezeptoren der Zellen zu lösen. Die »Fremdmarkierung« körpereigener Zellen wird damit aufgehoben, und die Zellen bleiben von einem Angriff durch die eigene Immunabwehr verschont.

Wie bereits geschildert, ist die Oberfläche einer jeden Zelle nicht glatt und ebenmäßig, sondern besitzt zahlreiche Spezialstrukturen, nämlich Rezeptoren, durch die eine Zelle Mitteilungen empfängt. Diese Rezeptoren können tunnelartige Kanäle sein, durch die zwischen der Zelle und ihrer Umgebung Substanzen ausgetauscht werden, oder aber auch Andockstellen für Hormone, Botenstoffe des Immunsystems und des Gehirns sowie für die Oberflächenmoleküle anderer Zellen. Der Informationsaustausch erfolgt durch direkten Zell-zu-Zell-Kontakt oder indirekt über Zellbotenstoffe.

Auch die Freund-Feind-Erkennung zwischen den Immun- und anderen Zellen erfolgt über bestimmte Oberflächenmoleküle, die man Oberflächenantigene nennt. Eine wichtige Gruppe von Zelloberflächenrezeptoren wird hauptsächlich aus Bausteinen zusammengesetzt, die auch das Grundgerüst der zahllosen verschiedenen Immunglobuline aufbauen. Man nennt sie daher auch »Rezeptoren der Immunglobulin-Superfamilie«. Zu ihnen zählen die Adhäsionsmoleküle auf den Immunzellen, den Blutplättchen (Thrombozyten), den Innenwanddeckzellen (Endothelzellen von Blutgefäßen) und den gewebeaufbauenden Fibroblasten. Die Adhäsionsmoleküle spielen bei der Blutgerinnung eine Rolle und sind entscheidend an der Metastasenbildung beteiligt. Bis heute ist nur von einem vergleichsweise kleinen Teil (ca. 150) der Oberflächenmoleküle die genaue Funktion bekannt.

Für alle koordinierten Abwehraufgaben, sei es die Bereitstellung von Antikörpern oder die Alarmierung der Killerzellen und Makrophagen ist eine Verständigung über die Zelloberflächenmoleküle notwendig. Je nach ihrem momentanen Einsatz wechseln die Immunzellen ihre Oberflächenmoleküle. In der Nähe des Darms sind sie wesentlich toleranter gegenüber Fremdstoffen als etwa im Gehirn, wo absolut kein fremder Stoff etwas zu suchen hat.

Durch die Veränderung der Rezeptoren auf den Zelloberflächen können die verschiedensten immunologischen Reaktionen gesteuert werden. Eine übermäßige oder eine zu geringe Ausbildung dieser Rezeptoren verursacht Störungen in der immunologischen Kommunikation. Enzyme können regulierend in die Anzahl der Zelloberflächenmoleküle eingreifen, können diese erhöhen oder erniedrigen. Die genauen Mechanismen werden derzeit intensiv erforscht.

Bei zahlreichen immunologischen oder gynäkologischen Erkrankungen sind Enzyme erfolgreicher Bestandteil der Therapie. Wichtig ist, daß bei der Therapie keine Einstoffpräparate eingesetzt werden, sondern Gemische verschiedener eiweißspaltender Enzyme. Jedes zeigt eine etwas andere Wirkung im immunologischen Netzwerk, so daß in Kombination die Wirkung am besten ist.

Tumorzellen machen sich bestimmte zu den Adhäsionsmolekülen gehörende Rezeptoren zunutze, um eine Einwanderung in das umliegende Gewebe (Metastasierung) zu ermöglichen. Eiweißspaltende Enzyme hemmen die Adhäsionsmoleküle, so daß die Metastasierungsrate deutlich verringert wird. Derartige Effekte konnten bei der Behandlung von Brust-, Dickdarm- und schwarzem Hautkrebs wirkungsvoll genutzt werden.

Ferner können Enzyme Tumorantigene modifizieren. Tumorantigene sind bestimmte Strukturen, die auf entarteten Zellen sitzen und diese manchmal wie eine Tarnkappe vor den »Spürhunden« des Immunsystems schützen. So geben sich bestimmte Krebszellen als aktivierte Lymphozyten aus und erlangen dadurch Zutritt zu den Lymphknoten. Enzyme können diese Maskierung zerstören. Dadurch verliert die Tumorzelle auch ihre Haftfähigkeit im Körper, was die Bildung von Tochtergeschwülsten verhindert. Enzyme greifen regulierend in das System der Zellbotenstoffe ein. So wurde nachgewiesen, daß sie die Ausschüttung der Botenstoffe Interleukin-1 und des Tumornekrosefaktors verstärken. Die Einnahme von Enzymen bewirkt also eine Regulierung des Immunsystems auf verschiedenen Ebenen. Sie können monatelang in hohen Dosen eingenommen werden, Nebenwirkungen wurden dabei bisher noch nicht beobachtet; lediglich in seltenen Fällen Farb- und Formveränderungen des Stuhls oder leichte allergische Reaktionen. Bei angeborenen Gerinnungsstörungen und bei fortgeschrittenen Leber- und Nierenfunktionsstörungen sollten keine Enzympräparate eingesetzt werden.

Immunmodulatoren

Das geregelte Zusammenspiel aller spezifisch und unspezifisch wirkenden Bestandteile des Immunsystems ist eine wichtige Voraussetzung für ein funktionierendes Abwehrsystem. Der Körper muß die zahlreichen, einander aktivierenden und hemmenden Regelkreise immer im Gleichgewicht halten. Da die Abwehr ständig auf verschiedene Umwelteinflüsse reagieren muß, gerät diese innere Ordnung immer wieder aus dem Lot. In der Regel stellt der Organismus das Gleichgewicht jedoch rasch wieder her.

Verschiedene abwehrschwächende Faktoren (s. Kap. 10) können jedoch die Wiederherstellung des Gleichgewichts stören oder gar hemmen. Hilfestellung von außen ist notwendig. Diese erfolgt in Form von Substanzen, die das Immunsystem sanft wieder auf den richtigen Kurs bringen. Das können verschiedene pflanzliche Substanzen (z.b. Echinacea, Eleutherokokkus oder Mistelextrakt) sein, aber auch körpereigene, wie z.b. Immunbotenstoffe oder Enzyme. Dosiertes Sonnenbaden kann ebenfalls die entgleiste Abwehr wieder einrenken.

Bakterienpräparate

Mikroorganismen oder mikrobielle Produkte, wie z.b. der Bacille-Calmette-Guerin-Impfstoff (BCG), der im wesentlichen aus abgetöteten Mykobakterien besteht, oder Enterokokkus- oder E. coli-Präparate haben nicht nur antigene Eigenschaften (Impfung!), sie wirken bei parenteraler Anwendung auch immunmodulatorisch. Sie rufen eine lokale Aktivierung der Makrophagen hervor und stimulieren die T-Helferzellen. Ferner unterstützen sie die Gedächtnisfunktion und helfen bei Reinfektionen bzw. häufigen Rezidiven.

Thymuspeptide

Die Botenstoffe der Thymusdrüse gehören zur Gruppe der körpereigenen Immunmodulatoren. Mittlerweile wurden über 20 verschiedene Wirkstoffe aus dieser Drüse isoliert, die zum Teil sehr verschiedene Aufgaben bei der Steuerung von Immunprozessen ausüben. Bei oraler oder parenteraler Gabe sind Thymuspeptide in der Lage, die Helferzellen zu aktivieren. In klinischen Studien haben sich Thymuspräparate sowohl bei der Behandlung von Immunschwächen als auch bei Rheuma und Krebs bewährt. Es empfiehlt sich jedoch, künstlich hergestellte Präparate zu verwenden, da bei den aus Rinderthymus

150

gewonnenen Produkten Infektionsgefahren mit verschiedenen Erregern nicht ausgeschlossen werden können.

Pflanzliche Immunmodulatoren

Eine Reihe pflanzlicher Drogen besitzt immunmodulierende und/oder -stimulierende Eigenschaften. Besonders herausragende Wirkungen haben Wurzeln der tropischen Pflanze Uncaria tomentosa.

Uncaria tomentosa: In der indianischen Volksmedizin wird schon lange ein tropisches Schlinggewächs als Immunmodulator genutzt, das bei uns noch wenig bekannt ist: die Pflanze Uncaria tomentosa aus der Familie der Rötegewächse. Ihre Wurzeln enthalten einen zuckerhaltigen Bestandteil, der das Immunsystem »auf Trab« bringt, so daß die Makrophagen, die T-Zellen und die natürlichen Killerzellen besser reagieren. Eindringlinge aller Art, aber auch Krebszellen, werden sofort aufgespürt und bekämpft.

Wie deutlich die Stimulierung der Lymphozyten durch Uncaria ist, zeigt das folgende Experiment. In einem speziellen Test wurde untersucht, wie stark sich die Lymphozyten durch einen Eindringling aus der Reserve locken lassen. Abb. 13 zeigt, daß bei einem bestimmten Verhältnis von Uncaria zu Lymphozyten diese zu einer übermächtigen Armee werden.

Diese Wirkung kann man zur Bekämpfung von Immunschwächen aller Art sowie zur Abwehrsteigerung nutzen. Bei Patienten mit immer wiederkehrenden Infektionen, z.B. der Atemwege, des Magen-Darm-Trakts oder der Harnwege, bringt Uncaria relativ rasch Linderung. Die Erreger werden schnell dezimiert. Auch bei Virusinfektionen (z.B. Herpes), therapieresistenten Pilzen oder Bakterien rüstet die Pflanze den Körper so auf, daß er sich erfolgreich wehren kann. Sogar bei Krebs, CFS,

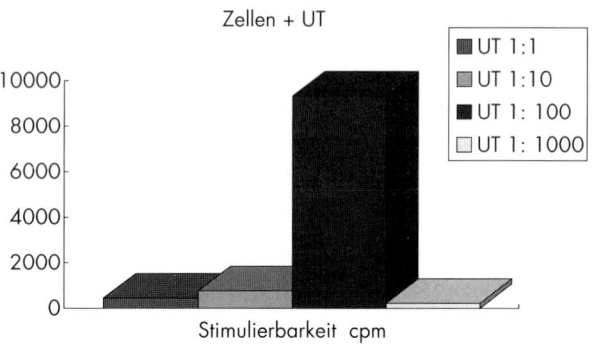

Abb. 13. Stimulierbarkeit der T-Lymphozyten durch Uncaria tomentosa *(UT).*

Rheuma oder Aids kann man das Tropengewächs erfolgreich einsetzen. In zahlreichen klinischen Tests wurde eine gute Verträglichkeit von Uncaria-Extrakten beobachtet.

Echinacea purpurea: Zubereitungen aus den frischen Blüten des Roten Sonnenhuts (Echinacea purpurea) aktivieren die T-Helferzellen und haben interferonähnliche Wirkungen, ohne selbst eine Interferoninduktion auszulösen. Die antibakterielle, antivirale und antifungale Wirkung von Echinacea konnte verschiedentlich nachgewiesen werden. Mittlerweile gibt es sogar Hinweise auf eine krebsauflösende Aktivität des Pflanzensaftes.

Mistel: Diese Pflanze wurde durch Rudolf Steiner, den Begründer der anthroposophischen Medizin, als pflanzliches Krebstherapeutikum bekannt. Der Gesamtextrakt besitzt eine immunstimulierende und zytotoxische Wirkung. Mittlerweile wurde auch der wirksame

152

Bestandteil dieser Pflanze identifiziert: das Mistellektin.
Bereits nach einmaliger Infusion führt ein Mistelextrakt
bei Tumorpatienten zu einer Steigerung der Phagozytose-
aktivität der Granulozyten und zu einer Aktivierung der
natürlichen Killerzellen.

Thuja: Ihre oberirdischen Pflanzenteile enthalten
eine Polysaccharidfraktion, die die makrophagenabhän-
gige Reaktionsfähigkeit der T-Zellen und die Interleukin-
2-Produktion steigert. Darüber hinaus besitzt Thujenextrakt antivirale Wirkung.

Neben diesen beispielhaft näher beschriebenen
Pflanzen gibt es noch weitere abwehrstärkende Arznei-
pflanzen:

- Aristolochia
- Arnica montana
- Baptisia tinctoria
- Bryonia dioica
- Calmus
- Centaurium
- Chamomilla recutita
- China
- Echinacea angustifolium
- Eupatorium cannabinum
- Eupatorium perfoliatum
- Gelsemium
- Luffa
- Rhus toxicodendron
- Veratrum

Stoffwechselhelfer

Damit der Körper richtig »funktioniert«, muß er mit der richtigen Nahrung gespeist werden. Dabei ist nicht nur ein ausgewogenes Verhältnis von Eiweiß, Fett und Kohlenhydraten zu berücksichtigen; es müssen auch solche Bausteine zugefügt werden, die nicht primär der Energiegewinnung dienen, sondern dafür sorgen, daß alle Stoffwechselvorgänge »ordnungsgemäß« ablaufen. Dies sind die sogenannten Stoffwechselhelfer. Dazu gehören Vitamine, Mineralien und Spurenelemente, aber auch Stoffwechselaktivatoren und bestimmte Aminosäuren. Diese Stoffe sind alle natürlich vorkommende Bestandteile der Nahrungsmittel.

Die Idee, mit diesen körpereigenen Substanzen zu heilen, ist schon alt. Bereits Chinesen, Inder und Ägypter im Altertum, aber auch Griechen und Römer, setzten Nahrungsmittel zur Behandlung von Krankheiten ein. In der klassischen Schulmedizin wurde diese Idee bisher wenig beachtet. Doch die internationale Forschung in den letzten 25 Jahren läßt keinen Zweifel daran, daß gerade in diesen vom Organismus natürlicherweise benötigten Substanzen der Weg in die Gesundheit – sowohl vorbeugend als auch heilend – zu suchen ist.

In den USA hat sich aus diesem Heilansatz seit einigen Jahren eine neue Disziplin entwickelt – die orthomolekulare Medizin. Hierbei werden statt komplexer vollwertiger Lebensmittel ausgewählte Nahrungsbestandteile in zum Teil recht hohen Dosierungen eingesetzt. Einer der Pioniere dieser Richtung ist der inzwischen verstorbene zweifache Nobelpreisträger Linus Pauling. Er definierte die orthomolekulare Medizin als »die Behandlung von Krankheiten und die Erhaltung von guter Gesundheit durch Veränderung der Konzentration von Substanzen im menschlichen Körper, die normalerweise im Körper vorhanden und für die Gesundheit erforderlich sind«. Es handelt sich hierbei um eine schonende, kausal wirksame und sehr erfolgreiche ganzheitliche Methode, deren Wirkung – dank den immer genaueren biochemischen Untersuchungsmethoden – auch wissenschaftlich erklärt werden kann. Pauling erforschte als erster die Wirkung von Vitamin C, und einige Ärzte begannen, dieses Vitamin in hohen Dosierungen bei der Behandlung von Grippe, Lungenentzündung, Pfeifferschem Drüsenfieber und Tumorerkrankungen einzusetzen. Die Gründe für die Erfolge dieser Medizin liegen auf der Hand: Der Körper erhält keine Fremdstoffe, sondern seine ureigensten Bausteine, mit denen er den Zustand »Gesundheit« wieder einstellen wird.

Heute versteht man die Wirkungen einzelner Nahrungsbestandteile auf das Immunsystem immer besser und kann gezielt therapieren. Voraussetzung ist jedoch, daß man den jeweiligen Bedarf des Patienten kennt. Hierzu sind eine gezielte Blutuntersuchung sowie Verlaufskontrollen unerläßlich. Im folgenden sind einige dieser Stoffwechselhelfer aufgeführt, die gezielt in der Therapie von Immunschwächen eingesetzt werden können. Es handelt sich hierbei um Substanzen, die die Truppen des Abwehrsystems gezielt mit Energie versorgen. Therapeutisch müssen diese Substanzen in hohen Dosen zugeführt werden; zur Vorbeugung reichen geringere Mengen aus; auch empfiehlt es sich, bei der Ernährung auf eine ausreichende Versorgung mit solchen »Fitmachern« zu achten.

Stoffwechselaktivatoren

β-Karotine: Diese orangerote, fettlösliche, umfangreiche Substanzklasse kommt nur in Pflanzen vor. Ein Teil davon kann im Körper in das Vitamin A umgewandelt werden. β-Karotin ist ein wichtiges Antioxidans, welches effektiv die freien Radikale bekämpft, die die

Zellen des Körpers angreifen und verändern. In mehreren Studien konnte gezeigt werden, daß β-Karotin (nicht Vitamin A) eine vorbeugende Wirkung gegen Lungenkrebs besitzt. Ferner wirkt es dem durch die UV-Strahlen der Sonne in der Haut erzeugten, recht aggressiven Sauerstoff entgegen. Dieser kann die Bildung des malignen Melanoms, der schlimmsten Form des Hautkrebses, hervorrufen.

Mäßige Dosen an β-Karotin stimulieren die Immunantwort. Amerikanische Forscher verabreichten gesunden Freiwilligen täglich 180 mg β-Karotin. Nach einer Woche beobachteten sie einen erhöhte Anzahl der T-Helferzellen, nach zwei Wochen war die Anzahl aller T-Lymphozyten erhöht.

β-Karotin und die ähnlich gebaute Substanzklasse der Karotinoide regen zudem die Lymphozyten dazu an, mehr Interleukin zu bilden. Sie wirken jedoch nicht nur *vorbeugend* gegen Krebs, sie können auch bereits vorhandenen entarteten Zellen Einhalt gebieten: Sie sind in der Lage, die bei Tumorzellen entgleiste Regulierung von Zellwachstum und Zellvermehrung wieder ins Lot zu bringen. Bei normalen Zellen besteht zwischen Wachstum und Vermehrung einerseits und dem Zelltod andererseits ein Gleichgewicht, das durch bestimmte Wachstumsfaktoren aufrechterhalten und kontrolliert wird. Diese können aber nur wirken, wenn die Kommunikation der Zellen untereinander funktioniert. Krebszellen haben sich von diesem Informationsfluß weitgehend abgekoppelt. Karotinoide gliedern sie wieder ein, dann können die regulierenden Wachstumsfaktoren wieder positiv auf die entarteten Zellen einwirken.

Glutathion: Diese kleine Eiweißverbindung besteht aus den drei Aminosäuren Glutaminsäure, Cystein und Glycin. Sie kann sowohl in oxidiertem als auch in reduziertem Zustand vorliegen. Nur die reduzierte Form ist aktiv.

Glutathion wird in fast allen tierischen und pflanzlichen Zellen benötigt, beispielsweise um Wasserstoffperoxid zu beseitigen. Zusammen mit dem (selenhaltigen) Enzym Glutathionperoxidase »entschärft« es das Wasserstoffperoxid zu Wasser. In einer Kreislaufreaktion wird Glutathion wieder regeneriert. »Überlebenswichtig« ist Glutathion für Gewebe, in denen besonders viel dieses giftigen Peroxids anfällt, nämlich in den roten Blutkörperchen und den Augenlinsen.

Glutathion erfüllt eine weitere wichtige Aufgabe bei der Entgiftung des Körpers von Umweltchemikalien. Dazu verbindet sich diese Verbindung dank einer sehr reaktionsfähigen schwefelhaltigen Gruppe direkt mit der Chemikalie und bewirkt so, daß diese durch die Niere ausgeschieden werden kann.

Ferner unterstützt Glutathion das körpereigene Enzym Formaldehyddehydrogenase beim Abbau des giftigen und stark zellschädigenden Formaldehyds.

Glutathion bewirkt aber auch die Entgiftung von Schwermetallen, insbesondere Quecksilber, Blei, Nickel und Kadmium. Diese werden von ihm komplex gebunden und in eine wasserlösliche – und damit nierengängige – Form umgewandelt. So werden die Schadstoffe mit dem Urin aus dem Körper gespült. Ferner wurde eine gewisse schützende Wirkung des Glutathions gegenüber Schäden durch radioaktive Strahlung oder freie Radikale beobachtet.

Die Eigenschaften des Glutathions lassen sich therapeutisch sowohl zur Entgiftung von Schwermetallen als auch von organischen Substanzen nutzen. Dazu wird dreimal täglich eine magensaftresistente Kapsel mit 100 mg Glutathion verabreicht.

Neben der Entlastung des Immunsystems durch diese Entgiftung hat Glutathion auch eine abwehrsteigernde Wirkung. Es aktiviert die T-Lymphozyten: Bei optimalen Glutathionkonzentrationen im Serum reagieren die zytotoxischen T-Lymphozyten rascher auf unerwünschte Stoffe im Körper. Glutathiongaben in der Höhe von 300 mg täglich können zur Behandlung von Virusinfektionen eingesetzt werden. Auf die positive Wirkung in der unterstützenden Behandlung von malignen Erkrankungen sei hingewiesen; dies dürfte eine Folge der aktivierten zytotoxischen T-Lymphozyten sein.

Die regelmäßige Einnahme von Glutathionkapseln zur Entgiftung wird normalerweise gut vertragen. Sie empfiehlt sich insbesondere bei Menschen, die beruflich ständig Chemikalien ausgesetzt sind, z.b. Laboranten, Handwerkern und Industriearbeitern, aber auch bei Menschen, die in einer belasteten Umgebung leben (z.b. in der Nähe eines Industriebetriebes, an vielbefahrenen Straßen, in einem mit Holzschutzmitteln kontaminierten Haus etc.) oder mit Amalgam vergiftet sind.

Bioflavonoide: Diese Substanzklasse umfaßt die in der Pflanzenwelt weitverbreiteten gelborangen Farb-, Bitter- und Gerbstoffe. Sie sind jedoch gänzlich anders gebaut als die ebenfalls gelborangen β-Karotine und im Gegensatz zu diesen wasserlöslich.

Chemisch handelt es sich um Polyphenole, die sehr leicht durch den Sauerstoff der Luft oxidiert werden, und so als Antioxidans wirken.

Einige dieser Bioflavonoide sind etwa 50–1000mal wirksamer als die bisher bekannten Antioxidantien. Darauf beruht vermutlich ihre krebsverhütende Wirkung: Amerikanische Forscher fanden in einer 20 Jahre dauernden Studie heraus, daß Menschen, die täglich gelbe Gemüse und gelbes Obst essen, ein signifikant erniedrigtes

Risiko besitzen, an Lungen- oder Magenkrebs zu erkranken.

Bioflavonoide kommen in den meisten gelbrot gefärbten Früchten (Äpfel, Birnen, Quitten, Aprikosen, Trauben etc.), aber auch in Tee (insbesondere in grünem Tee) und Hopfen vor. Besonders große Mengen davon sind in Rotwein enthalten: Ein Liter Wein enthält etwa 2,5–3 g Polyphenole.

Ein biologisch sehr wirksames Mitglied der Flavonoidfamilie ist das Quercetin, das reichlich in gelben und roten Zwiebeln (nicht in weißen) vorkommt. So konnte gezeigt werden, daß Quercetin die Infektiosität und die Vermehrung verschiedener Viren hemmt, so des Herpessimplex-Virus Typ1, des Poliovirus Typ1 und des Parainfluenzavirus Typ3.

Auch bei Allergien zeigen die Flavonoide wertvolle Eigenschaften: Sie hemmen die Freisetzung von Histamin und anderen Botenstoffen, die eine Allergie »anzetteln« bzw. unterhalten.

L-Carnitin: Diese in der Leber synthetisierte Verbindung aus den Aminosäuren Lysin und Methionin ist ein wichtiges Glied in der Kette der energieliefernden Vorgänge im Körper. Sie fördert die Verbrennung der Nahrungsfette im Körper, indem sie die zugeführten Fettsäuren in die Mitochondrien (s. Abb. 1, S. 15) schleppt. Dort werden sie in Energie umgewandelt. Diese Energie kommt allen Organen des Körpers zugute, insbesondere jedoch solchen, die permanent arbeiten müssen, wie dem Herzen, den Nieren, der Leber, der Skelettmuskulatur oder dem Immunsystem. Hier macht sich also ein Mangel am ehesten bemerkbar.

Fehlt Carnitin, so hat dies für das Stoffwechselgeschehen unangenehme Folgen: Die freien Fettsäuren reichern sich vor den Zellkraftwerken an, greifen dann an-

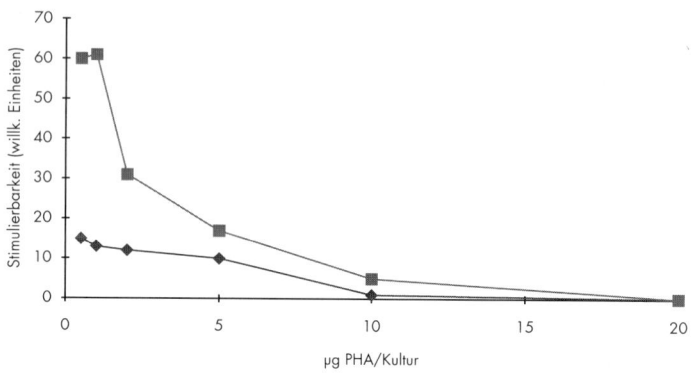

Abb. 14. Stimulierbarkeit der T-Lymphozyten mit (obere Kurve) und ohne (untere Kurve) vorheriger L-Carnitinbehandlung; *PHA* Phytohämagglutinin.

dere Bausteine an und wirken toxisch. Da die freien Fettsäuren nicht zur Energiegewinnung genutzt werden, entsteht ein allgemeines Energiedefizit im Körper.

Man kennt heute verschiedene Carnitinmangelzustände, die angeboren, krankhaft erworben oder situationsbedingt sein können. Bei erblichen L-Carnitinmangelsyndromen muß lebenslänglich substituiert werden. Manche Krankheiten gehen mit einem Carnitinmangel einher, so etwa die Herzinsuffizienz, Arteriosklerose, die Alzheimersche Krankheit, Leberzirrhose und manche Magen-Darm-Leiden. Carnitin kann hier als Begleittherapie eingesetzt werden.

Ein aus bestimmten Situationen entstandener sogenannter sekundärer Carnitinmangel kommt bei Leistungssportlern und extremen Vegetariern vor. So wurde festgestellt, daß bei Ruderern, Radfahrern und Marathonläufern die Gabe von L-Carnitin die körperliche Lei-

160

stungsfähigkeit erhöhte und die Erholungsphase nach dem Training verkürzte.

Im Immunsystem bewirkt L-Carnitin eine Aktivierung der Makrophagen. Auch die B- und T-Lymphozyten werden wacher und leistungsfähiger. Sowohl in einem Reagenzglasversuch als auch im lebenden Organismus konnte man nach einer Gabe von 3–5 g L-Carnitin eine deutliche Zunahme der Phagozyten, insbesondere der Granulozyten, beobachten. Auch wurde ein besseres »Arbeiten« der Phagozyten festgestellt, das heißt, sie beseitigen eingedrungene Fremdstoffe rascher und vollständiger.

L-Carnitin wirkt ferner über die Zellmembranen aktivierend auf die natürlichen Killerzellen. Zudem ist L-Carnitin ein potenter Immunstimulator und bewirkt eine starke und spezifische Aktivierung der Phytohämagglutinin-(PHA)-induzierten Stimulierung der menschlichen T-Lymphozyten. Mit einem solchen Test läßt sich feststellen, wie rasch die T-Lymphozyten auf eingedrungene Feinde reagieren. Die Abb. 14 zeigt die Stimulierung menschlicher T-Lymphozyten durch PHA ohne und nach vorheriger Inkubation mit einer 0,1-prozentigen L-Carnitinlösung: In Gegenwart von L-Carnitin reagieren die T-Lymphozyten sehr viel rascher auf Fremdstoffe.

Ein Basistherapeutikum ist L-Carnitin für Patienten, die an dem chronischen Müdigkeitssyndrom leiden. Hier konnte man bei Tagesgaben von 3–5 g eine deutliche Besserung des Befindens feststellen. Optimal wird L-Carnitin in Kopplung an die Aminosäure L-Lysin vom Körper aufgenommen.

Erstaunlich ist auch die Wirkung von L-Carnitin bei infektanfälligen und leistungsgestörten Schulkindern. In Form von sauer – eher wie Bonbons – schmeckenden Lutschtabletten wird die tägliche Carnitindosis von den Kindern auch gerne und zuverlässig eingenommen.

Zur Erhöhung der Abwehr empfiehlt sich für gesunde Menschen eine Tagesgabe von 1 g Carnitin. Nebenwirkungen einer solchen Medikation wurden bisher nicht beobachtet.

Da diese Substanz eine gewisse Verwandtschaft zu bestimmten Botenstoffen im Gehirn hat, kann sie auch gegen seelischen Streß schützen und Alterungsprozesse im Gehirn verlangsamen.

Coenzym Q10: Diese Substanz – sie heißt auch Ubichinon – ist ähnlich wie die fettlöslichen Vitamine E und K gebaut. Der Körper kann sie selbst synthetisieren, und zwar aus den Rohstoffen Tyrosin, Phenylalanin und Mevalonsäure.

Coenzym Q10 kommt in den Mitochondrien vor und ist dort Bestandteil der sogenannten Atmungskette. Die Atmungskette ist ein wichtiges Glied im Zellstoffwechsel, genau genommen die Endstrecke, auf der die direkte Umwandlung der Nahrungsbestandteile in die Energieeinheiten (ATP) erfolgt. Damit dieser Vorgang ablaufen kann, muß Sauerstoff zugeführt werden. Coenzym Q10 ist Partner von sauerstofftransportierenden Enzymen.

Wie außerordentlich wichtig diese Substanz ist, zeigt die Tatsache, daß 95 % der Körperenergie nur bei ausreichendem Coenzym-Q10-Gehalt gebildet werden. Bereits ein Mangel von 25 % kann die Leistungsfähigkeit des gesamten Organismus beeinträchtigen. Schwachstellen in der Energiebereitstellung treffen besonders die Zellen des Immunsystems. Daneben wirkt Coenzym Q10 auch als Antioxidans.

Größere Mengen an diesem Energieboten finden sich in Geweben mit einer hohen Stoffwechselaktivität, also dem Herzen, der Muskulatur, den Nieren oder der Bauchspeicheldrüse. Schuld an einem Mangel sind meist

Ernährungsfehler: Wer sich überwiegend von Konserven-
kost ernährt, führt seinem Körper praktisch kein Coenzym Q10 zu, da dieses durch die Lebensmittelkonservie-
rung zerstört wird. Ab einem Alter von etwa 40–45 Jahren kann der Mensch oft nicht mehr genügend
körpereigenes Q10 produzieren. So konnte in einer
schwedischen Studie eine mit zunehmendem Alter fort-
schreitende Abnahme des Coenzym-Q10-Gehalts des
Herzens um bis zu 57 % und der Nieren um bis zu 24 %
nachgewiesen werden. Hier ist dann eine zusätzliche
Gabe an Q10 nötig.

γ-Linolensäure: Diese Verbindung entsteht beim
Abbau der pflanzlichen Ω-6-Fettsäuren im Körper und ist
die Vorläufersubstanz der Prostaglandine. Mangel an γ-
Linolensäure tritt bei einigen in den letzten Jahren immer
häufiger beobachteten Leiden wie dem atopischen Ekzem
(Neurodermitis constitutionalis, atopische Dermatitis),
der Schuppenflechte oder der rheumatoiden Arthritis auf.
Das Blut solcher Patienten enthält zuviel Linolsäure und
zuwenig langkettige Ω-6-Fettsäuren. Nach neueren Vor-
stellungen beruhen die genannten Erkrankungen auf einem Reifungsdefekt in den epithelialen Geweben, der die
frühe Differenzierung von T-Lymphozyten im Thymus
und/oder in der Epidermis beeinträchtigt. Damit die Haut
ihre normale Barrierefunktion aufrechterhalten kann,
sind die Ω-6-Fettsäuren von großer Bedeutung. Während
praktisch alle Gewebe des Körpers Linolsäure in γ-Linolensäure und weiter in die Arachidonsäure, die Muttersubstanz der Prostaglandine, umwandeln können, ist dies
in der Haut nicht möglich. Sie ist also auf die kontinuierliche Zufuhr dieser Produkte über den Blutstrom angewiesen. Bei Atopikern vermutet man nun als Ursache für
die verminderte Konzentration dieser essentiellen Fettsäuren eine herabgesetzte Aktivität eines Schlüsselenzyms

im Fettsäurestoffwechsel, der δ-6-Desaturase, die die Umwandlung von Linolsäure in γ-Linolensäure bewirkt. Aus der Linolsäure werden in der Haut spezielle schützende Barrierelipide (die Linoleylceramide) gebildet. Ferner entsteht daraus das Prostaglandin E1, das unter anderem maßgeblich an der Reifung und Differenzierung der T-Lymphozyten im Thymus beteiligt ist: Diese thymushormonähnliche Wirkung der γ-Linolensäure sowie ihr Einfluß auf weitere Mechanismen des Immunsystems erklärt deren immunmodulierende Wirkung bei überschießenden entzündlichen Reaktionen im Körper. In zahlreichen Untersuchungen an Patienten mit atopischem Ekzem konnte durch eine orale Zufuhr von Nachtkerzenöl eine deutliche Besserung des Krankheitsbildes mit einer Normalisierung des gestörten Hautoberflächenreliefs erzielt werden. Die tägliche Dosis an γ-Linolensäure sollte bei 240–320 mg liegen. Im Einzelfall kann die Tagesdosis auch auf 600 mg gesteigert werden. Eine Wirkung wird im Durchschnitt nach einer Einnahmedauer von 4–12 Wochen beobachtet, bei Kleinkindern erfolgt sie schneller. Etwa 60–70 % der Patienten sprechen auf eine Behandlung mit γ-Linolensäure an. Bei etwa einem Drittel kommt es zu einer Rückbildung der ekzematösen Hautveränderungen, bei einem weiteren Drittel ist eine deutliche Stabilisierung zu erzielen, die sich an einem verminderten Verbrauch an externen Steroiden und oralen Antihistaminika widerspiegelt. Die Frequenz der Schübe, die Ausdehnung der befallenen Hautbereiche und der Juckreiz lassen nach.

Angereichert sind die Ω-6-Fettsäuren in Nachtkerzensamenöl, Borretschsamenöl oder in Kernöl der Schwarzen Johannisbeere. In Liposomen verkapselt werden diese Fettsäuren auch systemisch, z.B. als Spray oder als Badekonzentrat, eingesetzt und sind als solche in Apotheken erhältlich.

Ω-6-Fettsäuren sind maßgeblich an der Entwicklung des Immunsystems eines Neugeborenen beteiligt. Doch die Natur hat hier vorgesorgt: Muttermilch enthält im Gegensatz zu Kuhmilchersatzprodukten vielfach höhere Konzentrationen dieser wichtigen Substanz. Australische Kinderärzte haben errechnet, daß einem nichtgestillten, 6 Monate alten Säugling von 7 kg Körpergewicht täglich 105 g rohes Eigelb oder 168 g rohe Hühnerleber zugeführt werden müßte, um die äquivalente Menge langkettiger Ω-6-Fettsäuren zu übertragen, die ihm die Muttermilch liefern würde. Ein nichtgestilltes Neugeborenes ist auf seine eigene Fähigkeit, diese Fettsäure aus der Linolsäure herzustellen, angewiesen. Die Umwandlung ist bei einem Baby jedoch noch eingeschränkt. Die schnelle kindliche Gehirnentwicklung und das Wachstum während der ersten Lebensjahre erfordern eine kontinuierliche Bereitstellung großer Mengen langkettiger essentieller Fettsäuren. Ihr bevorzugter Einbau in das Zentralnervensystem führt wahrscheinlich zu einem relativen Mangel in anderen Organen, wie z.B. der Haut oder dem Immunsystem. Nur durch mehrmonatiges Stillen oder eine adäquate Substitution der künstlichen Babynahrung mit langkettigen Ω-6-Fettsäuren läßt sich dieser gesteigerte Bedarf decken. Ist einem Säugling gar ein Defekt im Fettsäurestoffwechsel in die Wiege gelegt worden, was sich bereits am Nabelschnurblut nachweisen läßt, so muß besonders sorgfältig auf die kindliche Ernährung geachtet werden.

Aminosäuren

Aminosäuren sind die Bausteine der Eiweißstoffe (Proteine), wichtige Nährstoffe, die weder durch Kohlenhydrate noch durch Fett ersetzt werden können. Im Gegensatz zu diesen, die weitgehend unspezifische Energieträger sind, liefern die Proteine hauptsächlich Bau- und

Tabelle 18. Funktion der essentiellen Aminosäuren.

Aminosäure	Funktion
Valin, Leucin, Isoleucin	Wichtig für Leber und das Immunsystem; Lieferanten zahlreicher Botenstoffe des Nervensystems; Energiequellen für die Muskulatur
Phenylalanin	Ausgangssubstanz für die Hormone der Schilddrüse, des Nebennierenmarks sowie des Pigments Melanin
Threonin	Reguliert das Zusammenspiel von Aminosäuren und Zuckern, indem es deren Verknüpfung vermittelt
Tryptophan	Bestandteil fast aller körpereigenen Proteine, ausgenommen Kollagen und Insulin; Ausgangssubstanz der Hormone Serotonin und Melatonin; regulatorische Funktion auf das Zentralnerven-, Herz-Kreislauf- und Immunsystem; Bindeglied zwischen körperlichen und seelischen Beschwerden: depressive Phasen »verbrauchen« Tryptophan, die Folge sind zunächst Herz-Kreislauf-Beschwerden
Methionin	Überträgt Methylgruppen und ist dadurch am Aufbau zahlreicher körpereigener Eiweiß- und Wirkstoffe beteiligt
Lysin	Bestandteil zahlreicher Enzyme sowie der Kollagenfasern
Arginin[a]	Wichtige Stickstoffquelle für den Körper; Lieferant des Immunmodulators Stickoxid
Histidin[a]	Bestandteil der Atmungskette und des roten Blutfarbstoffs; reguliert Wachstum und Regeneration von Zellen; kreislaufwirksam

[a] Diese Aminosäuren sind nur für Kinder essentiell.

Ersatzstoffe für das Blut und die Zellen des menschlichen Organismus.

Es gibt Aminosäuren, die der Körper nicht selbst aufbauen kann, die essentiellen Aminosäuren (Tabelle 18). Sie müssen ihm mit der Nahrung zugeführt werden. Da der menschliche Organismus Eiweiß nur in geringer Menge speichern kann und andererseits beim Eiweißabbau mit der täglichen Ausscheidung beträchtliche Mengen als Harnstoff verlorengehen, müssen Erwachsene täglich 45–55 g Eiweiß mit der Nahrung zuführen. Eine übermäßige Aufnahme an Eiweiß kann jedoch zu Verschlüssen von Blutgefäßen (Infarkte) führen.

Bestimmte Aminosäuren werden im Körper in verschiedenen Geweben unterschiedlich stark benötigt: So sind die Aminosäuren Prolin und Glycin für das Bindegewebe wichtig, Valin, Leucin, Isoleucin für den Muskelaufbau und Phenylalanin, Tyrosin und Methionin für das Gehirn und die Nerven. Diese Aminosäuren sind jeweils an den für diese Gewebe typischen Bau- und Botenstoffen beteiligt.

Für das Immunsystem ist eine ausgewogene Eiweißbilanz von entscheidender Bedeutung. Da die Abwehrzellen und die Antikörper aus Eiweißstoffen bestehen, ist es wichtig, keinen Mangel aufkommen zu lassen – auch aufgrund des ständigen Auf-, Ab- und Umbaues. Wenn nur eine einzige Aminosäure eines bestimmten Botenstoffs nicht präsent ist, kann dieser nicht gebildet werden, da der Körper hier keine Ersatzstoffe kennt. So werden unter Umständen wichtige Befehle nicht weitergeleitet.

Am empfindlichsten trifft ein Mangel zunächst die Thymusdrüse: sie schrumpft; aber auch die Milz und die Lymphknoten bilden sich zurück. Dadurch kann sich der Körper nicht mehr ausreichend gegen Infektionen wehren, er wird kränklich. Die Mängel lassen sich durch eine gezielte Gabe bestimmter Eiweißstoffe oder eines Eiweißkonzentrats meist rasch wieder ausgleichen.

Schwere Eiweißmängel, die durch eine ausgewogene Ernährung nicht in den Griff zu bekommen sind, gehören in die Hand eines erfahrenen Arztes und müssen sorgfältig therapiert werden, sonst kann das Immunsystem seine gesunderhaltende Wirkung nicht mehr optimal erfüllen. Durch eine Spezialanalyse lassen sich Art und Menge der im Blut vorhandenen Aminosäuren genau feststellen, so daß gezielt therapiert werden kann. Dabei lassen sich gerade bei Patienten mit schweren Erkrankungen aus der Aminosäurenverteilung im Blut wertvolle diagnostische Hinweise ablesen. Allerdings sind nur wenige Labors in Deutschland auf derartige Analysen spezialisiert.

Bedingt durch den in den entwickelten Ländern eher überwiegenden Fleischkonsum ist eine generelle Eiweißunterversorgung eher unwahrscheinlich. Defizite werden jedoch häufig beobachtet, was die Wertigkeit des Eiweißes anbelangt. Meist fehlt es an einer oder mehreren essentiellen Aminosäuren. Zu Eiweißmängeln kommt es am häufigsten durch eine unausgewogene Ernährung, Leistungssport, eine einseitige Schlankheitsdiät oder Streß – und ganz besonders bei Krebs, da hier die rasch wuchernden Zellen Unmengen an Aminosäuren verbrauchen.

Heute weiß man, daß die Aminosäuren mehr als nur »Baumaterialien« für die körpereigenen Produkte sind. Sie können in verschiedene Stoffwechselvorgänge eingreifen – so auch in die Regelkreise des Immunsystems. Neu ist auch die Erkenntnis, daß Aminosäuren und daraus zusammengesetzte Verbindungen (Oligopeptide) membranmodulierende Eigenschaften in Bezug auf die Zellkommunikation besitzen. So können bestimmte Aminosäuren verhindern, daß ein Krankheitserreger von der Zelle aufgenommen wird oder eine Tumorzelle andockt. Die Forschungen hierzu stehen allerdings noch am Anfang.

Verzweigtkettige Aminosäuren: Sechs der insgesamt zwanzig im Menschen vorkommenden Aminosäuren können im Muskel direkt »verbrannt« werden: Das sind die verzweigtkettigen Aminosäuren Leucin, Isoleucin und Valin, sowie Alanin, Asparagin und Glutamin. Sie können sowohl direkt in Energie verstoffwechselt werden als auch in Zucker umgebaut werden. Gehen bei extremer körperlicher Belastung die Kohlenhydratdepots zur Neige, so werden aus diesen Aminosäuren neue Zucker synthetisiert. Dies ist geradezu lebenswichtig, da ohne Zucker die energieliefernde Fettverbrennung zum Stillstand kommt, weil der Zuckerabbau Verbindungen liefert, die daszu benötigt werden. Eine Ausnutzung der Nahrungsfette ist aber für eine längerfristige körperliche Betätigung unerläßlich und kann nicht durch Zucker oder Eiweiß ersetzt werden. Dieser stattfindende »Eiweißverschleiß« bei extremer Ausdauerbelastung kann soweit gehen, daß es zu einem ausgeprägten Eiweißdefizit kommt. Genau dieser Zustand macht die Symptome der Überlastung und Erschöpfung aus.

Leucin, Isoleucin und Valin konkurrieren mit dem Tryptophan um den gleichen Trägermechanismus beim Eintritt in das Gehirn. Tryptophan bildet die Vorstufe des wichtigen Neurotransmitters 5-Hydroxytryptamin (5-HT), dessen Konzentration in verschiedenen Gehirnbereichen offensichtlich eine wichtige Rolle bei der Vermittlung von Ermüdungsgefühlen spielt. Werden nun bei sehr intensiven Belastungen die Kohlenhydrate erschöpft, kommt es zu einer zunehmenden Verbrennung von verzweigtkettigen Aminosäuren und damit zu einem relativen Anstieg der Konzentration an Tryptophan im Serum bzw. zu einem verstärkten Eintritt ins Gehirn. Die Folge ist eine verstärkte Bildung von 5-HT, wodurch ein Gefühl der Erschöpfung erzeugt wird. Dieser Vorgang kann auch bei der Entstehung von »Übertraining« eine Rolle spielen. Umgekehrt finden sich bei Trainierten erhöhte Konzentrationen verzweigtkettiger Aminosäuren im Serum. Eine erhöhte und gezielte Zufuhr solcher Aminosäuren in der Nahrung stellt somit eine Prophylaxe gegen Ermüdung und Übertraining dar.

Glutamin: Diese Aminosäure scheint regelrecht »Futter« für die Zellen des Immunsystems zu sein. Man hat festgestellt, daß alle Abwehrzellen einen deutlich gesteigerten Verbrauch an Glutamin aufweisen. Warum das so ist, ist bis heute unbekannt.

L-Arginin: L-Arginin ist der Lieferant des einzigen bisher entdeckten gasförmigen Botenstoffs in der Zelle, des Stickstoffmonoxids. Dieses Gas tötet über aktivierte Makrophagen Bakterien, Pilze oder Tumorzellen ab und stimuliert die T-Lymphozyten. Außerdem besitzt NO eine schmerzlindernde Wirkung, ist für Wachstumsvorgänge im Körper zuständig (unterstützt die Wachstumshormone), stimuliert die Insulinsekretion und verhindert Gefäßverschlüsse. Die jahrzehntelange empirische Therapie mit Nitropräparaten bei der Behandlung von Angina pectoris durch einen »NO-Effekt« hat nun eine Erklärung.

Vitamine
Vitamin C: Dieses wasserlösliche Vitamin, chemisch als Ascorbinsäure bezeichnet, ist wohl das wichtigste Vitamin für den Körper. Fast alle Tiere können es produzieren, außer dem Menschen und anderen Primaten, den Meerschweinchen, einigen exotischen Vögeln und den Fischen. Auch die Speicherkapazität des mensch-

lichen Körpers für dieses Vitamin ist nur sehr gering. Somit muß es ständig zugeführt werden.

Vitamin C ist an zahlreichen lebensnotwendigen Prozessen beteiligt: So ist es für die richtige Bildung des Bindegewebes erforderlich, denn es ermöglicht die Synthese von Hydroxyprolin aus Prolin. Hydroxyprolin ist Bestandteil des Kollagens und der Knochenmatrix. Das Kollagen erzeugt die Zugfestigkeit des Bindegewebes, macht also die Haut straff. Die Knochenmatrix ist das Fasergewebe, das die Mineralien des Knochens zusammenhält. Wundheilung und das Zusammenwachsen eines Knochens nach einem Bruch verbrauchen besonders viel an diesem Stoff. Fehlt Vitamin C, so bildet die Haut rasch Fältchen und Falten.

Ascorbinsäure ist ferner an der Synthese zahlreicher Hormone und Gehirnbotenstoffe beteiligt. Ohne Vitamin C können beispielsweise die Sexual- oder die Nebennierenhormone Adrenalin und Noradrenalin nicht hergestellt werden. Auch der Botenstoff Serotonin, der im Gehirn Gefühle wie Sättigung oder Schläfrigkeit vermittelt, benötigt zu seiner Bildung Vitamin C. Die Enzyme, die Carnitin aus Lysin und Methionin bilden, die das Cholesterin in die Gallensäuren oder das Vitamin D umwandeln, können ohne diesen Stoffwechselhelfer nicht arbeiten. Ferner verbessert die Ascorbinsäure die Eisenaufnahme im Dünndarm. Als Reduktionsmittel hält es Eisen im reduzierten Zustand. Nur in dieser Form ist das Metall löslich und kann so in die Körperzellen geschleust werden.

Weiterhin kann Vitamin C verschiedene giftige Schwermetalle wie Nickel, Blei oder Kadmium komplex binden und so aus dem Körper leiten. Leider wird dabei auch das Kalzium erfaßt und aus dem Organismus geschleust. Deshalb sollte eine Vitamin-C-Gabe immer von einer Kalziumzufuhr begleitet sein.

Im Immunsystem stimuliert Vitamin C die Bildung von Abwehrzellen, insbesondere von Freßzellen und Lymphozyten. Es werden nicht nur mehr von diesen lebenswichtigen Zellen gebildet, sie sind auch aktiver und wacher, so daß Feinde keine Chance haben.

Vitamin C ist ein wichtiges Antioxidans, das freie Radikale einfängt, also Schutz vor Umweltschadstoffen bietet. Da es überdies unverzichtbarer »Partner« von zahlreichen Enzymen ist, die Giftstoffe oder Medikamente in der Leber unschädlich machen (z.B. Hydroxylasen, Cytochrom-P450-Oxidase), beschleunigt es die Ausscheidung von Fremdsubstanzen und entlastet so das Immunsystem.

Auch den Spiegel an Immunglobulinen erhöht Vitamin C. So erhielten in einem Versuch an einer amerikanischen Universität gesunde Studenten täglich 1000 mg Vitamin C als Infusion. Nach 77 Tagen wurden bei ihnen signifikant erhöhte Spiegel an IgA, IgM und an dem Komplementfaktor C3 gemessen (verglichen mit einer nicht behandelten Kontrollgruppe).

Vor allem ältere Menschen profitieren von einer täglichen Vitamin-C-Gabe. Ihr Immunsystem spricht nicht mehr so rasch auf Infekte an wie das eines jungen Menschen. So beobachtete man in einer Versuchsstudie, daß die T-Lymphozyten nach einer täglichen Gabe von 500 mg Vitamin C als intramuskuläre Injektion über einen Monat rascher ansprachen, also Erreger schneller entdeckten und bekämpften. Bei Aidspatienten konnte gezeigt werden, daß Megadosen an Vitamin C die Symptome von Aids unterdrücken können, sowie das Risiko einer Sekundärinfektion herabsetzen. Hierzu wurden jedoch 50–200 g täglich verabreicht, was für einen Gesunden zuviel ist.

Auch bietet dieses Vitamin einen gewissen Schutz vor vielen krebserzeugenden Stoffen, Viren und Bakteriengiften. So befaßten sich zahlreiche epidemiologische Untersuchungen mit der möglichen Beziehung zwischen der Vitamin-C-Aufnahme und dem Risiko der Entstehung von Karzinomen. Keine signifikante Relation wurde für den Zusammenhang von Vitamin C und Lungenkrebs berichtet. Im Gegensatz dazu konnte ein Zusammenhang mit Mund-, Kehlkopf- und Speiseröhrenkrebs gesichert werden. In diesen Studien wiesen Personen mit niedriger Vitamin-C-Aufnahme ein 30–250 % höheres Risiko auf als solche mit hoher Aufnahme. Auch bei Studien zu Magen- und Darmkrebs konnte eine schützende Wirkung von Vitamin C ausgemacht werden. Der Vitamin-C-Spiegel im Blut sinkt bei jeder Infektion stark ab, da das Immunsystem große Mengen verbraucht. Am besten vertragen wird es als Kalziumascorbat. In dieser Form ist es magen- und darmschonend und wird nicht so schnell aus dem Körper ausgeschieden wie die Reinform.

Vitamin E: Die Hauptaufgabe dieses fettlöslichen Vitamins ist, empfindliche Strukturen, wie etwa die Fettsäuren, das Vitamin A oder die roten Blutkörperchen, vor dem Angriff der freien Radikale zu schützen. Im Immunsystem vermindert ein Vitamin-E-Mangel hauptsächlich die Bildung von Antikörpern. Das Abwehrsystem spricht dann nicht mehr so gut auf eindringende Erreger an. So erhöht die Zufuhr an hohen Vitamin-E-Dosen nachweislich die Anzahl der antikörperbildenden Zellen und die zellvermittelten Abwehrreaktionen. Bei älteren Menschen verbessert es die Reaktionsfähigkeit des Immunsystems. So kann nachweislich durch tägliche Gaben von etwa 200 mg bei Menschen über 65 Jahren die Ansprechbarkeit der T-Lymphozyten signifikant verbessert werden.

Derzeit wird vermutet, daß eine niedrige Vitamin-E-Konzentration im Serum einen Risikofaktor für nicht hormonbedingte Tumore darstellt. Niedrige Serumkonzentrationen wurden im Rahmen einer Fall-Kontroll-Studie bei Lungenkrebs und in ähnlicher Weise bei Magendysplasie festgestellt. Forscher fanden niedrige Konzentrationen von Vitamin E im Serum von Patienten, die später an Magen- oder Kolonrektalkarzinomen verstorben waren. Die Fähigkeit von Vitamin E, die Bildung von Nitrosaminen zu hemmen, könnte dies erklären.

Vitamin D: Dieses fettlösliche Vitamin bildet sich beim Auftreffen der Sonnenstrahlen aus einer unter der Haut befindlichen, vom Cholesterin abgeleiteten Vorstufe. Die Wirkform ist das Vitamin D3. Es ist das einzige Vitamin, das in zwei unterschiedlichen Regelkreisen des Körpers wirkt. Während die knochenbildende und -erhaltende Wirkung von Vitamin D3 – also die Regulation des Kalziumstoffwechsels – schon lange bekannt ist, ist sein Einfluß auf das Immunsystem erst in neuerer Zeit entdeckt worden.

So konnte gezeigt werden, daß Vitamin D3 an den Orten einer Entzündung als Modulator wirkt. Rezeptoren für dieses Vitamin befinden sich auf den Monozyten und den aktivierten Lymphozyten, nicht aber auf den ruhenden. Vitamin D3 bremst hier die Tätigkeit der T-Lymphozyten, sowie die Produktion der Botenstoffe Interleukin-2 und γ-Interferon, die beide eine Entzündung unterhalten. Das Vitamin sorgt dafür, daß eine Entzündung im Körper nicht »entgleist«. Auch bei der Reifung der Thymuszellen und der »Ausbildung« der T-Lymphozyten in der Thymusdrüse scheint Vitamin D3 eine Rolle zu spielen. Der genaue Mechanismus ist jedoch noch weitgehend unbekannt.

Auch die krebs- und virusbekämpfenden Mechanismen des Immunsystems benötigen das »Sonnenvitamin« als Helfer. So bringt dieses Vitamin die Makrophagen und Monozyten dazu, mehr Wasserstoffperoxid und Tumornekrosefaktor zu produzieren. Interessanterweise besitzen auch die Makrophagen ein Enzym, das Vitamin D3 aus einer Vorstufe herstellen kann – bisher glaubte man, Vitamin D3 könne nur in den Nieren synthetisiert werden – so kann es von den Abwehrzellen selbst als regulierender Botenstoff eingesetzt werden. Seine Ausschüttung durch die Makrophagen stellt eine negative Rückkopplung für die weitere Aktivierung der T-Lymphozyten dar. Das Ausmaß der Abwehrreaktion wird so dosiert. Darauf beruht vermutlich auch die krebsschützende Wirkung dieses Hormons.

Vitamin D3 ist der bisher einzige Botenstoff im Körper, der in zwei so unterschiedlichen und scheinbar isolierten Organsystemen seine Wirkung zeigt. Und dennoch hängen die Regelkreise zusammen: Monozyten produzieren unter dem Einfluß von Vitamin D3 erhöhte Mengen an Interleukin-1, Tumornekrosefaktor und Prostaglandin E2, die alle eine Knochenresorption bewirken. Ferner blockiert dieses Vitamin die Bildung von γ-Interferon, das die Kalziummobilisation aus den Knochen hemmt. Das Ergebnis ist ein Knochenabbau. Derzeit wird der gezielte Einsatz von Vitamin D3 bei Tumorpatienten erforscht.

Leider beobachtet man heute, bedingt durch die zu große Furcht mancher Menschen vor der Sonne, bereits erste Schäden am Immunsystem durch zu wenig Vitamin D3. Manche Medikamente (z.B. Mittel gegen Epilepsie, verschiedene Schlafmittel) können ein Enzymsystem anregen, das nicht nur diese Medikamente im Körper abbaut, sondern ungünstigerweise auch Vitamin D.

Vitamin A: Dieses fettlösliche Vitamin kommt als Vitamin A und einer Vorstufe, dem Provitamin A, in der Nahrung vor. Vitamin A ist wichtig für das Sehvermögen, für den Aufbau und den Erhalt der Haut und aller Schleimhäute (zu wenig Vitamin A läßt Haut und Schleimhäute rauh und rissig werden), für das Immunsystem und als Schutz vor Umweltgiften.

Im Immunsystem läßt ein geringer Vitamin-A-Mangel die inneren Abwehrspezialisten schlechter auf Fremdstoffe ansprechen. Die Schwäche trifft dabei sowohl die T- als auch die B-Zellen. Hält der Vitamin-A-Mangel längere Zeit an, so verkümmern die für das Immunsystem wichtigen Organe Milz und Thymusdrüse. Auch ein Rückgang der Zahl der Lymphozyten läßt sich dann beobachten. Mehrere Langzeitstudien erbrachten das Ergebnis, daß Menschen, die permanent zu wenig von diesem Vitamin zu sich nehmen, ein erhöhtes Krebsrisiko haben. Umgekehrt konnte bei Krebspatienten eine deutliche Besserung durch Verabreichung von Megadosen dieses Vitamins (mehr als 100000 I.E. pro Tag) erzielt werden. Dabei nimmt man die Nebenwirkungen, die eine solche Überdosierung mit sich bringen, in Kauf, wie beispielsweise die Ablagerung als Kristalle in den Augen, Übelkeit und Haarausfall.

Um das Immunsystem zu stimulieren und eine Abwehrschwäche zu beseitigen, reichen jedoch geringere Dosen aus: 10000 I.E. pro Tag (eine Internationale Einheit entspricht dabei 0,30 µg Vitamin A1 bzw. 0,344 µg Vitamin-A1-Azetat). Diese verbessern die zellvermittelte Immunität und steigern die Aktivität der natürlichen Killerzellen: Feinde aller Art und auch Krebszellen werden dadurch schneller ausfindig gemacht und bekämpft. In einer Studie mit 90000 Frauen konnten amerikanische Wissenschaftler zeigen, daß eine ausreichende Versorgung mit Vitamin A eindeutig vor Brustkrebs schützt. Frauen, die zu wenig Vitamin A (unter 6500 I.E. pro Tag) zu sich nehmen, haben ein erhöhtes Risiko, an einem Mammakarzinom zu erkranken. Wird dieser Mangel durch die Einnahme von Vitamin-A-Präparaten behoben, vermindert sich das Brustkrebsrisiko um etwa 20 %. Durch seine Wirkung als Antioxidans schützt Vitamin A ferner vor freien Radikalen, und damit vor Umweltgiften.

Vitamin B12: Bei dem wasserlöslichen Vitamin B12 handelt es sich chemisch um eine recht komplizierte Verbindung, an der auch ein Kobaltatom beteiligt ist. Es wird vorwiegend durch tierische Nahrungsmittel zugeführt. Im Magen geht dieses Vitamin mit einer bestimmten Substanz (Intrinsic Factor) eine Bindung ein, gelangt dadurch in den Dünndarm und kann dort nur in die Blutbahn aufgenommen werden, wenn die erwähnte Bindung besteht. Alleine kann dieses Vitamin nicht in den Organismus gelangen.

Im Immunsystem ist Vitamin B12 an der Erkennung von Fremdstoffen im Körper beteiligt. Fehlt es, sprechen die Lymphozyten schlechter auf Substanzen an, die ihre Vermehrung stimulieren.

Vitamin-B12-Mangel tritt bei Menschen auf, die jahrelang absolut vegetarisch leben, also weder Eier noch Milchprodukte essen, ebenso bei Menschen mit einer geschädigten oder teilweise fehlenden Magenschleimhaut (fehlender Intrinsic Factor!). Nach Magenoperationen sowie bei bestimmten Erkrankungen des Magen-Darm-Trakts kann Vitamin B12 nicht mehr normal aufgenommen werden. Es muß dann durch Injektionen ersetzt werden. Auch bei Pilzinfektionen (Candida) ist ein Mangel häufig. Personen mit Dünndarmerkrankungen wie Morbus Crohn (chronische Dünndarmentzündung), Zöliakie (Sprue; mit Durchfällen einhergehende Erkrankung des Dünndarms infolge einer Eiweißunverträglichkeit), krankhafter Bakterienbesiedelung im Darm (diese können das zugeführte Vitamin B12 verbrauchen) oder mit Befall durch den Fischbandwurm (dieser Parasit nistet sich im oberen Dünndarm ein und verzehrt Vitamin B_{12}) weisen ebenfalls eine Unterversorgung auf. Eine weitere Mangelkrankheit ist ferner die perniziöse Anämie, eine Autoimmunerkrankung, bei der Antikörper gegen den Intrinsic Factor gebildet werden. Häufig tritt ein Vitamin-B_{12}-Mangel zusammen mit einem Folsäuremangel auf.

Folsäure: Die zur Vitamin-B-Gruppe gehörende Folsäure beeinflußt zahlreiche Stoffwechselreaktionen, da sie als Kofaktor für viele Enzyme wirkt. Bei bestimmten Reaktionen wirken Folsäure und Vitamin B_{12} zusammen. Beide Substanzen sind für das Wachstum und die Teilung der Zellen, vor allem der roten und weißen Blutzellen, verantwortlich. Ein Folsäuremangel läßt die Lymphozyten schlechter auf Faktoren ansprechen, die diese zur Teilung anregen. Ferner stimuliert sie die Bildung von Antikörpern. Folsäure wird im vorderen Teil des Dünndarms aufgenommen, ein Überschuß wird durch den Urin ausgeschieden.

Mineralien und Spurenelemente
Eisen: Dieses Mineral ist an der Bindung und am Transport von Sauerstoff im Blut und in die Gewebe beteiligt. Es ist Bestandteil des roten Blutfarbstoffs Hämoglobin. Da Eisen im Organismus »recycelt« werden kann, sind Mängel eher selten. Trotzdem können sie vorkommen, und zwar bei chronischen Blutungen, gestörter Resorption von Eisen aus dem Darm, extremen Vegetariern und ganz besonders bei Patienten mit Krankheiten des Magen-Darm-Trakts und Lebensmittelallergien.

Damit Eisen aus seiner komplexen Bindung in den Lebensmitteln im Magen freigesetzt und aufgenommen wird, muß der Säuregehalt stimmen. Auch müssen genügend Substanzen vorhanden sein, die Eisen im löslichen reduzierten Zustand halten (z.B. Vitamin C und Gluta-thion). Menschen mit einem Mangel an Magensäure sind immer schlechte Eisenverwerter. Phosphate in der Nah-rung verschlechtern die Eisenresorption, da sie mit dem Metall eine unlösliche Verbindung eingehen. Besonders phosphatreich sind Softdrinks wie Limonade und Tonic. Auch Kaffee und schwarzer Tee schaden der Eisenbilanz.

Neben der zentralen Funktion für die Atmung ist das Mineral an der Bildung wichtiger Botenstoffe betei-ligt: Serotonin, die Substanz, die einen Menschen wach und munter macht, benötigt es zu ihrer Bildung, ebenso die Katecholamine (Dopa, Adrenalin, Noradrenalin) der Nebennieren, die die Streßreaktionen steuern.

Ein Eisenmangel führt zu Blutarmut, Müdigkeit und Muskelschwäche. Eine andauernde Überdosierung färbt die Haut braun und kann Störungen der Leberfunk-tion bewirken.

Im Immunsystem ist Eisen an den Vorgängen betei-ligt, die die Abtötung von Bakterien zum Ziel haben. Fehlt es, reagieren die Neutrophilen schlechter auf einge-drungene Bakterien und die Lymphozyten vermehren sich nicht mehr so rasch.

Magnesium gehört als Spurenelement zu den essen-tiellen Bestandteilen der Gewebe und Körperflüssigkeiten. 50–70 % des Gesamtmagnesiums sind in den Mineralien der Knochen festgelegt, der Rest verteilt sich über alle Organe und das Blut. Dieses Element ist für die normale Funktion der Muskulatur und Nerven erforderlich. Ma-gnesium aktiviert rund 300 Enzyme, insbesondere solche, die für den Eiweißstoffwechsel zuständig sind und bei denen Energieeinheiten (ATP) ausgetauscht werden. Es ist ferner an der Synthese der DNA und RNA beteiligt.

Magnesium ist für die Herzgesundheit unerläßlich. Zahlreiche Untersuchungen belegen, daß Patienten mit einem Herzinfarkt zuwenig Magnesium im Blut hatten. Es ist zudem an der Bildung der Plasmazellen beteiligt, die die Antikörper synthetisieren. Hält der Mangel länger an, so beginnt die Thymusdrüse zu schrumpfen, die Abwehrkräfte erlahmen zunehmend.

Magnesiummangel entsteht zum einen durch magnesiumarme Ernährung, zum anderen bei verschiedenen Krankheitszuständen, wie z.B. Erkrankungen des Magen-Darm-Trakts, Nierenerkrankungen, akutem Alkoholismus (hier ist die beste Therapie ein Alkoholentzug!), Leberzirrhose, Diabetes mellitus und übermäßigem Konsum von Entwässerungsmitteln. Ein gewaltiger Magnesiumräuber ist ferner jede Form von Streß (z.B. starke Erregung, Schocksituationen, Verletzungen, Operationen, Traumata).

Selen: Dieses lebensnotwendige Spurenelement spielt eine zentrale Rolle im Immunstoffwechsel als Bestandteil des Enzyms Glutathionperoxidase. Dieses Enzym neutralisiert freie Zellradikale. Ungenügender Peroxid- und Radikalabbau führt bei Selenmangel zur Zerstörung von Zellmembranen und Zellen durch eine Entzündung. Selen greift also nicht direkt in die schützenden Mechanismen des Körpers ein, sondern wirkt indirekt über das Glutathionperoxidasesystem (s. auch Glutathion, S. 156–158).

Selen regt ferner die Aktivität der Phagozyten und der Killerzellen an. Ohne Selen können die Antikörper ihre Aufgabe nicht ausführen. Fehlt Selen zusammen mit Vitamin E, so ist die zellvermittelte Immunantwort verschlechtert. Krankheitserreger können sich ungehindert ausbreiten.

Zahlreiche Untersuchungen bestätigen eine allgemeine Hemmung der Karzinogenese, also der Umwandlung von Körperzellen in Krebszellen, durch Selen. Krebskranke haben oft einen niedrigen Selenspiegel im Blut. International anerkannte Selenexperten raten deshalb zur vorbeugenden Einnahme von 50–200 µg Selen pro Tag. Als probates Mittel gegen den Streß, der bei Langstreckenflügen, bei erhöhter Ozonbelastung oder bei starker UV-Bestrahlung auftritt, empfiehlt sich die Einnahme von Selen zusammen mit Vitamin C, β-Karotin und Vitamin E. Allerdings sei vor einer Überdosierung gewarnt. Ab 800 µg pro Tag zeigt Selen im Körper genau die gegenteilige Wirkung; es wirkt dann nämlich immunschwächend. Die Symptome einer Selenvergiftung ähneln denen einer Arsenvergiftung mit Koliken, Nieren- und Herzmuskelschäden. Ein Selenmangel zeigt sich durch Gefäßveränderungen, Gelenkentzündungen, Trübungen der Augenlinsen, Haarausfall, Leber-, Magen- und Darmerkrankungen sowie eine erhöhte Infektanfälligkeit.

Zink ist das zweithäufigste Spurenelement im Körper. Es ist als Bestandteil von rund 160 Enzymen an einer fast unüberschaubaren Anzahl von enzymatischen Prozessen beteiligt.

Für das Immunsystem ist Zink so wichtig, daß einige Forscher es sogar als das »eigentliche Spurenelement des Immunsystems« bezeichnen. Menschen mit Zinkmangel sind typischerweise ständig erkältet. Zink ist an der Bildung der Antikörper beteiligt und hält die T-Lymphozyten »auf Trab«. Ohne dieses Mineral sind sie kampfunfähig, und Krankheitserreger haben ein leichtes Spiel.

Zink ist aktivierender Kofaktor der Hormone der Thymusdrüse. Diese Botenstoffe besitzen eine immunmodulierende Wirkung im Abwehrgeschehen. Wenn der Organismus altert, läßt auch die Aktivität der Thymusdrüse nach. In einem Experiment, das am Institut zur Erforschung von Alterungsvorgängen in Ancona in Italien durchgeführt wurde (Wehrbach 1987), verabreichte man einer Gruppe von Menschen über 65 Jahren täglich 15 mg Zink. Nach kurzer Zeit arbeitete die Thymusdrüse besser, und im Blut kreisten mehr T-Lymphozyten. Das Immunsystem der Testpersonen war gewissermaßen »verjüngt« worden. Zink ist darüber hinaus entscheidend an der Ausbildung des immunologischen Gedächtnisses beteiligt.

Zinkmängel sind relativ häufig. Alle Arten von Streß, sei es körperlicher oder seelischer, entziehen dem Körper Zink. Nach jeder noch so kleinen Operation, insbesondere im Bauchbereich, sinkt schon nach wenigen Stunden der Zinkspiegel im Serum drastisch ab. Die Folge ist eine bis zu zwei Monaten und länger anhaltende Schwächung des Abwehrsystems.

Die Zinkversorgung eines Menschen läßt sich aus dem Blut leicht ermitteln. Dabei muß jedoch berücksichtigt werden, daß sich das Mineral sehr uneinheitlich verteilt. 98 % des Zinkgehalts sind in den Zellen gespeichert, und nur 2 % kommen im Serum vor. 85 % des Zinks sind fest gebunden und können tierexperimentellen Untersuchungen zufolge selbst bei einem anhaltenden Mangel nicht mobilisiert werden. Ein klinisch feststellbarer Zinkmangel wird daher ab 15 % des Gesamtzinks verursacht.

Kupfer: Ohne dieses Spurenelement wären die Körperzellen nicht in der Lage, die durch die Nahrung zugeführte Energie nutzbringend umzusetzen. Diese Umwandlung erfolgt in der sogenannten Atmungskette. Dabei erzeugen zahlreiche Enzyme (die Cytochrome) aus dem zugeführten Eiweiß, den Kohlenhydraten und dem Fett mobile Energieeinheiten (ATP), die dann an die verschiedenen Einsatzorte im Körper geschickt werden. Ohne Kupfer (und Eisen) funktionieren die Cytochrome nicht, der Wirkungsgrad des Stoffwechsels sinkt drastisch ab, der Mensch wird schlapp und müde.

Kupfer aktiviert aber noch weitere wichtige Enzyme. Ein solches ist die Superoxiddismutase, die an der Beseitigung freier Radikale beteiligt ist und entzündliche Prozesse reguliert. Ferner ist Kupfer Bestandteil der Ascorbinsäureoxidase, also jenes Enzyms, das die Verwertung von Vitamin C erst möglich macht. Bei einem Kupfermangel wird Vitamin C nicht abgebaut, und es können Nebenwirkungen, wie die Bildung von Nierensteinen (Oxalatstein), auftreten. Ein weiteres kupferhaltiges Enzym ist die Dopaminhydroxylase, die für die richtige Bildung der Nebennierenhormone zuständig ist. Diese Hormone steuern die Stimmung, das Reaktionsvermögen und ganz besonders die Toleranz gegenüber Streß.

Auch das Immunsystem braucht Kupfer. Hier wirkt es aktivierend auf die Freßzellen, verbessert die Bildung von Antikörpern und erhöht die Aktivität der Hormone der Thymusdrüse. Ein Mangel an diesem Spurenelement geht daher immer mit einer erhöhten Infektanfälligkeit einher.

Doch nicht jeder Mensch mit einem erniedrigten Kupferspiegel im Blut benötigt Kupfer. Ein sehr geringer Prozentsatz vermeintlich kupferbedürftiger Personen leidet nämlich an einer Erbkrankheit, der Wilsonschen Erkrankung. Hierbei ist die Bindung von Kupfer an sein Transportprotein gestört. Das nicht gebundene Kupfer reichert sich in Organen (insbesondere Leber und Darm) an und wird vermehrt über den Urin ausgeschieden. Eine zusätzliche Kupferzufuhr kann bei solchen Menschen lebensgefährlich sein.

Der Weg in den Körper

Damit die oral eingenommenen Stoffwechselhelfer auch an ihre »Einsatzorte« gelangen, müssen sie von der Darmschleimhaut aufgenommen werden. Ist diese geschädigt, ist auch die Aufnahme solcher Substanzen behindert, der Mangel im Körper kann dann nur durch eine parenterale Zufuhr (z.b. durch Spritzen und Infusionen) beseitigt werden. Besser ist es jedoch, den Darm zu sanieren, um eine kontinuierliche Aufnahme wichtiger Stoffwechselbestandteile aus der Nahrung zu gewährleisten. Der Darm ist auch als wichtiges Immunorgan tätig. Ein geschwächter Darm ist gleichbedeutend mit einem geschwächten Abwehrsystem.

Eine große Rolle spielen hierbei die Darmbakterien, die sogenannte Darmflora, die durch die Ernährung in Schwung gehalten werden kann, aber auch durch einseitige Ernährung sowie verschiedene Medikamente, vor allem Antibiotika und Sulfonamide, zerstört werden kann.

Im letzten Teil des Dünndarms und vor allem im Dickdarm siedeln an die 400 verschiedene Arten von Mikroorganismen. Rund eine Billion Bakterien befindet sich in nur einem Milliliter Darminhalt. Mensch und Darmbakterien bilden eine für beide Parteien nützliche Lebensgemeinschaft, eine sogenannte Symbiose: Die Bakterien helfen bei der Verdauung der Nahrung, produzieren einige Vitamine (z.b. Folsäure, Riboflavin, Vitamin B_{12} und K) sowie Enzyme und sind an der Umwandlung von Gallensäuren, Steroiden und Sexualhormonen beteiligt. Der Mensch ernährt im Gegenzug die Bakterien.

Das darmassoziierte Immunsystem, zu dem Lymphozyten, Makrophagen, die Peyerschen Plaques und Lymphknoten gehören, wird von vielen Ärzten immer noch unterschätzt. Dabei wirkt dieser Teil des Immunsystems weit über den Magen-Darm-Trakt hinaus. In den Peyerschen Plaques, einer Anhäufung von Lymphknötchen in der Wand des Dünndarms, befinden sich überwiegend B-Zellen als Vorstufe von IgA-produzierenden Plasmazellen. Sie müssen aber erst durch einen Kontakt mit Antigenen aktiviert werden. Kommen diese Lymphozytenvorläuferzellen im Darm mit einem Fremdkeim (dem Antigen) in Kontakt, so wandern sie über die Lymphbahnen in verschiedene Körperregionen. Während dieser Zirkulation (Homing) reifen sie zu vollkommen funktionsfähigen Lymphozyten heran, die das Bild des Eindringlings gespeichert haben, und auf dessen Vernichtung sie – mittels eines maßgeschneiderten Immunglobulins A – programmiert sind. Schließlich gelangen die gereiften Lymphozyten wieder in den Darm und können bei erneutem Kontakt mit diesem Erreger sofort den Kampf antreten, also den richtigen Antikörper (IgA) produzieren und diesen unschädlich machen. Daneben erreicht ein Teil der zirkulierenden Lymphozyten auch die Schleimhäute von Speicheldrüsen, Bronchialtrakt, Urogenitalsystem und Brustdrüsen und übt hier seine Wächterfunktion aus. Diese enge Kommunikation zwischen den verschiedenen lokalen Immunsystemen ist auch der Grund, weshalb gestillte Säuglinge seltener an Darminfektionen erkranken als »Flaschenkinder«; über die Muttermilch werden sie mit schützenden Antikörpern versorgt.

Wesentlich dafür, daß die Darmflora in Schuß bleibt, ist eine geregelte Verdauung. Hierfür ist es unabdinglich, sich ballaststoffreich zu ernähren, das heißt, viel Obst, Gemüse und Getreide dem Körper zuzuführen. Alle Pflanzen enthalten mehr oder weniger harte, versteifte Strukturen, die vom Körper nicht und von den Darmbakterien nur sehr wenig abgebaut werden und somit das Stuhlvolumen vergrößern. Ein großes Stuhlvolumen ist für eine funktionierende Verdauung unerläßlich. Daneben bringt auch ausreichend Bewegung den Darm in Schwung. Ist die natürliche Darmflora zerstört, können unerwünschte Mikroorganismen die Oberhand gewinnen. Zu diesen gehören vor allem die Hefepilze (Candida). Das führt nicht nur zu einer Reihe unangenehmer Beschwerden, es können auch andere Organsysteme befallen werden. Dies führt dann zu schweren Krankheitsbildern. Allein in Deutschland sterben jährlich etwa 8000–10000 Personen aufgrund einer Infektion mit Hefepilzen. Der Parasit schwächt zusätzlich die körpereigene Abwehr, so daß weiteren Infektionen Vorschub geleistet wird. Ein Pilzbefall im Darm ist deshalb unbedingt sorgfältig auszukurieren. Möglich ist dies durch das allgemein gut verträgliche Antimykotikum Nystatin in Kombination mit einer Anti-Pilz-Diät. Nach der Bekämpfung des Pilzes muß die physiologische Darmflora gezielt wieder aufgebaut werden, um einem erneuten Wachstum der Hefen entgegenzuwirken.

Nur wenn der Darm »in Ordnung ist«, können die für das Immunsystem benötigten Wirkstoffe in den Körper geschleust und Abfallprodukte »entsorgt« werden. So wird auch das Immunsystem wirkungsvoll entlastet.

Gezielte Bekämpfung von Erregern

Steht bei einer Erkrankung ein Erreger im Vordergrund, so muß dieser ausfindig gemacht und dann gezielt, aber möglichst schonend bekämpft werden. Dafür stehen Antibiotika (gegen Bakterien), Antimykotika (gegen Pilze) und in geringem Umfang Virostatika (gegen Viren) zur Verfügung. Eine solche Therapie muß von einem Arzt durchgeführt werden. Ebenso muß der Erfolg dieser Behandlung – also das Verschwinden der Erreger – kontrolliert werden.

Die Therapie eines Immundefekts muß individuell auf den Patienten zugeschnitten werden, denn jeder Mensch hat sein eigenes Abwehrsystem und somit seinen eigenen Immundefekt. In naher Zukunft kann man dem Patienten vielleicht sogar ein maßgeschneidertes Medikament anbieten: Man züchtet die zu schwachen Abwehrtruppen eines Patienten außerhalb des Körpers an und aktiviert sie so, daß sie den vorhandenen Erreger oder gar Krebszellen nun bekämpfen können. Das so aufgerüstete, aber immer noch körpereigene Heer wird wieder in den Körper zurückinfundiert.

Da für zahlreiche Patienten nicht der Erreger, sondern das von diesem ausgeschiedene Toxin das »Hauptproblem« ist, versucht man heute, gezielt Toxinimpfstoffe herzustellen.

7 Chronisches Müdigkeits-syndrom: Frühsymptom eines Immundefekts

Krankheitsbild

Schon seit Mitte der 80er Jahre forscht man am Institut für Angewandte Immunologie und Umweltmedizin in Düsseldorf sowie in anderen internationalen Arbeitsgruppen fieberhaft nach einer Erklärung für ein Krankheitsbild, das überwiegend jüngere Patienten in ihrer Lebens- und Leistungsfähigkeit in schwerster Weise beeinträchtigt. Die Erkrankten leiden an einem bizarren Beschwerdespektrum, das neben körperlichen Störungen auch psychische Auffälligkeiten einschließt: Das Hauptsymptom ist eine extreme und anhaltende körperliche Erschöpfung, die sich auch durch ausgiebiges Schlafen nicht vertreiben läßt. Diese Müdigkeit ist so ausgeprägt, daß das tägliche Leben stark beeinträchtigt wird. Viele der Patienten sind bettlägerig oder arbeitsunfähig, ein Teil von ihnen kann nur zeitweise seinem Beruf nachgehen. Typisch sind auch Erschöpfungszustände nach nur geringen körperlichen Belastungen. Dies ist besonders bemerkenswert, da viele Patienten vor Ausbruch der Krankheit sich in guter körperlicher Verfassung befanden. Dazu kommen Beschwerden wie Muskel-, Hals-, Kopf- und Gelenkschmerzen, leichtes Fieber, Magen- und

Darmbeschwerden, häufige Infekte, Herzbeschwerden, Schlafstörungen, Depressionen, Angst- und Unruhezustände. Bei Kindern beobachtet man nicht selten das sogenannte Zappelphilippsyndrom: sie sind ständig unruhig und unkonzentriert.

Dieses schwere und rätselhafte Krankheitsbild ist jedoch keiner der klassischen Organerkrankungen zuzuordnen, auch nicht dem Aids zugehörigen Komplex. Ebensowenig fand die Suche nach einem neuen Immunschwächevirus und *einer* viralen Ursache bis heute eine Bestätigung.

1988 wurde vom Center of Disease Control eine vorläufige Arbeitshypothese aufgestellt, die – wie bei Krankheitssyndromen üblich – Haupt- und Nebenkriterien enthält (s. unten). Dabei erhielt die Krankheit auch einen Namen: »Chronic fatigue syndrome« (CFS), zu deutsch: chronisches Müdigkeitssyndrom.

Diagnosekriterien für CFS nach Holmes

A. Hauptkriterien

Schwere Abgeschlagenheit mit Reduktion der üblichen Aktivität um 50 % für die Dauer von mindestens 6 Monaten.

Ausschluß aller anderen Erkrankungen, die zum ersten Hauptkriterium führen können.

B. Nebenkriterien

Mäßiges Fieber oder Frösteln;

Rachenentzündung;

Lymphadenopathie (Schwellungen und Entzündungen der Lymphknoten);

Allgemeine Muskelschwäche;

Muskelschmerzen;

Erhebliche, vormals nicht erlebte Erschöpfung nach Anstrengungen;

Generalisierte Kopfschmerzen, die sich in der Häufigkeit und Schwere von Kopfschmerzen, die vor der Erkrankung auftraten, unterscheiden; Gelenkschmerzen ohne Rötung und Schwellung der Gelenke; Neuropsychiatrische Beschwerden: Lichtscheue, Gesichtsfeldausfall, Vergeßlichkeit, Reizbarkeit, Denk- und Konzentrationsschwäche, Depressionen, Verwirrtheitszustände; Schlafstörungen (Schlaflosigkeit oder gesteigertes Schlafbedürfnis);

Anhand dieser Diagnosekriterien sollte das Krankheitsbild für jeden Arzt eindeutig diagnostizierbar sein. Darüber hinaus wurde vom Institut für Angewandte Immunologie und Umweltmedizin e.V. in Düsseldorf ein Patientenfragebogen (dort erhältlich) in Anlehnung an die Kriterien des Center of Disease Control nach Holmes entwickelt. Damit läßt sich das chronische Müdigkeitssyndrom mit hoher Wahrscheinlichkeit erkennen.

Bei Kindern besteht die Schwierigkeit, daß das wichtigste diagnostische Kriterium, die schwere Erschöpfung mit 50 %iger Reduktion der normalen Aktivität, aufgrund des schleichenden Beginns nur schwer zu objektivieren ist. Hier sollten Eltern besonders auf indirekte Symptome achten, wie gesteigertes Schlafbedürfnis, Abwendung von den sonst üblichen sozialen Aktivitäten, allgemeine Abgeschlagenheit, nachlassende Schulleistungen, Gewichtsverlust, Störungen des Kurzzeitgedächtnisses, Wortfindungsstörungen und häufige Infekte.

190

Fehldiagnosen

Auch heute noch wird dieses Leiden oft nicht erkannt oder mit einer Fehldiagnose belegt. Sehr häufig siedelt man das Krankheitsbild im Bereich der psychischen Störungen an und therapiert mit Psychopharmaka – sehr zum Leidwesen der Betroffenen. Abgesehen von der fehlenden Effektivität einer solchen Behandlung können einerseits erhebliche Nebenwirkungen bis hin zu Persönlichkeitsveränderungen auftreten, andererseits ist eine zusätzliche Verschlimmerung des Leidens durch solche Medikamente möglich. Oft irren die Betroffenen von einem Arzt zum anderen, immer in der Hoffnung auf Verständnis und Hilfe. Vor allem das Gefühl, nicht ernst genommen oder als Simulant bezeichnet zu werden, macht die Situation für viele Patienten unerträglich.

Die zahlreichen, teilweise schon historischen Krankheitsnamen und (Fehl)diagnosen dokumentieren die Unsicherheit der medizinischen Fachwelt gegenüber diesem Leiden. Je nach dem Ort des erstmaligen Auffindens oder den Hauptsymptomen nannte man die Krankheit beispielsweise Island-Syndrom, Royal-Free-Krankheit, epidemische Neuromyasthenie, chronisches EBV-Syndrom, myalgische Enzephalitis, postinfektiöses Erschöpfungssyndrom, Akureyri-Syndrom oder Yuppie-Grippe.

Ursache: Chaos im Immunsystem

Anfang der 90er Jahre haben sich die Nachweismethoden derartig verfeinert, daß nun eine bessere und empfindlichere Untersuchung des Immunsystems möglich ist. Anhand umfangreicher Untersuchungen zahlreicher Patienten kamen die Wissenschaftler am Institut für Ange-

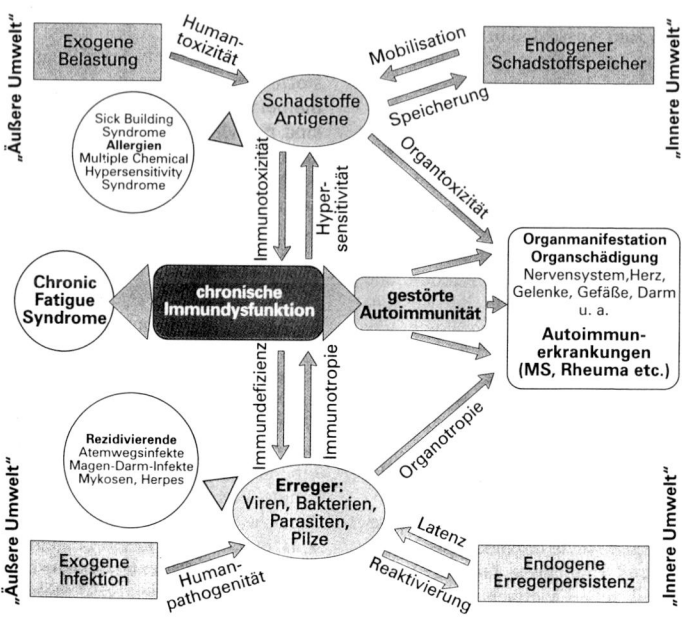

Abb. 15. Schematische Darstellung der Pathogenese von CFS: Für die CFS-Patienten werden durch das geschwächte Immunsystem selbst »harmlose« Feinde, wie Bakterien und Pilze, zu Stolperschwellen. Ihr Körper kann sich nicht mehr richtig gegen die Eindringlinge wehren. Es entsteht ein Chaos.

wandte Immunologie und Umweltmedizin e.V. in Düsseldorf sowie auch andere Arbeitsgruppen zu dem Schluß, daß Patienten, bei denen das CFS gesichert war, überwiegend unter einem gestörten Immunsystem, also einer Immundysfunktion, litten. Im Vordergrund stehen dabei Störungen der zellulären und humoralen Abwehr. Die Lymphozyten bzw. deren Untergruppen sind oft nicht nur in ihrer Anzahl, sondern auch in ihrer Funktion verändert; insbesondere sind die natürlichen Killerzellen häufig vermindert. Außerdem spielen Komplementerniedrigung und Immunglobulinsubklassenmangel eine Rolle.

Das Immunsystem kann eindringende Feinde nicht optimal bekämpfen oder greift sogar eigene Strukturen an. Zahlreiche Faktoren führen zu diesem Zustand, unter anderen immunschwächende Viren, Streß oder Vergiftungen mit Umweltchemikalien (Abb. 15).

Risikofaktoren und klinische Symptomatik

Aus einem Patientenkollektiv von ca. 1000 Patienten mit chronischem Müdigkeitssyndrom wurden 375 sorgfältig untersucht (217 Frauen und 158 Männer). Das Alter betrug im Mittel 41,0 ± 12,8 Jahre. 14 Patienten waren unter 20 Jahren, 270 zwischen 20 und 50 Jahren und 91 über 50 Jahre alt. Klinisch anamnestische Daten wurden anhand eines standardisierten Fragebogens (des Instituts für Angewandte Immunologie und Umweltmedizin e.V.) erhoben, wobei die Patienten zwischen vorgegebenen Auswahlmöglichkeiten wählen konnten. Um subjektive Tendenzen zu vermeiden, waren die Fragen in ungeordneter Reihenfolge aufgeführt und wurden in anschließenden Interviews zusätzlich stichprobenhaft überprüft.

Risikofaktoren

Bei 30 % der Patienten war eine Tumorerkrankung der Eltern oder der Geschwister bekannt; nur 7 % zeigten in der Ernährungsanamnese Auffälligkeiten (häufig z.B. Konserven, Süßigkeiten, frittierte Speisen, Weißmehlprodukte); 5 % konsumierten fast täglich Getränke wie Limonade, Cola und Kaffee; 3 % der Patienten gaben regelmäßigen Alkoholkonsum an (Bier, Wein, Sekt). Der Anteil der aktiven Raucher lag bei 20 %. 52 % der Patienten waren Träger von Amalgamfüllungen; 33 % übten

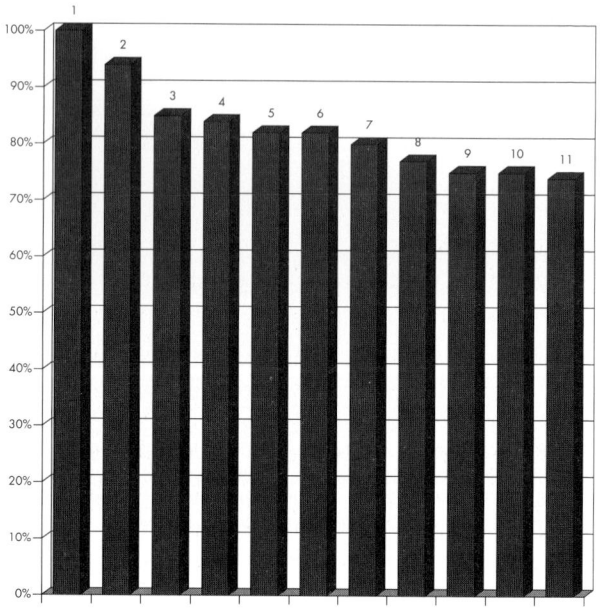

Abb. 16. Übersicht über die elf am häufigsten vorkommenden Symptome bei CFS-Patienten. 1, Müdigkeit; 2, Konzentrationsstörungen; 3, Gedächtnisschwäche; 4, Gefühlsschwankungen; 5, Kopfschmerzen; 6, Schlafstörungen; 7, Muskelbeschwerden; 8, Atemwegsinfekte; 9, Herzklopfen; 10, Schwindel; 11, Depression.

gar keine oder weniger als 1 Stunde pro Woche eine sportliche Betätigung aus; 1 % war deutlich unzufrieden mit der Wohnumgebung; 17 % gaben starke Belastungen am Arbeitsplatz an (insbesondere Hitze, Nässe, Kälte, chemische Stoffe, Streß, unregelmäßige Arbeitszeiten). Bei 26 % war von einer Schadstoffbelastung auszugehen (bei 10 % waren schon bestimmte Schadstoffbelastungen bekannt bzw. nachgewiesen, und bei 16 % war eine Schadstoffbelastung wahrscheinlich). 39 % der Patienten hatten eine positive Medikamentenanamnese mit immunschwächenden bzw. potentiell toxischen Substanzen.

Klinische Symptomatik

Neben dem Leitsymptom Müdigkeit und Erschöpfung fanden sich bei mindestens 75 % der Patienten Konzentrationsstörungen, Gedächtnisschwäche, Gefühlsschwankungen, Kopfschmerzen, Schlafstörungen, Muskelbeschwerden, häufige Atemwegsinfekte, Herzklopfen und Schwindel. Die Verteilung der elf häufigsten Symptome über das CFS-Patientenkollektiv ist der Abb. 16 zu entnehmen.

Immunstatus: Während die Gesamtlymphozytenzahl bei 5 % der Patienten erniedrigt und bei keinem Patienten erhöht war, zeigten die Subpopulationen bei 34–63 % der Patienten Abweichungen (Erhöhungen bzw. Erniedrigungen zwischen 11 und 32 %). Bei den Immunglobulinen war ein Mangel an IgG-3 (59 %) sowie IgG-1 (11 %) auffällig, ferner eine Erhöhung von IgM (10 %) und IgE (25 %). Beim Komplementsystem fanden sich eine erniedrigte CH-50-Gesamtaktivität bei 28 % der Patienten sowie Defizite bei C3 (52 %), C4 (23 %) und dem C1-Esteraseinhibitor (16 %). Die allgemeinen Entzündungsparameter wiesen unterschiedliche Erhöhungen auf. Zytokinerhöhungen fanden sich am häufigsten beim Tumornekrosefaktor (47 % der untersuchten Patienten), außerdem beim IL-2-Rezeptor 21 %, β2-Mikroglobulin (16 %) sowie bei Neopterin (13 %). Im Lymphozyten-Stimulations-Test zeigte die Hälfte der Patienten eine Verminderung. Der Granulozyten-Funktions-Test war bei 44 % der Patienten pathologisch (bei 30 % erniedrigt, bei 14 % erhöht). Häufig nachweisbare Autoantikörper waren antinukleäre (gegen den Zellkern gerichtete) Antikörper bei 18 %, mikrosomale (gegen

Zellbestandteile gerichtete) Antikörper bei 20 % sowie Antikörper gegen die glatte Muskulatur bei 24 % der untersuchten Patienten.

Erregerstatus: Bei 78 % der Patienten fanden sich Hinweise auf das Epstein-Barr-Virus, nur 2 % waren EBV-seronegativ. Die HHV-6-Serologie zeigte bei 47 % auffällige IgG-Titer, also einen Hinweis auf das Virus.

Vitamine, Spurenelemente, Hormone: Am häufigsten wurden erniedrigte Vitamin-C-Spiegel gemessen (bei 39 % der untersuchten Patienten). Außerdem waren Folsäure (24 %), Eisen (15 %), Vitamin B12 (11 %), Selen (10 %) und Vitamin D3 (10 %) erniedrigt. Andere Mangelzustände an Vitaminen und Spurenelementen wurden bei weniger als 10 % der jeweils untersuchten Patienten festgestellt. Bei den Hormonen zeigten bis zu 5 % der Patienten Erhöhungen oder Erniedrigungen von T3, T4 und TSH (Schilddrüsenparameter). Kortison war bei 9 % erhöht und bei 5 % erniedrigt.

Schadstoffe: Die Messung von Pentachlorphenol im Blut von 32 Patienten ergab eine mittlere Konzentration von 17,2 ± 11,0 g/l. Der Richtgrenzwert für die PCP-Belastung liegt bei 25 g/l. Für Lindan ergab sich bei 31 Patienten eine mittlere Blutkonzentration von 47,4 ± 49,5 g/l. Der Richtgrenzwert für die Lindanbelastung ist 100 g/l.

Hirn-SPECT-Untersuchung: Bei 35 % der untersuchten Patienten zeigten sich betonte, bei 48 % mäßiggradige zerebrale Perfusionsstörungen. Am häufigsten waren die Parietallappen betroffen; die linke Hemisphäre häufiger als die rechte.

Herz-SPECT-Untersuchung: Unter Belastung zeigten 73 % der Patienten Auffälligkeiten. Bei 37 % waren mäßiggradige, bei 36 % ausgeprägte Perfusionsstörungen nachweisbar.

Neurophysiologie: 46 % der Patienten zeigten Veränderungen in den Nervenleitfähigkeiten.

Alle Untersuchungen deuten weiterhin auf eine überwiegend immunologisch bedingte Pathogenese hin. Die immunologische Störung kann getriggert werden, z.b. durch atopische Erkrankungen (etwa 50 % der CFS-Patienten litten vorher an Allergien bzw. hatten IgE-Erhöhungen). Verschiedene Infektionen, insbesondere mit Viren, die gezielt das Immunsystem befallen, gehen öfter dem klinischen Ausbruch der Krankheit voraus.

Da die hinter dem chronischen Müdigkeitssyndrom stehenden immunologischen Störungen mit den heute meist standardmäßig in spezialisierten Labors zur Verfügung stehenden immunologischen und serologischen Untersuchungen aufzudecken sind, ist in den meisten Fällen auch eine gezielte Therapie möglich. Abhängig von der ermittelten Immunitätslage und den nachgewiesenen Erregern kommen 7S-Immunglobuline, Interferone und Thymuspeptide zum Einsatz. Auch eine Substitution bzw. unterstützende Behandlung mit eiweißspaltenden Enzymen und nahrungsergänzenden Stoffen (Vitamine, Spurenelemente, Aminosäuren etc.) sowie – soweit durchführbar – die Ausschaltung möglicher Schadstoffbelastungen führt zu einer Besserung des Krankheitsbildes. Besonders bewährt hat sich eine Kombination von hochdosiertem L-Carnitin und niedrigdosiertem Lysin; dadurch wird sowohl die Energiebilanz der Muskelzellen als auch der Immunstatus verbessert. Unter einem solchen – individuell zugeschnittenen – Therapiekonzept beobachtet man selbst bei schon langer Krankheitsdauer mit ausgeprägten Organstörungen oft noch eindrucksvolle Besserungen, im Kindes- und Jugendalter bei frühzeitiger Diagnose des Defekts auch eine völlige Normalisierung.

Mögliche Folgeerkrankungen

Behandelt man das CFS nicht rechtzeitig und adäquat, so kann sich der Immundefekt weiter aufschaukeln. Die Abwehr entgleist immer mehr, es können weitere Erreger dazukommen und das Chaos erhöhen. Auch drohen schwerwiegende Folgeerkrankun-gen. So können praktisch alle Organe des Körpers angegriffen werden und Schäden davontragen. Typisch sind Folgeleiden wie multiple Sklerose, Herz- und Nierenschäden, Nerven- oder Autoimmunerkrankungen (vgl. Kap. 8). Doch auch in diesem Stadium ist noch Hilfe möglich.

CFS als Warnlampe und Chance

Das chronische Müdigkeitssyndrom ist eine Art »Warnlampe« dafür, daß im Immunsystem etwas nicht mehr stimmt. Sie sollte unbedingt ernst genommen werden und nicht etwa mit irgendwelchen, scheinbar zu den Symptomen passenden Pillen »ausgeknipst« werden. Wie man ein Auto bei Aufleuchten des Kontrollichts sofort in die Werkstatt bringt, so sollte man dies auch mit seinem Körper tun: Hier muß genauso die zugrundeliegende Störung erkannt und behoben werden, bis die Warnlampe dann von selbst erlischt. Das CFS mit seinem komplexen Beschwerdespektrum ist immer ein Signal dafür, daß die Gesundheit ins Wanken gerät, und sollte ernst genommen werden. Doch das CFS hat noch eine weitere Dimension:

Die unspezifischen Symptome von umweltgeschädigten Menschen haben dadurch ein klinisches Korrelat bekommen. Behandelt man das CFS rechtzeitig und richtig, so sind die Heilungschancen sehr gut. Bei 40–50 % kommt es zu einer Totalheilung. Bei weiteren 40 % ist eine bleibende Verbesserung möglich, so daß sie ein nahezu normales Leben führen können. Leider begeben sich aber acht von zehn Patienten zu spät in ärztliche Behandlung. Ohne fachkundige Hilfe wird bei der Hälfte der CFS-Patienten eine sogenannte Defektheilung beobachtet. Die Betroffenen bleiben kränkelnd und lustlos und werden nicht selten zu gesellschaftlichen Außenseitern. Bei der anderen Hälfte der Patienten verläuft die Erkrankung in Schüben weiter: Ein einfacher Schnupfen oder übermäßiger privater oder beruflicher Streß läßt das Leiden fortschreiten, bis es zu schlimmen Folgeerkrankungen kommt. Bei diesen Patienten ist eine hundertprozentige Ausheilung nicht immer gewährleistet.

8 Hoffnung für »unheilbare« Krankheiten

Die klassische, am Organ und an der Biochemie orientierte Medizin, die seit Beginn dieses Jahrhunderts bei der Bekämpfung von Infektionen und Seuchen Hervorragendes leistete, daneben Pionierarbeit in der Intensivmedizin und der Chirurgie bot, ist bisher nicht in der Lage gewesen, bei den zunehmenden »unheilbaren« Krankheiten wie multipler Sklerose, Rheuma, Tumorleiden, chronisch-entzündlichen Darmerkrankungen oder Autoimmunerkrankungen, überzeugende Therapiekonzepte anzubieten. Im Gegenteil: Inzwischen publizierte Langzeitbeobachtungen haben ergeben, daß die gängigsten Behandlungsstrategien, die Verabreichung diverser, das Immunsystem unterdrückender Substanzen, mehr schaden als nützen: Sie bewirken teilweise eine ausgeprägte Verschlechterung der Befindlichkeit des Patienten und führen insbesondere bei langen Einnahmezeiträumen zu nicht vertretbaren Schädigungen des Knochenmarks, der blutbildenden Organe und des Immunsystems. Deshalb sind viele dieser »Behandlungsversuche« aus ethischen und juristischen Gründen nicht mehr vertretbar. Auch werfen die ausufernden Kosten der durch eine solche Behandlung entstandenen Gesundheitsschäden die Frage nach leistungsfähigeren Therapieansätzen auf.

Da – wie bereits ausgeführt – die Ursache für Krankheiten letztlich in der gestörten Kommunikation zwischen den einzelnen Zellen und Zellsystemen liegt, und damit das Immunsystem in den Brennpunkt ärztlicher Bemühungen gerückt wird, werden Krankheiten diagnostizierbar und therapierbar, die bisher als aussichtslos galten, ja nicht einmal verstanden wurden. Bei den meisten chronisch-entzündlichen Erkrankungen gilt heute eine Immundysfunktion als gesichert, und sie werden oft auch als Autoimmunerkrankungen bezeichnet. Hierzu gehören die nachfolgend genannten Diagnosen.

Diagnosen, hinter denen sich ausgeprägte Störungen des Immunsystems verbergen können

Bindegewebe und Gelenke: Rheumatische Erkrankungen; systemischer Lupus erythematodes (SLE; Schmetterlingsflechte); Sklerodermie (Autoimmunkrankheit des Gefäß- und Bindegewebes); Raynaud-Syndrom (anfallsweise auftretende Durchblutungsstörungen, meist an den Arterien der Finger); Polymyositis (Autoimmunkrankheit, gekennzeichnet durch Muskelschmerzen und -schwäche); Dermatomyositis (Muskelentzündung); rheumatoide Arthritis (entzündliche Erkrankung des Stütz- und Bindegewebes, der Muskelzellen und der Herzmuskulatur); pcP (progressiv-chronische Polyarthritis, rheumatoide Arthritis); Sjögren-Syndrom (pcP in Verbindung mit Trockenheit der Schleimhäute);Wegener-Granulomatose (eine Form der entzündlichen Erkrankung von Venen und Arterien).

Muskeln: Myasthenia gravis (gesteigerte Ermüdbarkeit bestimmter Muskelgruppen).

Magen und Darm: Chronisch-atrophische Gastritis; Zöliakie (Erkrankung der Dünndarmschleimhaut), Morbus Crohn; Colitis ulcerosa; idiopathische chronische Pankreatitis (Entzündung der Bauchspeicheldrüse).

Leber: Chronisch-aktive Autoimmunhepatitis (Hepatitis = Leberentzündung); akute und chronische Virushepatitis.

Lungen: Sarkoidose (Systemerkrankung, die vorwiegend die Lunge und die Lymphknoten befällt).

Herz: Endocarditis lenta; Myokarditis; Postkardiotomiesyndrom; Postmyokardinfarktsyndrom.

Nieren: Goodpasture-Syndrom (Nierenerkrankung mit Lungenblutung); Glomerulonephritis (Vielzahl von Nierenerkrankungen); interstitielle Nephritis (eine Form der Nierenentzündung).

Stoffwechsel und Hormondrüsen: Diabetes mellitus I; Hashimoto-Thyreoiditis (Entzündung der Schilddrüse); Morbus Basedow (Entzündung der Schilddrüse, meist in Verbindung mit Augensymptomen).

Blut: Idiopathische thrombozytopenische Purpura (ITP = Werlhof-Krankheit; Verringerung der Blutplättchen Blutgerinnungsstörungen); Autoimmunzytopenien (Zytopenie = Verminderung der Zellzahl im Blut); perniziöse Anämie (Form der Blutarmut).

Haut: Atopische Dermatitis bzw. Neurodermitis; diskoider Lupus erythematodes (DLE); Pemphigus (blasenbildende Hauterkrankungen); Herpes gestationis (Schwangerschaftsdermatose); Dermatitis herpetiformis (Hauterkrankung mit herpesähnlichen Bläschen).

Infertilität und Abortneigung

Augen: Uveitis intermedia (Entzündung der mittleren Augenhaut); Iritis (Entzündung der Regenbo-

genhaut); Sicca-Syndrom (Form einer Entzündung des ganzen Auges).
Nerven: Multiple Sklerose, Morbus Parkinson, Morbus Alzheimer, neuropathisches Schmerzsyndrom.
Psyche: Depression, Neurose, hysterische Konversionsneurose, Wechseljahresyndrom, prämenstruelles Syndrom, hyperkinetisches Syndrom, Magersucht, Bulimie, Hausfrauendepression, Midlife-crisis, Psychose.

Im folgenden werden einige verbreitete und meist fehltherapierte Krankheitsbilder vorgestellt und ihre Bedeutung aus der Sicht der modernen Schulmedizin dargelegt. Betrachtet man diese Leiden auf der Informationsebene, so sind sie keineswegs unerklärbar oder unheilbar. Es zeigen sich gangbare und erfolgreiche Therapiewege auf. Typisch ist, daß die solchen Erkrankungen zugrundeliegenden Entgleisungen von Patient zu Patient verschieden sind. Deshalb gibt es auch keine Universaltherapie, sondern nur eine individuelle Behandlung der jeweiligen Störung.

Multiple Sklerose

Ca. 100000 Menschen sind in der Bundesrepublik an multipler Sklerose (MS) erkrankt. Die Dunkelziffer wird auf 250000 geschätzt, da viele Patienten über mehrere Jahre hinweg mit psychiatrischen Diagnosen (z.B. Depression) oder Diagnosen aus dem rheumatischen Formenkreis (z.B. Fibromyalgiesyndrom) fehltherapiert werden. Man nimmt an, daß bei uns etwa eine Million Menschen ein erhöhtes Risiko besitzt, an multipler Sklerose zu erkranken. Von MS betroffen sind insbesondere junge Menschen in ihren aktiven Jahren.

Die Erkrankung führt zu schwerwiegenden neuro-
logischen Veränderungen mit psychischer Beeinträchtigung. Sie beginnt langsam und verläuft in Schüben. Die
Beine schmerzen, es tritt Kribbeln in den Armen auf, das
Gefühl und die Kraft in den Beinen ist vermindert. Frühsymptome sind häufig Müdigkeit, Erschöpfung, Konzentrationsstörungen, Störungen der Merkfähigkeit, Stim-
mungs- und Gefühlsschwankungen, Muskel- und Gliederschmerzen, vorübergehende Sehstörungen, Schwindel,
Kribbeln in den Armen und Beinen. Es können Taubheitsgefühle und ein allgemeiner Kräfteverfall auftreten.

Die recht häufig unspezifischen Symptome führen
oft zu jahrelangen Fehldiagnosen und Fehltherapien; erst
wenn massive Koordinierungs- und Bewegungsstörungen
vorliegen, wird die Diagnose multiple Sklerose gestellt.

Der typische Diagnose- und Therapieweg eines MS-
Patienten sah z.B. so aus:

Seit 1979: entzündliche Darmerkrankung Colitis
ulcerosa – Behandlung: Kortison.
Januar 1990: Taubheitsgefühle in den Beinen – Behandlung: Immunsuppressiva.
Sommer 1990: starke Mißempfindung in der rech-
ten Gesichtshälfte – Behandlung: Immunsuppressiva, Psychopharmaka.
Frühjahr 1992: Schwindelattacken, Einschränkun-
gen beim Laufen, stark verminderte Leistungsfähigkeit – Behandlung: Immunsuppressiva, Psychopharmaka.
Die immunologische Untersuchung ergab: Antikörper gegen Strukturen im Gehirn und Nervensystem;
chronische Immunstimulation. Eine gezielte Immuntherapie führte schließlich zur Besserung des
Gesamtzustandes.

Bei der MS handelt es sich um eine Autoimmunerkrankung, bei der Nervengewebe und Strukturen im Gehirn angegriffen, ja regelrecht »aufgefressen« werden. Die Ummantelung der Nervenfasern (Myelin) wird zerstört; es kommt dabei zu kreisrunden »Ausstanzungen« in dieser Isolierschicht. Diese Entmarkung der Nerven führt zu einer Beeinträchtigung ihrer Leitfähigkeit; der Patient merkt dies durch Lähmungen. Für die Zerstörungen sind offenbar im Blut gelöste (humorale) Antikörper, Immunkomplexe und speziell aktivierte T-Lymphozyten verantwortlich. Das körpereigene Myelinprotein, das den Nervenmantel bildet, wird von den Antikörpern als »fremd« erkannt, sie binden daran und aktivieren so das Komplementsystem, das letztlich die Zerstörung der Myelinscheide ausführt. Im Blut findet man massenhaft zirkulierende Immunkomplexe aus Antikörpern und Myelinproteinen.

Da das Zerstörungswerk unaufhaltsam fortschreitet und die Schäden kaum zu reparieren sind, hängt bei dieser Krankheit die Wirksamkeit einer immunmodulatorischen Therapie entscheidend von einer möglichst frühzeitigen Diagnosestellung ab. Dazu gehört neben der klassischen Diagnostik (ausführliche Anamnese, körperliche Untersuchung, kompletter neurologischer Status, bildgebende Verfahren) die systematische Untersuchung immunologischer Parameter aus Liquor und Blut. Ferner ist auch auf Erreger, die von einem geschwächten Immunsystem profitieren bzw. eine solche Immundysfunktion verstärken und Schübe auslösen, zu untersuchen. Für die Beurteilung gewinnt neben klinischen Aspekten, die Labordiagnostik, die Anzahl und Größe der Läsionen in der Magnetresonanztomographie, die Veränderung in Anzahl und Funktion der Lymphozytensubpopulationen und die Zytokinmessung zunehmend an Bedeutung.

Obwohl die genaue Ursache für MS unbekannt bleibt, gilt die Autoimmunbasis aufgrund pathologischer, immunologischer und genetischer Faktoren als gesichert. Bisher gibt es nur für akute Schübe therapeutische Strategien. Sie beruhen auf dem Einsatz ultrahochdosierter Steroide und immunsupprimierender Medikamente, die intravenös über mehrere Tage verabreicht werden. Multiple Sklerose ist ein typisches Beispiel für eine Diagnose, die keine Krankheit ist. Wie neuere Untersuchungen zeigen, stecken dahinter verschiedene Störungen des Immunsystems, die nicht alle geklärt sind. Sicher ist, daß die Abwehr so fehlgeleitet ist, daß sie ihre »Truppen« gegen eigenes Gewebe ausrücken läßt. Der zerstörerische Prozeß läßt sich nicht mehr rückgängig machen, er läßt sich nur stoppen – je eher, desto besser. Mit Immunmodulatoren läßt sich die entgleiste Abwehr einrenken, so daß entzündliche Schübe verhindert und die Schäden am Nervensystem kompensiert werden.

Zum körpereigenen Repertoire der Immunmodulatoren gehören neben den Hormonen insbesondere Zytokine, Interferone, Immunglobuline und Thymuspeptide. Diese Substanzen stehen dem Arzt heute als Medikamente zur Verfügung. Die Krankheit kann damit zum Stillstand gebracht werden, die Rezidivrate wird verringert. Schon jetzt zeigt sich anhand durchgeführter Untersuchungen, daß sich sämtliche Therapiestrategien an dieser Form der immunmodulatorischen Therapie messen müssen. Ihr therapeutischer Einsatz und Erfolg hängt grundlegend vom Verständnis des individuellen Krankheitsbildes ab. Denn: Multiple Sklerose ist nicht gleich multiple Sklerose. Die zugrundeliegenden immunregulatorischen Störungen können nämlich sehr unterschiedlich sein und führen letztlich nur in der gemeinsamen Endstrecke zu den bekannten Symptomen und Erscheinungsformen.

Unter dem praktischen Aspekt der Immunmodulation und der Verhütung eines MS-Schubes haben sich in den letzten Jahren zwei Substanzen als effektiv erwiesen:

Intravenöse 7-S-Immunglobuline: z.B. Purimmun. Schon seit Anfang der 80er Jahre existieren Publikationen, die die Wirksamkeit von Immunglobulinen bei Autoimmunerkrankungen, auch multipler Sklerose, belegen. Am Institut für Angewandte Immunologie und Umweltmedizin verfügt man seit Mitte der 80er Jahre über positive Erfahrungen mit intravenösen Immunglobulinen – allein oder in Kombination mit anderen Immunmodulatoren – bei verschiedensten Autoimmunerkrankungen. Inzwischen werden auch von anderen Arbeitsgruppen intravenös zugeführte 7-S-Immunglobuline bei etwa 35 verschiedenen Autoimmunerkrankungen eingesetzt. Dabei wird auf mehreren Ebenen regulierend in die zugrundeliegenden Autoimmunprozesse eingegriffen.

β-Interferon: Dieser Immunmodulator ist seit Juli 1993 in den USA zugelassen. Indiziert ist er bislang für noch gehfähige MS-Patienten mit schubförmigem Krankheitsverlauf.

Autoimmunerkrankungen und Erkrankungen bisher unklarer Ätiologie

Autoimmunerkrankungen entstehen, wenn der Körper seine eigenen Bausteine als fremd einstuft und bekämpft. Die Wege in eine solche »Verwirrung« sind vielfältig, zum Teil noch nicht geklärt. Eine japanische Arbeitsgruppe konnte zeigen, daß durch einen fehlerhaften programmierten Zelltod (Apoptose) Autoimmunität hervorgerufen wird. Die Apoptose ist ein natürlicher Vorgang, durch den für den Organismus schädliche Zellen beseitigt werden. Dazu wird in diesen Zellen ein Selbstmordprogramm aktiviert, das zu einem kontrollierten, sauberen und entzündungsfreien Absterben führt. T-Lymphozyten, die eigenes Gewebe angreifen, werden nach diesem Mechanismus in der Thymusdrüse ausgeschaltet (s. auch Kap. »Thymusdrüse«). Nun kann es durch einen Defekt in diesem Ablauf vorkommen, daß autoreaktive Lymphozyten nicht abgetötet werden, aus der Thymusdrüse in den Körper gelangen und die entsprechenden Schäden anrichten. Man kennt heute einen wichtigen Rezeptor auf den T-Lymphozyten, den Fas/Apo-1-Rezeptor, über den das Selbstmordprogramm in der Zelle aufgerufen wird. Ist dieser Rezeptor defekt, so beobachtet man – im Tierversuch – Autoimmunphänomene.

Eine Aktivierung des Immunsystems in Richtung Autoimmunität bzw. Hypersensitivität äußert sich zuerst in einer Makrophagenaktivierung. Immundiagnostisch ist dies durch einen Anstieg der Neopterin- sowie Tumornekrosefaktorentiter nachweisbar. Hier kann mit Pentoxifyllin therapiert werden. Das nächste Aktivierungsstadium ist eine Lymphozytenaktivierung – diagnostisch als ein Anstieg von Interleukin-2-Rezeptoren nachweisbar. In diesem Stadium ist eine prophylaktisch-therapeutische Behandlung mit Ciclosporin A und dessen Analoga zu überlegen. Patienten, bei denen zusätzlich eine Aktivierung der IgE-bildenden Zellen vorliegt, werden z.B. durch einen hohen CD23-Titer erkannt. Eine solche Hypersensibilisierung beobachtet man etwa bei Menschen, die täglich Tierallergenen ausgesetzt sind und dabei Aminosäuren einatmen, sowie bei Atopikern. In diesem Stadium kann die Verabreichung von γ-Interferon oder Anti-Interleukin-4 sinnvoll sein. Mit Fortschreiten der Immunaktivierung findet eine polyklonale Immunglobulinbildung statt. Hier ist eine Behandlung aufwendig und langwierig. Greift man aber rechtzeitig in einen sich entwikkelnden Autoimmunprozeß ein, kann man den Patienten vor bleibenden Schäden bewahren.

Auch extrem langsam wachsende Bakterien können Autoimmunphänomene hervorrufen, z.b. die rheumatoide Arthritis, entzündliche Darmerkrankungen, die Sarkoidose und die Schuppenflechte.

Eine Gruppe von Übeltätern sind die Mykobakterien. Zu diesen gehört Mycobacterium tuberculosis, der Erreger der Tuberkulose. Patienten, die von derartigen Bakterien befallen sind, zeigen oft ein breites Spektrum an Antikörpern gegen körpereigene Strukturen, so gegen den Zellkern, die Mitochondrien, Proteine des Zytoskeletts, die Schilddrüsenproteine und die T-Zellen. Daneben können auch andere Erreger solche Autoimmunphänomene auslösen: Chlamydien, Yersinia, Shigella und Arthrobacter. Diese Bakterien wachsen so langsam, daß sie von der Abwehr nur unzureichend aufgespürt und bekämpft werden. Schließlich richten sich die Angriffe einer dadurch aktivierten Abwehr gegen die eigenen Strukturen.

Meist wird bei Autoimmunerkrankungen eine immunsuppressive Therapie eingesetzt. Um die Bakterien zu bekämpfen, sind jedoch eine Langzeit-Antibiotika-Therapie, Impfungen oder eine Immuntherapie angezeigt.

Nicht jede »langsame« Bakterieninfektion erzeugt Autoimmunität. In der nachfolgenden Übersicht sind die Kriterien dafür aufgeführt, die zu einer Autoimmunerkrankung führen können:

Infektionsort: Variable T-zellabhängige Entzündung an der primären Infektionsstelle, meist in Haut, Lungen oder Magen-Darm-Trakt. Überwiegt die Antikörperbildung gegenüber der T-zellvermittelten Immunantwort, kann sich der Erreger einnisten.

- Zytokinfreisetzung: Chronisch stimuliert (insbesondere Interleukin-6); regt die B-Zellen an, ein modifiziertes IgG, dem ein Zuckerrest fehlt, freizusetzen (Agalactosyl-Immunglobulin G, das im Blut nachweisbar ist). Dieses bringt die Aktivität der B-Zellen durcheinander, die dann den Körper angreifende Antikörper bilden und eine entsprechende T-Zell-Antwort auslösen.
- Zweites Signal: Völlig durcheinander bringt die autoreaktiven T-Zellen ein zweites Signal von den Bakterien.
- Krankheitszeichen: Die Entzündungsbeschwerden werden durch eine Reaktion der autoreaktiven T-Zellen auf die bakteriellen Antigene ausgelöst.

Auch Umweltchemikalien stehen im Verdacht, Autoimmunerkrankungen auszulösen.

Diese Erkrankungen müssen sorgfältig und immer am individuellen Immundefekt des Patienten orientiert behandelt werden. Wichtig ist eine rechtzeitige Therapie. Leider ist dies nicht immer der Fall. Oft müssen die betroffenen Patienten einen langen Leidensweg gehen, wie das Beispiel einer Patientin zeigt:

Mit 12 Jahren: Mandeloperation.

Mit 20 Jahren: rheumatische Erkrankungen verschiedener Gelenke.

Mit 25 Jahren: Ohnmachtsanfälle, Gleichgewichtsstörungen.

Mit 29 Jahren: extreme Schwächezustände, Fieber; Diagnose: Hashimoto-Thyreoiditis.

Mit 31 Jahren: Ohnmachtsanfälle; Diagnose: Thrombosierung im Gehirn.

Mit 32 Jahren: Schleimhautentzündung im Darm; Diagnose: Colitis ulcerosa.
Mit 36 Jahren: starke Schwächeanfälle, Unfähigkeit zu laufen; Diagnose: psychische Störung.
Mit 38 Jahren: Zyste im Unterleib; Operation.
Mit 39 Jahren: starke Kopfschmerzen, Ohnmachtsanfälle; Diagnose: Verspannungen der Halswirbelsäule.
Bei einer immunologischen Untersuchung wurde folgende Ursache festgestellt: Antikörperbildung gegen Strukturen des Nervengewebes, des Gehirns und gegen Muskelproteine.

Die Therapie besteht aus die Abwehr wieder einrenkenden Botenstoffen, wie z.b. γ-Interferon und Immunglobulinen. Aber auch Enzyme oder technische Verfahren wie die Plasmapherese (Reinigung des Blutes von krankheitsverursachenden Antikörpern, Immunkomplexen oder Lymphozyten) haben sich bewährt.

Als Autoimmunerkrankungen gelten heute auch manche Formen der Herzmuskelentzündung, der Nierenentzündung und einige Magen-Darm-Erkrankungen. Bei den Herzmuskelentzündungen gelten Viren (insbesondere Coxsackie-, Echo-, Influenza-, Polio-, Mumps-, Adeno- oder Zytomegalieviren sowie Epstein-Barr- und HHV-6-Virus) als Hauptverursacher. Im folgenden werden zwei häufig vorkommende Autoimmunerkrankungen mit bisher unklarer Ursache diskutiert.

Rheuma – rheumatoide Arthritis

Die Diagnose »Rheuma« umfaßt rund 400 Krankheitsbilder, die primär die Organe des Bewegungsapparates betreffen: Gelenke, Wirbelsäule, Weichteile, Knochen etc. Der Beginn ist meist schleichend: Morgensteifigkeit der Gelenke, Entzündungen der Gelenke mit Erguß, dann Weichteilschwellungen und schmerzhafte Bewegungseinschränkungen. Beim Vollbild sind Finger- und Zehengelenke, Schulter-, Ellbogen- und – seltener – die Hüftgelenke betroffen. Bisher wurden alle in dieses Beschwerdebild passenden »Krankheiten« mehr oder weniger gleich behandelt: mit entzündungshemmenden und schmerzlindernden Mitteln.

Die rheumatoide Arthritis – so der moderne Name – ist eine Autoaggressionskrankheit, bei der neben den Gelenken auch innere Organe, wie Herz, Lunge, Leber oder Niere, betroffen sein können. Die Ursache ist immer eine Immundysfunktion. Aufgrund einer »Fehlinformation« wandern massenhaft B-Lymphozyten in die Gelenkhaut ein, vermehren sich und bilden Immunglobuline, die sich in der Gelenkflüssigkeit zu sogenannten Rheumafaktoren verbinden. Diese Rheumafaktoren sind gegen körpereigene Antikörper und gegen gesunde Zellen gerichtet. Sie lagern sich zu Immunkomplexen zusammen, gelangen teilweise über das Blut in andere Organe und verursachen dort Entzündungen und Gewebszerstörungen. Die Ursachen dieses Leidens sind noch nicht völlig geklärt; manche Bakterien (z.B. Streptokokken, Yersinien, Shigellen, Salmonellen) können das Krankheitsbild induzieren; Viren (z.B. Herpesviren) schaukeln den Immundefekt weiter auf.

Man versucht heute, diese Krankheit über eine Immunmodulation zu therapieren: Botenstoffe und Immungobuline können eine Gelenkentzündung unterdrücken. Der Tumornekrosefaktor-α und das Interleukin-1 fördern – wie bei anderen Immunerkrankungen – den zerstörerischen Prozeß im Gelenk. Einen solchen destruktiven Botenstoff kann man dadurch aus dem »Verkehr« ziehen, daß man ihn mit löslichen Rezeptoren oder monoklonalen Antikörpern einfängt. Gute Erfolge bietet auch eine Enzymtherapie, wodurch vor allem die zirkulierenden Immunkomplexe abgebaut werden. Allerdings erfordert die Therapie der rheumatoiden Arthritis viel Erfahrung und ein individuelles Eingehen auf den Patienten, denn jeder Mensch hat sein eigenes Rheuma.

Sarkoidose

Unter Sarkoidose versteht man eine Systemerkrankung, die prinzipiell jedes Organ des menschlichen Körpers befallen kann und je nach Zielorgan unterschiedliche Symptome hervorruft. Ist die Lunge befallen, so beobachtet man hauptsächlich Husten und Atemnot bei Belastung. Trifft es das Herz, sind Herzrhythmusstörungen gefürchtet. Sie können tödliche Folgen haben. Aber auch das Nervensystem und das Gehirn können daran erkranken. Die Folge davon sind Krampfanfälle, aber auch Störungen der Konzentration und der Merkfähigkeit, Müdigkeit, Erschöpfung, Schlafstörungen, dysphorische und euphorische Stimmungslagen, Schwindel, Koordinierungsstörungen, Depressionen und Persönlichkeitsveränderungen, Störungen der Neurotransmittersynthese, Störungen der Releasinghormone. Sind die Augen betroffen, kommt es zu Sehstörungen und Entzündungen. Auch Gefäßentzündungen in Form einer sogenannten Vaskulitis können auftreten. Weitere Organe, die es treffen kann, sind Leber, Nieren, Milz, Knochen und die Haut. Da die Sarkoidose viele nichtorganbezogene Symptome hervorbringt, die sich insbesondere in einer erheblichen Beeinträchtigung der Befindlichkeit ausdrücken, werden ihre Anzeichen häufig verkannt, insbesondere dann, wenn bei atypischer Sarkoidose keine Veränderungen im Brustraum vorliegen.

Diese organunabhängigen Befindlichkeitsstörungen der Patienten findet man auch häufig in den Frühstadien anderer autoimmunologisch bedingter Erkrankungen, z.B. bei Lupus erythematodes, rheumatoider Arthritis und Sjögren-Syndrom. (s. auch »Diagnosen, hinter denen sich Störungen des Immunsystems verbergen«, S. 201–203). Auch lymphproliferative Erkrankungen und Tumore können im Frühstadium die gleichen Symptome erzeugen.

Die Ätiologie der Sarkoidose ist noch weitgehend unbekannt. Es wird jedoch auch hier ein auslösender Erreger postuliert. Dazu kommt wahrscheinlich eine genetische Disposition. Bei der akuten Sarkoidose findet sich häufig ein spezieller Gewebstyp (HLA-A1/B8). Für einen Immundefekt spricht auch, daß insbesondere das lymphatische Gewebe befallen ist. Am meisten sind Menschen zwischen dem 20. und 40. Lebensjahr betroffen. Bei Frauen tritt diese Erkrankung öfter auf als bei Männern.

Morphologisch zeichnet sich das Krankheitsbild durch sogenannte nichtverkäsende Epitheloid-Zellgranulome aus. Darunter versteht man eine überschießende gewulstartige Bildung von neuem Gewebe. Eine Auswaschung des Lungen- und Bronchienraums ergibt bei der Sarkoidose eine Erhöhung der Lymphozytenzahl, insbesondere ein Überwiegen der CD4-Helferzellen, wohingegen sich im peripheren Blut eher eine Erniedrigung der Lymphozyten findet. Darüber hinaus sind die Lymphozyten nur schwer stimulierbar. Die Makrophagen in den Bronchien liegen in unreifen Formen, also als Monozyten, vor.

Erkennbar ist inzwischen, daß die Wechselwirkung der Lymphozyten mit den Makrophagen eine herausragende Rolle bei der Sarkoidose spielt. Zum einen sind die Makrophagen an der Aktiverung der T-Helferzellen beteiligt, indem sie verstärkt ein noch nicht bekanntes Antigen präsentieren, zum anderen setzen aktivierte T-Lymphozyten wiederum Lymphokine frei, die Einfluß auf die Makrophagenaktivierung und -differenzierung nehmen. Es werden vermehrt Interleukine in das Blut ausgeschüttet. Dadurch werden die T-Zellen aktiviert, die in der Folge sowohl Interleukin-2 ausschütten als auch gleichzeitig in Form einer anderen Population den Rezeptor für Interleukin-2 auf ihrer Oberfläche entstehen lassen. Die daraus entstehende Wechselwirkung des Interleukins-2 mit seinem Rezeptor auf der Zelloberfläche triggert die Vermehrung der T-Zellen. Diese T-Lymphozyten schütten dann wieder chemotaktische Faktoren (Faktoren, die weitere Immunzellen anlocken) in das Blut aus. In der Folge wandern Blutmonozyten aus den Lungenkapillaren in die Zellzwischenräume der Lungen und Bronchien. Hier differenzieren sie sich dann zu reifen Makrophagen, aus denen sich letztlich das Granulationsgewebe bildet. Neben dem Interleukin-1 ist insbesondere das ebenfalls aus aktivierten T-Zellen sezernierte γ-Interferon für die Fusion von Alveolarmakrophagen (Makrophagen in der Lunge) zu Riesenzellen verantwortlich. Die bei Sarkoidose gefundenen Alveolarmakrophagen zeigen auch Störungen in funktioneller Hinsicht: Man beobachtet eine erhöhte spontane und unstimulierte Freisetzung von Sauerstoffradikalen, die gewebs- und zelltoxisch sind, und die bei der Einleitung krankhaft entzündlicher Vorgänge im Bindegewebe eine entscheidende Rolle spielen.

Um die Sarkoidose richtig zu diagnostizieren, muß ein breites Spektrum von Kriterien herangezogen werden. Dazu gehören zuerst Befindlichkeitskriterien, die aus den Angaben des Patienten erkennbar sind. Auch wechselnde Befindlichkeitsstörungen des Patienten sind unbedingt zu berücksichtigen, da wie in Kap. 9 noch ausgeführt wird, neuere psychoneuroimmunologische Forschungen eine

Korrelation zwischen Befindlichkeit und einer gestörten Immunregulation eindeutig bewiesen haben. Im weiteren Verlauf der Erkrankung sind dann auch die klassischen Kriterien, wie klinische Laborbefunde, bronchoalveoläre Waschungen (erhöhter Lymphozytenanteil der Differentialzytologie, Anteil von T-Helferzellen und anderer Serumparameter), zu nennen. Möglicherweise liegt der Sarkoidose neben der angeborenen Disposition eine Störung der (Auto)immunität zugrunde. Unter anderem wird dem reaktivierten humanen Herpesvirus 6 (HHV-6) eine ursächliche bzw. mitverursachende Bedeutung zugeschrieben. Deshalb sollte auch auf HHV-6-Antikörper im Blut sowie zusätzlich direkt auf das Virus mit der PCR-Technik geprüft werden.

Während die symptomatische Behandlung (z.b. psychische Symptome mit Psychopharmaka, entzündliche Symptome mit Immunsuppressiva) noch weit verbreitet ist, führt das immunologische Verständnis von Autoimmunerkrankungen zu neueren therapeutischen Ansätzen mit körpereigenen immunmodulatorisch wirkenden Substanzen. Hierzu gehören intravenöse Immunglobuline, synthetische Thymushormone, Interferone bzw. Interleukine und zur Beeinflussung der schädlichen freien Sauerstoffradikale die Therapie mit Antioxidantien. Zunehmend finden diese körpereigenen Substanzen ein breiter werdendes Indikationsspektrum. Während sie ursprünglich nur zur Substitution für Mangelzustände Einsatz fanden, wurden in der Folge die immunmodulierenden Effekte erkannt, was insbesondere zu einem Einsatz bei Autoimmunerkrankungen führt.

Bei der bislang favorisierten ausschließlich immunsuppressiven Therapie besteht neben den bekannten, zum Teil starken Nebenwirkungen die Gefahr, daß langfristig die Erreger (z.b. HHV-6), die zur Immunsuppression und damit zur Krankheitsauslösung entscheidend beitragen, auch noch in ihrer Vermehrungsfähigkeit gefördert werden. Im Vergleich dazu stellt die zusätzliche immunmodulatorische Therapie mit körpereigenen Substanzen ein relativ kausales Behandlungsprinzip dar, deren Nebenwirkungen, wenn überhaupt, nur im Rahmen der biologischen Aktivität dieser Substanzen im gesunden Organismus liegen. Durch diese schonende Therapie mit körpereigenen Substanzen können auch schwere Krankheitsformen erheblich verbessert werden, so daß die Patienten an Lebensqualität und Leistungsfähigkeit gewinnen, die weitere Gewebszerstörung kann aufgehalten werden. Bei weniger schweren oder frühen Verlaufsformen ist teilweise durch Beseitigung der Immundefekte und Erreger eine vollkommene Heilung der Sarkoidose möglich.

▨ HIV und Aids

Manchmal leisten gerade die Mechanismen, die vor bestimmten Krankheiten schützen, anderen Krankheiten Vorschub. Das tragischste Beispiel dafür bieten Virusinfektionen, die sich mit Hilfe der Zellen und Wechselwirkungen des Immunsystems ausbreiten. In solchen Fällen fördert die Immunantwort die Vermehrung der Viren, anstatt sie zu begrenzen. Genau dies geschieht beim Human-Immunschwäche-Virus (HIV), das schließlich das Krankheitsbild Aids (Aquired immunodeficiency syndrome) auslösen kann.

Das Virus kommt in mehreren Stämmen vor, die unterschiedlich gefährlich sind. Eine HIV-Infektion erzeugt zunächst eine heftige Immunantwort des Körpers. Wie bei vielen anderen Krankheiten produzieren in dieser akuten Infektionsphase die B-Zellen Antikörper, die das Virus neutralisieren. Zugleich vermehren sich die aktivierten T- Killerzellen und zerstören infizierte Zellen. Klinisch ähnelt diese Phase einer schweren Grippe, die mit Fieber und Gliederschmerzen einhergeht und höchstens ein paar Wochen dauert. Sobald dann die Immunreaktion voll im Gang ist, werden infizierte Zellen und Viruspartikel aus dem Blut entfernt. Einige entgehen jedoch der Abwehr, vermehren sich weiter und schwächen das Immunsystem. So können schließlich weitere Krankheitserreger die Oberhand gewinnen. Meist stirbt der Patient an einer solchen, vom Körper nicht bekämpften anderen Infektion, wie z.b. einer bakteriellen Lungenentzündung, Pilzinfektionen verschiedener Organe oder Infektionen mit Zytomegalie-, Epstein-Barr-, Zoster-, Herpes-simplex- sowie Hepatitisviren.

Das HIV-Virus siedelt sich vorzugsweise in den CD4- Helferzellen und anderen Abwehrzellen an. Da bereits aktivierte T-Zellen das Wachstum der Viren viel stärker fördern als inaktive, verbessern sich die Vermehrungsbedingungen für die Erreger, je stärker das Immunsystem sich ihrer zu erwehren sucht. Überdies können die Zytokine aktivierter T-Zellen, wie z.b. der Tumornekrosefaktor, die Replikation der Viren in den T-Helferzellen ankurbeln. So nutzt HIV die raffiniertesten Abwehrmechanismen des Immunsystems, um sein Überleben zu sichern.

Das HIV-Virus – derzeit das bestuntersuchte Virus – ist nicht nur die primäre Ursache von Aids, sondern löst für sich alleine schon – in der Regel auf Dauer – schwere Störungen der Immunfunktion aus. Schuld daran ist die starke Abnahme der Helferzellen. Man glaubte zunächst, daß diese Zellen aufgrund der Infektion mit HIV getötet würden. Nach neuesten Ergebnissen jedoch vermutet man, daß die Helferzellen aufgrund einer Aktivierung des programmierten Zelltods (Apoptose) sterben. In solchen Patienten begehen dann viele Zellen »Selbstmord«, wenn sie durch ein fremdes Antigen stimuliert werden (normalerweise regt ein solcher Reiz die Zellen zur Teilung und Vermehrung an). Wie das HIV-Virus das fatale Programm aktiviert, ist noch ungeklärt. Trotz intensiver Forschung gibt es bisher weder eine Impfung gegen diese Krankheit noch eine Heilung.

Nun beobachtet man immer wieder Menschen, die nachweislich schon seit vielen Jahren infiziert sind, deren Immunsystem aber in keiner Weise beeinträchtigt zu sein scheint. Auch fand man mehrfach HIV-exponierte Menschen, die gegen diese Infektion »immun« zu sein scheinen. Man stellte bei ihnen eine zelluläre, HIV-spezifische Immunantwort, aber keine Antikörperbildung fest. Forscher sind nun diesen Phänomenen nachgegangen und haben eine erste Erklärung gefunden.

Eine Gruppe der T4-Zellen (CD4-Zellen) ist als T-Helferzellen ausgeprägt. Sie können nach einer Typ1- oder Typ2-Antwort reagieren, jeweils mit einem entsprechenden Zytokinprofil (s. Kap. 3). Während das Typ1-Profil mit den charakteristischen Botenstoffen Interleukin-2, Interleukin-12 und γ-Interferon eine starke zelluläre Immunantwort (Aktivität der zytotoxischen T-Lymphozyten und der natürlichen Killerzellen) auslöst, begünstigt das Typ2-Profil über die Vermittler Interleukin-4, 5, 6, 10 und 13 durch Stimulierung der B-Zellen eine Antikörperantwort. Menschen, in deren Immunsystem die Typ1-Reaktion überwiegt, besitzen einen gewissen Schutz gegen eine HIV-Infektion. Unter ihnen finden sich die Langzeitträger mit guter Gesundheit. Überwiegt dagegen die Typ2-Reaktion, ist das Infektionsrisiko ungleich größer; auch verläuft bei solchen Menschen die Infektion sehr rasch. Dies entspricht auch der anerkannten Theorie über Virusinfektionen, wonach Antikörper vor einer Erstinfektion schützen, dagegen eine Antwort über die zytotoxischen T-Zellen und die natürlichen Killerzellen eine im Körper festgesetzte Infektion eindämmt.

Das Typ1/Typ2-Modell erklärt auch, weshalb mehrfach exponierte Individuen virusfrei bleiben können. Wird ein nichtinfizierter Mensch vom »Typ1« mit hohen Virusdosen infiziert, erkrankt er höchstwahrscheinlich an einer HIV-Infektion, trotz der starken zellulären Immunantwort, da es zu einer Bildung von Antikörpern kommt. Gerät er dagegen nur mit relativ niedrigen, nicht infektiösen Dosen des Virus in Kontakt, wird die zelluläre Abwehrschiene aktiviert. Kommt er anschließend mit hohen Virusdosen in Kontakt, schafft es die aktivierte Abwehr, das Virus aus dem Körper zu verbannen.

Das Verhältnis zwischen Typ1- und Typ2-Antwort ist in erster Linie angeboren. Es gibt jedoch Faktoren, die dieses Gleichgewicht stören, wenn nicht gar umkehren. Dazu gehören Infektionen mit Helminthen (parasitische Würmer wie Trematoden, Cestoden, Nematoden), Mykoplasmen, Mykobakterien, Borrelien oder Syphiliserregern. Derartige Erkrankungen verschieben das Typ1/Typ2-Gleichgewicht zugunsten des Typs2. Dies erklärt auch das gehäufte Vorkommen von HIV-Infektionen in Ländern der Dritten Welt, in denen solche Infektionen sogar endemisch sind.

Das Modell weist auch auf eine neue Therapierichtung gegen Aids hin, nämlich einer Verabreichung von Zytokinen des Typs1 und von Antikörpern, die die Typ2-Zytokine einfangen. Eine andere Möglichkeit wäre eine Regulation über Faktoren, die die Typ1-Antwort stimulieren. Das Verhältnis läßt sich auch hormonell regulieren. Die Streßhormone Kortisol und andere Glukokortikoide hemmen die Proliferation von T-Zellen, indem die die Bildung von γ-Interferon und Interleukin-2 blockieren. Glukokortikoide verstärken dagegen die Aktivität der B-Zellen über eine erhöhte Produktion von Interleukin-4, verschieben also das immunologische Gleichgewicht in Richtung Typ2. Physiologische Antagonisten von Kortisol sind das Dehydroepiandrosteronsulfat (DHEAS) und sein Derivat, das Dehydroepiandrosteron (DHES). Bei Aidspatienten fand man nun erhöhte Kortisol- und erniedrigte DHES-Spiegel. Eine entsprechende Hormontherapie könnte hier das Gleichgewicht wieder herstellen.

Die Erkrankung Aids zeigt, wie erfolgreich Krankheitserreger die menschliche Immunabwehr herauszufordern vermögen. Weil infektiöse Keime so vielfältig und mutationsfähig sind, werden derartige Bedrohungen wohl nie enden.

Allergien

Bei allergischen Personen richten sich Teile des Immunsystems mit ganzer Kraft irrigerweise gegen an sich harmlose Substanzen. Dies hat unangenehme, manchmal sogar tödliche Folgen. Ursprünglich war eine allergische Reaktion als eine Waffe des Körpers gegen Parasiten entstanden. Doch dieses Parasitenverteidigungssystem ist heute eigentlich überflüssig, denn Menschen kommen kaum noch mit Parasiten in Kontakt. Dadurch richtet sich dieser scheinbar unterforderte Teil des Immunsystems manchmal in unproduktiver Weise gegen andere Substanzen, beispielsweise Birkenpollen.

Je nachdem, mit welchem Teil des Immunsystems ein solches Allergen in Kontakt kommt, entstehen unterschiedliche, fehlgeleitete Immunreaktionen. In den oberen Luftwegen erzeugen sie Niesen oder eine verstopfte und triefende Nase (allergische Rhinitis). In den unteren Luftwegen können die Bronchien sich verengen und verschleimen, so daß typische asthmatische Symptome auftreten. In den Geweben des Magen-Darm-Trakts entstehen Übelkeit, Bauchkrämpfe, Durchfall oder Erbrechen.

Schließlich vermag ein Allergen, das ins Blut gelangt ist, eine Anaphylaxie auszulösen: eine allergische Reaktion in einer weit von seiner Einsatzstelle entfernten Körperregion. Schwere anaphylaktische Schocks können alle normalen Körperfunktionen durcheinanderbringen und sogar tödlich enden.

Jede allergische Reaktion wird zunächst durch den gleichen lautlosen Prozeß in Gang gesetzt: die Sensibilisierung. Dazu kann bereits der einmalige Kontakt mit einem Allergen, typischerweise einem Eiweißstoff, ausreichen. Aus noch nicht ganz geklärten Gründen werden die B-Zellen zu einer inadäquaten Antikörperbildung angeregt: Es wird IgE gebildet. IgE bindet über spezifische Rezeptoren an die Mastzellen (derart beladene Mastzellen gelten als sensibilisiert) und an die basophilen Granulozyten.

Hat die Produktion von IgE-Antikörpern einmal begonnen, hält sie offenbar Monate, ja manchmal sogar viele Jahre an. Folglich besetzen Scharen dieser Moleküle unablässig die IgE-Rezeptoren auf den Mastzellen und den basophilen Granulozyten und sind bereit, beim nächsten Allergenkontakt augenblicklich in Aktion zu treten. Bei einem späteren körperlichen Kontakt mit dem Allergen heften sich die Allergenmoleküle sofort an die IgE-Antikörper auf den Mastzellen. Die Vernetzung mastzellgebundener IgE-Moleküle liefert das entscheidende Signal an die Mastzelle, Botenstoffe freizusetzen, die typische Allergiesymptome auslösen (Abb. 17).

Zu diesen Botenstoffen gehört das Histamin, das sowohl die Schleimbildung in den Epithelien anregt und so zur Verstopfung der Luftwege beiträgt als auch die glatte Muskulatur, die wie ein elastisches Band Bronchien und Därme umschlingt und sie kontrahieren läßt. Ferner vermag es, die feinen Blutgefäße zu weiten und durchlässiger zu machen, so daß Flüssigkeit ins Gewebe sickern

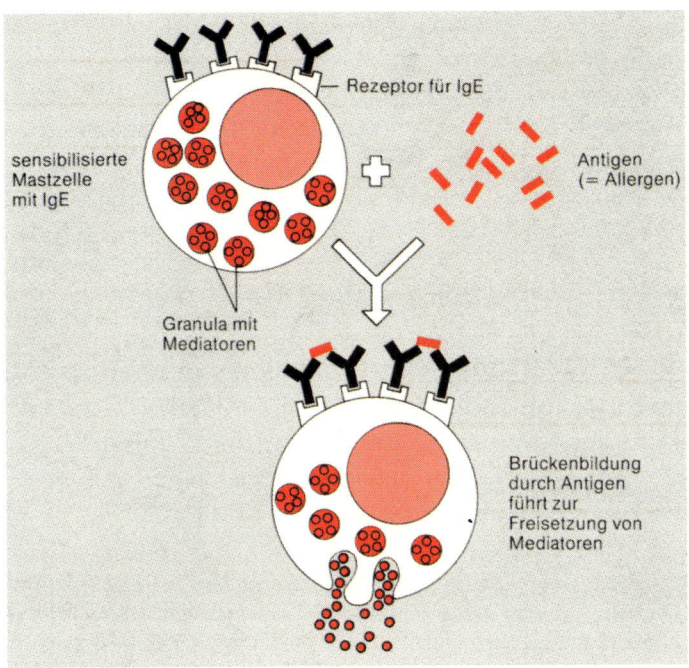

Abb. 17. Mit IgE beladene Mastzellen setzen bei Antigenkontakt Botenstoffe frei.

kann. Rötungen und Schwellungen sind die Folge. Betreffen diese Gefäßveränderungen große Teile des Körpers, können sie ein tödliches Kreislaufversagen auslösen. Bei einem solchen Schock fällt der Blutdruck jäh so stark ab, daß die Sauerstoffversorgung von Herz und Gehirn nicht mehr gewährleistet ist.

Eine weitere Gruppe von Mediatoren sind die Prostaglandine und Leukotriene. Wie Histamin verengen sie die Bronchien und erweitern die Blutgefäße. Ihre Wirkung hält allerdings länger an.

Meist schreitet die Allergie allerdings zu einem dritten – häufig chronischen – Stadium fort. Die aktivierten

Mastzellen locken andere Zellen aus dem Blutkreislauf in das Gewebe: die basophilen und eosinophilen Granulozyten, die T-Lymphozyten und die Monozyten. Die angelockten Zellen sondern Substanzen ab, die dafür sorgen, daß die Frühsymptome anhalten und sich verschlimmern, so daß das betroffene Gewebe schließlich dauerhaft geschädigt wird. Das klinische Bild solcher Symptome wird auch als Atopie bezeichnet.

Neben der erstbeschriebenen allergischen Sofortreaktion gibt es eine weitere, an der auch Immunglobuline der Klassen G und M beteiligt sind: Der Angriff des Immunsystems ist hierbei gegen zellfixierte Fremdantigene gerichtet. Die als »fremd« verkannte Substanz wird von einem Antikörper gebunden und löst eine Kaskade von Vorgängen aus: Makrophagen werden aktiv, ebenso die Komplementreaktionen. Diese Zerstörungsprozesse sind dermaßen massiv, daß ihr Schaden größer als ihr Nutzen ist. Die überschießende Zerstörung von Zellen wirkt sich gesundheitsschädigend aus. Eine derartige Allergie kann durch Arzneimittel hervorgerufen werden und richtet sich dann gegen Blutbestandteile. Bestimmte Medikamente, wie Penizillin, Chinin und Sulfonamide, oder ihre Stoffwechselprodukte lagern sich an einzelne Komponenten des Blutes an und induzieren eine Antikörperantwort. Die Folge sind Anämien.

Eine andere Form der Allergie wird durch im Serum zirkulierende Immunkomplexe, die von einer Abwehrreaktion »übriggeblieben« sind, ausgelöst. Die Immunreaktion richtet sich gegen diese persistierenden Immunkomplexe. Findet der Kampf im Blut statt, hat dies für die Gesundheit keine Folgen. Aber solche Komplexe können eine Entzündung auslösen, in deren Folge Botenstoffe aktiv werden, die die Gefäßwände durchlässiger machen. So gelangen sie in die Gewebe und werden dort massiv bekämpft. Dies führt zu Schäden an den Gefäßwänden.

Es gibt verschiedene Fremdantigene, die derartige Reaktionen auslösen können: α-hämolysierende vergrünende Streptokokken, Parasiten, Hepatitisviren, Staphylokokken, sowie auch Inhalationsantigene von Tieren, Pflanzen oder Schimmelpilzen, die normalerweise eine IgG-Antwort und erst in zweiter Linie eine IgE-Bildung hervorrufen. Typische Erkrankungen sind allergische Entzündungen der Atemwege (»Taubenzüchterkrankheit«, »Farmerlunge«).

Es gibt aber auch allergische Reaktionen, die sich erst nach über 12 Stunden entwickeln. Hierbei handelt es sich um eine T-zellvermittelte Hypersensitivität, die normalerweise der Bekämpfung von intrazellulären Bakterien, z.B. Mykoplasmen, dient. Hierbei werden Granulome gebildet; es kommt zu Hautschäden. Typisch ist eine solche Reaktion für Kontaktekzeme (Nickel- und Gummiallergien).

Für Allergien scheint es eine erbliche Disposition zu geben. Wie bereits beschrieben, gibt es zwei T-Zell-Antworten, Typ1 und 2, wobei letztere überwiegt. Nun ist bekannt, daß nach Typ2 reagierende Zellen Interleukin-4 und 5 ausscheiden, aber kein γ-Interferon, während die Typ1-Zellen γ-Interferon und Interleukin-2 freisetzen, nicht jedoch Interleukin-4 und 5. Interleukin-4 regt die B-Lymphozyten an, bevorzugt Antikörper vom IgE-Typ herzustellen, während γ-Interferon die Produktion solcher Antikörper bremst. Demnach sollte die individuelle Mischung aus Typ1- und Typ2-Reaktion darüber entscheiden, ob die B-Zellen IgE-Moleküle oder Antikörper einer anderen Klasse hervorbringen. Abb. 18 zeigt, wie eine Typ2-Antwort zu einer allergischen Atemwegsinfektion führt.

Eine erhöhte IgE-Bildung wird normalerweise durch Parasiten hervorgerufen. Bei Allergikern vermögen »harmlose« Substanzen, die bei einem Gesunden die Bil-

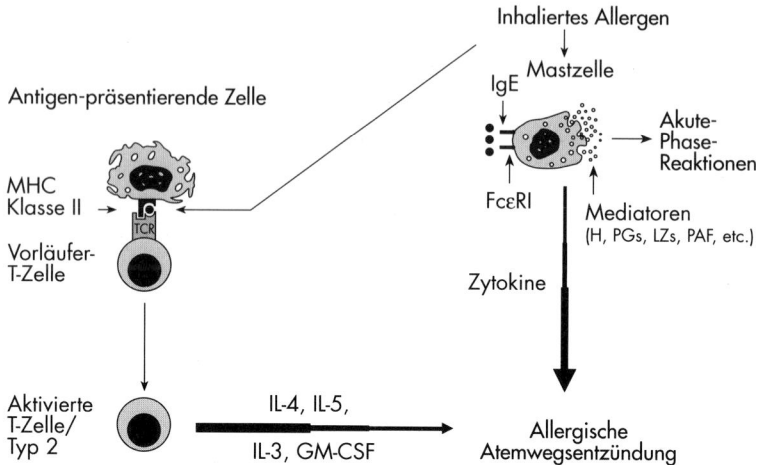

Abb. 18. Wege in die allergische Atemwegsinfektion; *H* Histamin, *PG* Prostaglandin, *LT* Lymphotoxin, *PAF* Plättchenstimulierender Faktor, *FCERI* spezieller Rezeptor für IgE, *GM-CSF* Granulozyten-Makrophagen koloniestimulierender Faktor.

dung anderer Immunglobulinklassen (IgM, IgG) in Gang setzen, ein Zuviel an IgE hervor. Die Ursachen hierfür sind:

- Erbliche Belastung,
- Exposition gegenüber natürlichen Antigenen,
- Chronische Belastung gegenüber Luftschadstoffen,
- Psychischer Streß,
- Art des Allergens: Die meisten Allergene haben ein relativ niedriges Molekulargewicht und können daher leicht durch die Schleimhautbarrieren dringen.

Zu den allergischen Erkrankungen gehören Leiden wie das Asthma bronchiale, die atopische Dermatitis, die Neurodermatitis, die allergische Rhinitis oder die chronische Bronchitis. In Abb. 19 sind die Reaktionen darge-

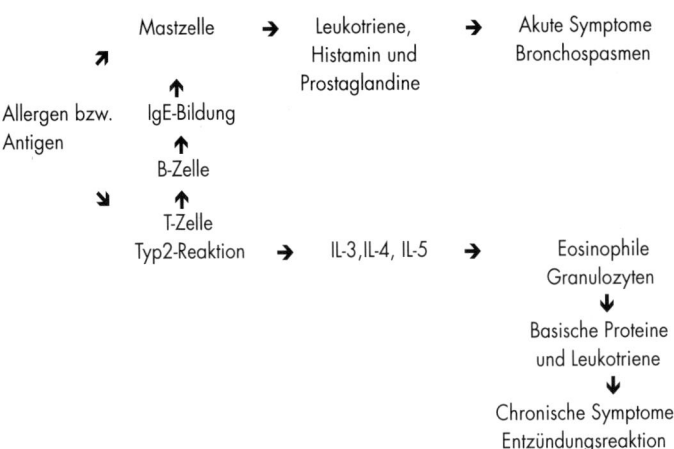

Abb. 19. Entstehung akuter und chronischer Symptome der Bronchitis.

stellt, die zu akuten und chronischen Bronchitissymptomen führen.

Das neue Verständnis von allergischen Reaktionen muß auch einen Wechsel der Therapie nach sich ziehen. Das früher nur auf die Krampflösung gerichtete Therapieprinzip muß heute um eine immunmodulatorische erweitert werden. Ziel muß es sein, die Immundysfunktion wieder zu beheben.

Neuropsychiatrische Erkrankungen

In den letzten Jahren häuften sich Befunde über gemeinsame antigene Moleküle im Nervensystem und im Immunsystem. So dockt beispielsweise das HIV-Virus auch an den CD4-Molekülen der Nervenzellen an, wodurch möglicherweise psychiatrische Symptome und die Aids zugehörige Demenz hervorgerufen werden.

Das Immunsystem, das Nervensystem und das endokrine System (Drüsen) hängen zusammen, beeinflussen und regulieren einander. Liegen die Botenstoffe des Immunsystems in einem Ungleichgewicht vor, können sie eine Reihe psychischer Beschwerden wie Depressionen, Unruhe, Reizbarkeit, Schlafstörungen, Neurosen etc hervorrufen.

Zahlreiche Untersuchungen bei schizophrenen Patienten wiesen eine Veränderung im Immunsystem sowohl auf zellulärer als auch auf humoraler Ebene nach. Dabei war die Anzahl und die Reaktionsfähigkeit verschiedener Lymphozytensubpopulationen verändert. So war die Anzahl der CD3-, CD8- und auch der CD4-Zellen erhöht und ihre Reaktivität verändert. Ferner fand man eine Erhöhung der Interleukin-2-Rezeptoren sowie erniedrigte Gehalte an Interleukin-2. Parallel dazu beobachtete man eine Veränderung an Rezeptoren für verschiedene Botenstoffe im Gehirn, z.B. für Noradrenalin, Serotonin und Dopamin, was die verzerrte Wahrnehmung der Realität von Schizophreniepatienten erklärt. Typischerweise ist auch die Ausschüttung von Hormonen (z.B. Prolaktin) entgleist. Die Ursachen für all diese Dysregulationen – die über die Achse Hypothalamus-Hypophyse-Nebennierenrinde zusammenhängen – ist noch unklar. Fest steht jedoch, daß man nicht mehr von *der* Schizophrenie sprechen kann, sondern vielmehr jeder Patient seine eigene Form dieser Krankheit besitzt. Bei depressiven Patienten hatte man ebenfalls Veränderungen des Immunsystems festgestellt.

Obwohl derartige Untersuchungen erst am Anfang stehen, kann daraus die wichtige Erkenntnis abgeleitet werden, daß nicht nur das zentrale Nervensystem die Peripherie, also auch das Immunsystem, beeinflußt, sondern daß es auch den umgekehrten Weg gibt, eben die Rückinformation vom Immunsystem an das zentrale

Nervensystem. Hierauf gründet sich auch die Hoffnung bei solchen Erkrankungen, für die es bisher nur eine lebenslange Therapie mit Psychopharmaka gab. Immunmodulatoren, die das Immunsystem wieder auf den richtigen Kurs bringen, können hier wie Psychopharmaka wirken, da sie auch die Psyche erreichen.

Tumorerkrankungen

Die Griechen verglichen Krebserkrankungen mit bösartigen Krabben, die sich tief in das Fleisch ihres Opfers einfressen. Entsprechend gaben sie den Namen »karkinos«, der Krebs, (lateinisch »cancer«). Sie wußten nicht, wie und woher Krebs kommt, aber sie sahen, daß das Leiden – sobald es sich festgesetzt hatte – heimtückisch weiterwucherte und schließlich den Körper »auffraß«.

Die Angst vor Krebs beruht nicht zuletzt auf seiner Heimtücke. Nicht das leiseste Anzeichen kündigt ihn an, und er kann jahrelang still und unsichtbar bleiben. Es genügt, wenn eine einzelne Zelle so verändert wird, daß sie sich in unkontrollierter Weise teilt.

Eine Krebsentstehung wird normalerweise nicht von einer einzigen Ursache ausgelöst, sondern ist ein multifaktorielles Geschehen. Dabei beginnt der unkontrollierte Teilungsprozeß *in der Zelle*. Die Informationseinheit, die das normale Wachstum und die normale Teilung der Zelle reguliert, ist gestört. Im Erbgut eines jeden Menschen schlummern Gene, die unter bestimmten Umständen Krebs auslösen können, sogenannte Proonkogene (Abb. 20). Krankheitsverursachend ist also die Aktivierung oder Hemmung von strategisch wichtigen Genen zum falschen Zeitpunkt oder in der falschen Zelle.

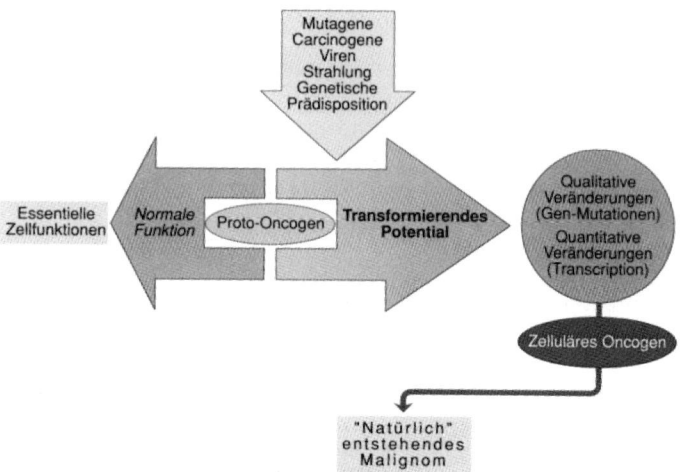

Abb. 20. Wirkungsweise von Krebsgenen.

Proonkogene gehören zum normalen Zellbestand und üben auch normale Funktionen aus. Manche Forscher spekulieren, daß es sich hierbei um Viren handelt, die sich im Laufe der Evolution als Parasiten in das Erbgut eingenistet haben. Durch äußere oder innere Einflüsse kann ein solches Proonkogen zu einem »Amokläufer« werden. Zu diesen Einflüssen gehören die UV-Strahlen (Sonnenlicht, Höhenstrahlung, Röntgenstrahlung), manche Chemikalien (z.b. Nitrosamine, Benzpyrene oder Metallstäube) oder Viren (z.b. Papillomaviren für Gebärmutterhalskrebs). Sie können Mutationen in einem Proonkogen auslösen, die die Zelle dazu anregen, im Augenblick nicht benötigte Substanzen zu bilden, z.b. wachstumsstimulierende Hormone. Auch entstehen im normalen Stoffwechselgeschehen immer wieder maligne Zellen, die aber durch das immunologische Überwachungssystem erkannt und unschädlich gemacht werden. Ferner kann die Hemmung des natürlichen Zelltods

230

(Apoptose) eine Ursache für das Auftreten eines Tumors sein. Es gibt starke Hinweise dafür, daß bestimmte Krebsarten, wie z.b. das B-Zell-Lymphom, durch einen Defekt in der Regulation der Apoptose mitverursacht werden. Möglich werden solche krebsauslösenden Prozesse erst durch eine Schwäche der Abwehr. Wie bereits geschildert, gibt es Mechanismen, die auf die Erkennung und Entsorgung von entarteten Zellen spezialisiert sind. Funktionieren diese nicht richtig, haben Tumorzellen eine Chance. Die Krebsentstehung hängt also entscheidend vom Ausgang des Kampfes zwischen den unkontrolliert wuchernden Zellen und dem Immunsystem ab. Und genau hier liegt die Chance, diesen Kampf zu gewinnen und somit der Schlüssel zur modernen Krebstherapie. Man versucht, die Abwehrmechanismen so aufzurüsten, daß der Körper die wuchernden Zellen selbst bekämpfen kann. Hierzu muß vor allem die Aktivität der zytotoxischen T-Lymphozyten und der natürlichen Killerzellen gestärkt werden, die wirksamsten Waffen des Körpers gegen entartete Zellen. Dazu werden körpereigene Botenstoffe (Zytokine) eingesetzt, z.b. die Interferone, die Interleukine-1 und 2 und der Tumornekrosefaktor. Außerdem versucht man, die Gefäßbildung, die der Tumor zu seiner eigenen Versorgung ausgelöst hat, zu blockieren oder zu stoppen, z.b. durch Injektion von Faktoren, die den Befehl zum Gefäßwachstum löschen.

Interleukin-2 ist ein Zytokin, das die T-Zellen aktiviert, Tumorzellen zu bekämpfen. Es ist seit 1990 für die Behandlung des fortgeschrittenen Nierenzellkarzinoms zugelassen; bei anderen Krebserkrankungen wird seine Wirkung getestet. Gleiches gilt für den Tumornekrosefaktor. Durch solche Botenstoffe werden weitere Modulatoren wie die koloniestimulierenden und Wachstumsfaktoren aktiviert. Darüber hinaus greifen sie in die Wechselwirkungen zwischen verschiedenen T-Lymphozyten ein, etwa in das Gleichgewicht zwischen T4- und T8-Zellen, zytotoxischen Lymphozyten und natürlichen Killerzellen. Sie verursachen auch Nebenwirkungen wie Fieber und grippeähnliche Symptome bis hin zu einem Schock. Eine solche Therapie muß daher individuell auf den Patienten abgestimmt und sorgfältig überwacht werden. Sie erweist sich jedoch als wirkungsvoller als die ausschließlich orthodoxe Therapie von Karzinomen mit Chemotherapie, Strahlen und Chirurgie.

Eine weitere Möglichkeit, Krebszellen zu bekämpfen, ist der Einsatz monoklonaler Antikörper. Das sind kleine Eiweißmoleküle, die spezifisch gegen bestimmte Oberflächenmerkmale der Krebszellen (Tumorantigene) gerichtet sind. Diese monoklonalen Antikörper können die Zellen entweder direkt angreifen oder ein Medikament tragen, das sie gezielt in die entartete Zelle schleppen. Dort zerstört das Medikament die Krebszelle.

Eine weitere vielversprechende Möglichkeit ist der Einsatz von »Biological response modifiers«, also Substanzen, die die Immunantwort beeinflussen. Hierzu gehören Mistelpräparate, eiweißspaltende Enzyme und Thymusfaktoren. Vor allem die Misteltherapie findet immer mehr Anerkennung in der Schulmedizin. So konnte gezeigt werden, daß der wirksame Bestandteil, das Mistellektin, in optimaler Dosierung die Proliferation unreifer lymphatischer Zellen und die Reifung von Lymphozyten im Thymus signifikant erhöht. Im peripheren Blut finden sich nach einer Behandlung doppelt so viele T-Zellen wie vorher. Auch die Zytokinsekretion sowie die Akute-Phase-Reaktion werden angekurbelt. Leider entwickkelt sich jedoch nach einiger Zeit eine Toleranz gegen das Mistellektin, so daß das Präparat dann wirkungslos wird.

Eine gute Vorbeugung gegen Krebs ist – scheinbar paradoxerweise – regelmäßig eine Erkältung mit Fieber und einem Krankheitsgefühl, das für einige Tage ins Bett zwingt. Forscher haben nachgewiesen, daß Menschen, die ein- bis zweimal im Jahr an einer fiebrigen Erkältung erkranken, seltener Krebs bekommen. Fieber und Krankheitsgefühl sind ein Zeichen dafür, daß der Körper Botenstoffe in Umlauf setzt, die zwar primär die Schnupfenviren zum Ziel haben, aber gleichzeitig eine Eliminierung möglicherweise vorhandener »schlafender« Krebszellen bewirken und das Immunsystem »trainieren«. Antibiotika, entzündungshemmende oder fiebersenkende Medikamente verhindern diese Schutzreaktion.

Fieber ist also Ausdruck eines Heilungsprozesses. Durch folgende Reaktionen bringt es das Immunsystem »auf Trab«:

- Die Freßzellen im Blut bewegen sich schneller und fressen mehr Eindringlinge.
- Es werden mehr T-Zellen gebildet.
- Die Interferonbildung wird angekurbelt.
- Der Eisengehalt im Blut sinkt drastisch ab. Dies hemmt die Vermehrung von angreifenden Mikroorganismen, die Eisen zu ihrer Vermehrung brauchen.

Da man heute weiß, daß Fieber eindeutig Vorteile für die Überwindung jeder Krankheit bietet und keinesfalls eine Krankheit als solche ist, wird man es nur bei lebensbedrohlichen Temperaturen zu senken versuchen. Ansonsten ist es immer ein Zeichen dafür, daß der Körper den Kampf gegen die Erreger aufgenommen hat. In der Homöopathie versteht man dies schon lange so und unterstützt die Fieberbildung sogar gezielt.

Lyme-Borreliose

Zwei bedeutende Infektionskrankheiten werden von Zecken übertragen, die Frühsommermeningoenzephalitis (FSME) und die Lyme-Borreliose. Während FSME in der Presse häufig diskutiert wurde und es dagegen auch einen Impfstoff gibt, wird die Lyme-Borreliose jedoch oft verkannt, was der folgende Leidensweg eines Borreliosepatienten beispielhaft zeigt:

Mit 25 Jahren: Gehirnembolie.
Mit 55 Jahren: Stimmungsschwankungen, Schlafstörungen, Müdigkeit; Diagnose: psychovegetatives Erschöpfungssyndrom; Therapie: Psychopharmaka.
Mit 56 Jahren: Ohnmachtsanfälle, massive Schlafstörungen; Diagnose: Schlaganfall; Therapie entsprechend.
Durch eine immunologische Untersuchung wurde die Ursache ermittelt: Borrelieninfektion, kombiniert mit einem Defekt in der humoralen Immunabwehr.

Die verschiedenen klinischen Erscheinungsbilder der Borreliose sind teilweise schon seit der Jahrhundertwende bekannt. Aber erst die Entdeckung des Erregers klärte die Zusammenhänge auf. Die typische Hauterkrankung, das Erythema chronicum migrans, wurde bereits 1909 als Zeckenbißfolge dokumentiert. Neurologische Symptome beschrieb der Münchner Neurologe Bannwarth 1941 als von Zecken übertragene »chronisch lymphozytäre Meningitis«. Ihren Namen erhielt die Krankheit schließlich von der kleinen Gemeinde Lyme im amerikanischen Bundesstaat Connecticut. 1981 entdeckte der Wissenschaftler Dr. Willi Burgdorfer den zu den

Spirochäten gehörenden Erreger im Darm von Zecken. Nähere Untersuchungen des Erregers zeigten, daß er zur Gattung Borrelia gehört, und zu Ehren des Entdeckers wurde diese Spirochäte als Borrelia burgdorferi bezeichnet.

Spirochäten sind Bakterien, die 10- bis 20mal größer als andere Bakterien sind. Dennoch sind sie mit 10–50 µm sehr winzig (das ist etwa ein Hundertausendstel der Größe eines Stecknadelkopfes). Ihre Gestalt ist ungewöhnlich: Während die meisten Bakterien rund oder stäbchenförmig sind, sind Spirochäten schraubenförmig. Sie sind sehr beweglich, wachsen außergewöhnlich langsam und pflanzen sich nur alle 24–33 Stunden fort, ganz im Gegensatz zu anderen typischen Bakterien, die sich alle 20–30 Minuten reproduzieren. Wahrscheinlich aufgrund dieses langsamen Wachstums ist die Wirkung der Spirochäten im allgemeinen nicht tödlich, sie schwächen vielmehr den befallenen Organismus, das heißt, bei Befall durch Spirochäten hat der Körper eine bessere Chance, eine Immunabwehr aufzubauen als bei Bakterien, die sich schnell fortpflanzen und den Körper rasch überwältigen können. Ein Spirochätenbefall kann jedoch tödlich ausgehen, wenn er Organe trifft, die schon zuvor durch eine bereits bestehende Erkrankung geschwächt waren.

Die bekannteste, durch Spirochäten verursachte Erkrankung ist die Syphilis. Es überrascht daher nicht, daß die Lyme-Borreliose und die Syphilis viele Ähnlichkeiten zeigen. Typisch für Spirochätenkrankheiten ist, daß sie kommen und gehen, verschwinden und von neuem ausbrechen und in jedem Stadium verschiedene Symptome aufweisen. Beide Erkrankungen beginnen mit einer Hautreizung, die wieder abklingt. Unbehandelt können sie Monate oder Jahre später mit Symptomen in Knochen oder Gelenken, im Nervensystem, am Herzen und an den Augen wiederkehren. Diese Ähnlichkeit hat bei den Ärzten zu einiger Besorgnis geführt. Sie befürchteten bei der Lyme-Borreliose vergleichbare Behandlungsschwierigkeiten wie sie das Spätstadium der Syphilis bereitet. Außer der Syphilis sind die meisten anderen bekannten, von Spirochäten verursachten Krankheiten, wie Rückfallfieber und Leptospirosen, eher selten und auf tropische Regionen Afrikas, des mittleren Ostens, Südamerikas und Südostasiens beschränkt.

Hauptüberträger der Borreliose sind Schildzecken, in Europa die Spezies Ixodes ricinus (Holzbock). Allerdings können auch andere Arthropoden, z.b. Stechmükken, als Überträger dienen. Zahlreiche wildlebende Tiere (Mäuse, Eichhörnchen, Wildvögel) und Haustiere (Hunde, Katzen, Pferde, Rinder) sind Reservoirwirte für den Erreger. Typisch für diese Überträger – auch Vektoren genannt – ist, daß sie nie an den Erregern erkranken, die sie in ihrem Darm beherbergen. Allerdings können die Zecken die Spirochäten in ihrem Inneren auch nicht abtöten. Der Grund hierfür ist eine vermutlich durch Pestizide hervorgerufene Immunschwäche bei den Zecken.

Dem Lebenszyklus der Zecken entsprechend treten die meisten Bisse in den Monaten April bis November auf. Dies ist demnach auch die Hauptzeit der Frühsymptome. Die Zecken sind am aktivsten im feuchtwarmem Milieu, in Waldgebieten, in der Nähe von Flußläufen, in Parks und Grünanlagen. Die Borreliose kommt weltweit vor, ist aber besonders in Mitteleuropa bekannt. Da ein Zeckenbiß schmerzlos ist, kann er leicht übersehen werden. Man rechnet damit, daß in Mitteleuropa zwischen 15 und mehr als 50 % aller Zecken, je nach Region, durchseucht sind.

Die Lyme-Borreliose ist eine Multisystemkrankheit. Wie bei der Syphilis wird der Verlauf in drei Stadien – entsprechend der Lokalisation der Erreger – eingeteilt, wobei einzelne Stadien übersprungen werden können und auch in jedem Stadium eine Spontanheilung erfolgen kann. Man unterscheidet eine Lokalinfektion, eine Erregergeneralisation und eine Organmanifestation.

Das Erstsymptom einige Tage bis mehrere Wochen (im Durchschnitt 10 Tage) nach einem Zeckenstich ist das Erythema chronicum migrans, die typische Wanderröte. Es handelt sich hierbei um einen roten Hautausschlag, der sich ausbreitet und zum Teil der Haut ein papierähnliches Aussehen verleihen kann. Dazu kommen noch typische allgemeine Symptome, wie Abgeschlagenheit, leichtes Fieber, Kopfschmerzen, Nackensteifigkeit und Lymphknotenschwellungen. Oft werden diese unspezifischen Krankheitssymptome als grippaler Infekt fehlgedeutet. Im zweiten Stadium, wenige Wochen bis Monate nach dem Zeckenstich, können diverse neurologische Manifestationen auftreten. Dabei kann sich der Erreger im Nervensystem, im Herz, in den Gelenken oder Muskeln festsetzen. Entsprechend kommt es zu Nervenentzündungen, Entzündungen der Rückenmarksnervenwurzeln, Hirnhautentzündungen, Glieder- und Muskelzuckungen oder auch zu Herzmuskel- oder Herzbeutelentzündungen. Im Spätstadium der Erkrankung, dem dritten Stadium, das Monate bis Jahre nach dem Zeckenstich auftritt, folgen dann schwere Erkrankungen des Gehirns, des Nervensystems oder der Gelenke. Im Gehirn lassen sich herdförmige Läsionen feststellen, die allgemein als multiple Sklerose diagnostiziert werden.

Eine Diagnose ist nur durch den Nachweis spezifischer Antikörper oder des Erregers selbst zu stellen. Allerdings gilt die Labordiagnose der Borreliose trotz eines rapiden Fortschritts der wissenschaftlichen Erkenntnisse immer noch als schwierig und ist in vielerlei Hinsicht unbefriedigend. Ursachen dafür sind die fehlende Standardisierung der serologischen Testverfahren sowie ihre eingeschränkte Spezifität und Sensitivität.

237

Im Routineverfahren ist die Kultur als direkter Erregernachweis wenig geeignet. Sie kann aber im Einzelfall diagnostisch weiterhelfen, wenn das klinische Bild trotz negativen Antikörpernachweises an eine Borreliose denken läßt (sogenannte seronegative Lyme-Borreliose). Der kulturelle Nachweis sollte daher nur in einem Referenzlaboratorium durchgeführt werden. Geeignete Untersuchungsmaterialien sind Liquor, Hautbioptate, im Ausnahmefall auch Blut mit Antikoagulanzienzusatz. Die besten Ergebnisse erhält man, wenn das Untersuchungsmaterial (z.B. Liquor) sofort nach der Entnahme in das Medium verimpft wird. Als experimentelle Methoden eignen sich die PCR-Technik sowie der Nachweis von Borrelia-Antigenen im Urin mit Hilfe monoklonaler und polyklonaler Antikörper. Keines dieser Verfahren hat jedoch bisher Eingang in den Routineanwendungsbereich gefunden. Relativ einfach ist dagegen der Nachweis in der Zecke, was für epidemiologische Zwecke von Interesse sein kann. Die Spirochäten lassen sich im Dunkelfeldmikroskop in einer Aufschwämmung des Zeckendarms anhand ihrer typischen Morphologie und Bewegungsart nachweisen.

Ungefähr ab der 3. Woche nach Infektionsbeginn tritt eine systemische IgM-Immunantwort auf, gefolgt von einer IgG-Antikörperbildung etwa ab der 6. Woche. Häufig lassen sich jedoch im Primärstadium mit den verfügbaren Testverfahren keine spezifischen Antikörper nachweisen. Im zweiten Stadium ist die Immunantwort qualitativ ähnlich wie im ersten Stadium, jedoch sind nun meistens auch IgG-Antikörper vorhanden. Bei der Neuroborreliose findet man zusätzlich in der Mehrzahl der Fälle auch spezifische Antikörper im Liquor. Im dritten Stadium haben die Patienten, vor allem bei Gelenk- und Hautentzündungen, in der Regel hohe IgG-Antikörpertiter. IgM-Antikörper lassen sich hingegen nur selten nachweisen.

Sehr vielversprechend ist die Diagnose mittels eines Western Blots. Damit konnte gezeigt werden, daß die Immunantwort bei der Borreliose immer bestimmten Gesetzmäßigkeiten folgt. Die nach ca. 3 Wochen einsetzende Antikörperbildung richtet sich in der Regel zuerst gegen das Flagellenprotein (Flagellin) der Zecke. Selten findet man auch schon sehr früh Antikörper gegen äußere Membranproteine, häufiger jedoch gegen ein bestimmtes Protein, das mit der äußeren Membran assoziiert ist. Im zweiten Stadium der Erkrankung ist die Immunantwort der des Primärstadiums sehr ähnlich. Allmählich werden jedoch gegen weitere Proteine Antikörper gebildet. Sehr charakteristisch und spezifisch für die späte Immunantwort ist die Reaktion mit einem Protein, das ein spezielles Molekulargewicht besitzt und typisch für Borrelien ist. Wichtig ist jedoch, daß auf die in der entsprechenden Region jeweils heimischen Zecken mit ihren entsprechenden Proteinen untersucht wird.

Diese Erkenntnisse haben für die Diagnostik mittlerweile eine große Bedeutung erlangt und sind ein wertvolles Hilfsmittel in der Hand des Arztes. Allerdings muß der Untersucher für die Interpretation der individuellen Reaktionsmuster von Patientenseren mit der stadienabhängigen diagnostischen Bedeutung der immunogenen Proteine vertraut sein. Ferner sind noch mögliche störende Faktoren zu berücksichtigen. Falsch-positive Testergebnisse findet man beispielsweise häufig beim Pfeifferschen Drüsenfieber, EBV-Infektion, aber auch bei anderen Herpesvirusinfektionen sowie beim Vorliegen einer Autoimmunkrankheit. Ebenfalls muß eine Syphilis diagnostisch ausgeschlossen werden.

Die Behandlung der Borreliose sollte so früh wie möglich mit Antibiotika erfolgen. Oft kann man damit spätere Komplikationen verhindern. Eingesetzt werden Tetrazykline, Penizilline, Erythromycin und Cephalosporine. Meistens ist die Therapie jedoch langwierig. Als mögliche Nebenwirkungen muß in seltenen Fällen mit Reaktionen auf die durch vermehrten Spirochätenzerfall freiwerdenden Toxine gerechnet werden (Jarisch-Herxheimer-Reaktion). Auch können die Komplikationen noch andauern, wenn die Spirochäten durch die Antibiotika bereits vernichtet wurden.

Bei älteren Infektionen bzw. bei jedem begründeten Verdacht auf eine Borreliose muß möglichst schnell ein Behandlungsversuch mit intravenösen, modernen Antibiotika über 14 Tage unternommen werden. Bessern sich die Symptome, so gilt das auch als Infektionsnachweis. Unverständlicherweise beharren viele Ärzte immer noch auf einem Borreliennachweis im Liquor, obwohl der sofortige Therapieversuch unter Wissenschaftlern als die beste Strategie gilt.

Lyme-Borreliose löst eine komplexe Immunreaktion des Körpers aus. Manchmal können diese Mechanismen überreagieren und normales gesundes Gewebe schädigen. Diese überschießende Abwehrreaktion konzentriert sich in der Regel auf drei Regionen, nämlich die Gelenke, das Nervensystem und das Herz. Sehr häufig sind auch länger andauernde Müdigkeitsphasen nach erfolgter Behandlung. Daher ist die beste Therapie die Prophylaxe, nämlich die Vermeidung eines Zeckenbisses. Dazu gehört, daß man Wiesen, Unterholz und Feuchtgebiete in der Hauptsaison der Zecken meidet oder sich mit dicht schließender Kleidung mit langen Ärmeln und Hosenbeinen, einer Kopfbedeckung und festem Schuhwerk schützt. Unbedeckte Hautstellen sollten unbedingt mit insektenabwehrenden Mitteln eingerieben werden. Hat eine Zecke zugebissen, so ist es wichtig, sie sofort zu entfernen. Das Infektionsrisiko steigt nämlich mit der Dauer des Zeckenkontaktes. Wer in den Wochen oder Monaten nach dem Zeckenbiß einen Ausschlag an seinem Körper bemerkt oder unter grippeähnlichen Beschwerden leidet, sollte unverzüglich einen Arzt aufsuchen.

Da Borrelien sich jahrelang in den Zellen verstekken können und – wie geschildert – schwer zu diagnostizieren sind, kommt es häufig zu Fehldiagnosen. Mögliche Diagnosen, hinter denen sich schon Borrelieninfektionen verborgen haben, sind folgende:

Polyneuropathie, hyperkinetisches Syndrom, Diabetes mellitus, Erschöpfungssyndrom, rezidivierende Herpes-genitalis-Infektion, chronische Diarrhoe, chronische Sinusitis frontalis, chronische Harnwegsinfektion, Erschöpfung, Schmerzsyndrom, Schwindel nach grippalem Infekt, Myalgien, Polyarthritis, ängstlich-depressive Reaktion, Herzklopfen, Bronchitis,»Multiple chemical sensitivity disorder«, myelodysplastisches Syndrom, allergische Rhinitis, Rheuma, Depressionen, Mononukleose, manisch-depressive Erkrankung, multiple Sklerose, Morbus Bechterew, Dermatomyositis, Psoriasis capitis, Konjunktivitis, Lumbago, Simulant.

Rinderwahnsinn

Seit einiger Zeit versetzen drei Buchstaben Verbraucher in Angst und Schrecken: BSE, die Abkürzung für bovine spongiforme Enzephalopathie, kurz Rinderwahnsinn. Es handelt sich hierbei um eine 1985 in Großbritannien erstmals aufgetretene Krankheit bei Rindern. Ursache ist eine bislang noch nicht nachzuweisende infektiöse Einheit, die eine schwammartige Aufweichung des Gehirns der befallenen Tiere hervorruft. Die Tiere zeigen aggressives Verhalten, Gleichgewichtsstörungen und sterben nach einiger Zeit. In Großbritannien sind daran bisher über 100000 Tiere verendet, in Deutschland sind zwei Fälle erkrankter Tiere bekannt geworden, in der Schweiz etwa 50 Fälle. Eine vergleichbare Krankheit, die Scrapie, war bisher bei Schafen und Ziegen bekannt. Tote Schafe waren für die Tierfutterproduktion verwendet worden, und durch eine unzureichende Erhitzung wurde der Erreger gewissermaßen an die Kühe verfüttert.

Die Untersuchung der zerstörten Hirne von an der Krankheit verstorbenen Rindern ließ Wissenschaftler aufhorchen. Identische Veränderungen im menschlichen Gehirn sind Humanmedizinern seit Jahrzehnten bekannt. Sie finden sich bei den beim Menschen auftretenden seltenen Krankheiten Creutzfeldt-Jacob-Krankheit (CJD) und Gerstmann-Sträussler-Scheinker-Syndrom (GSSS). Diese Leiden galten als eine Form der Altersdemenz. Auch die Anthropologen konnten ein Indiz beisteuern: Bei Eingeborenen in Papua-Neuguinea, die aus rituellen Gründen die Hirne ihrer Feinde verzehren, tritt eine vergleichbare Erkrankung »Kuru« auf. Ähnliche Krankheiten sind TME (Transmissible mink encephalopathy) bei Nerzen sowie die »Chronic wasting disease« (CWD) bei hirschartigen Tieren.

Alle diese Krankheiten zeichnen sich durch eine Reihe gemeinsamer Merkmale aus. So ist ihre Inkubationszeit überaus lang; sie kann von Monaten bis zu Jahrzehnten dauern. Der Krankheitsverlauf dagegen ist sehr kurz. Nach wenigen Wochen bis wenigen Jahren folgt der Exitus.

Während der Krankheit sind Demenz und Bewegungsstörungen typisch, und man findet im Gehirn charakteristische Eiweißablagerungen. Ein Krankheitserreger konnte bislang nicht entdeckt werden. Es wurde spekuliert, daß es sich um ein Virus handele. Dagegen spricht jedoch, daß keinerlei entzündliche Prozesse feststellbar sind. Bisher konnte auch kein Viruserbmaterial aus dem infizierten Gewebe isoliert werden. Man weiß jedoch, daß bestimmte Eiweiße der Gehirnzellen durch den wie auch immer gearteten »Erreger« verändert werden und die Krankheit auslösen. Diese veränderten Proteine werden als Prionproteine bezeichnet und treten in Gehirnen erkrankter Tiere gehäuft auf – daher auch der Begriff Prionenkrankheit. Bei Versuchstieren ließ sich mit diesen Eiweißstoffen die Krankheit auslösen.

Eine Forschergruppe isolierte auch ein solches infektiöses Protein, das für die Übertragung von Scrapie in Frage kommt. Dieses Protein, für das bisher keine DNA- oder RNA-Komponente gefunden wurde, ist außerordentlich resistent gegenüber Hitze, ionisierender oder ultravioletter Strahlung sowie virusinaktivierenden Chemikalien oder Enzymen, die Erbsubstanz oder Eiweiß spalten. Es scheint sich um ein körpereigenes Protein zu handeln, das auf noch ungeklärte Weise so modifiziert wird, daß es die Krankheit auslösen kann. Ob genetische Defekte oder eine infektiöse Übertragung die Krankheit auslösen, ist noch ungeklärt.

Sollte sich bestätigen, daß Prionproteine ohne Beteiligung des Erbmaterials die Infektion auslösen und sich vermehren können, dann gerieten molekularbiologische Dogmen ins Wanken. Bisher war man immer der Ansicht, eine Veränderung von Zellen könne nur durch Erbmaterial, also DNA oder RNA, ausgelöst werden.

Solange ein Erreger nicht genau bekannt ist, kann die Krankheit erst mit dem Auftreten von Symptomen erkannt werden, z.B. wenn typische Merkmale wie Gehirnveränderungen auftreten. Leider gibt es zur Zeit keine eindeutigen Beweise für oder gegen die Übertragbarkeit dieses rätselhaften Leidens auf den Menschen. Jede Übertragung von Lymph- oder Nervengewebe kranker

Tiere auf andere Arten hat jedoch bisher die Krankheit auslösen können. So sind in England bereits Todesfälle von Katzen bekannt, die BSE-verseuchtes Katzenfutter erhielten. Auch die Injektion menschlichen Lymphgewebes von CJD-Patienten an Ziegen führte zur Übertragung des Erregers und löste Scrapie aus. Andererseits übertragen betroffene Mütter die Krankheit weder in der Schwangerschaft noch beim Stillen auf ihre Kinder.

Eine Übertragbarkeit muß trotzdem zumindest als möglich betrachtet werden. Gefährliche Produkte in dieser Hinsicht sind jedoch nicht nur Rindfleisch (hier insbesondere Innereien, wie Gehirnbries, Knochenmark usw.) sondern auch daraus hergestellte weitere Verarbeitungsprodukte. So verbirgt sich Rindfleisch beispielsweise in Markklöschen, Leberkäse, in Fertiggerichten, Fleischextrakt oder Würzen. Auch Arzneimittel und Kosmetika können Produkte aus Rindern enthalten, beispielsweise Thymusextrakt, Milzpräparate, Kollagen oder Elastin enthaltende Produkte.

Der beste und derzeit einzige Schutz vor solchen unbekannten »Substanzen« ist die Vermeidung.

Einer Immuntherapie zugängliche Erkrankungen

Die Tabelle 19 faßt verbreitete Erkrankungen zusammen, nennt den zugrundeliegenden »Fehler« im Immunsystem und zeigt die moderne Behandlung im Vergleich zur oft wenig erfolgversprechenden klassischen Therapie.

Tabelle 19. Erkrankungen, die einer Immuntherapie zugänglich sind.

Diagnose	Krankheit	Klassische Behandlung	Moderne Behandlung
Arteriosklerose	Häufig chronische Entzündung der Gefäßwand durch z.B. Herpesviren, Autoimmunerkrankungen; Erniedrigung des TGF-β, dadurch schlechter Gefäßschutz	Chemische Cholesterinsenker, durchblutungsfördernde Medikamente	Zusätzlich Immunmodulation, Virusbekämpfung, hochdosiert Antioxidantien[a]; am besten vorbeugen durch rechtzeitige Bekämpfung der Viren und des Immundefekts, L-Carnitin, Aspirin (max. 100 mg pro Tag); erhöht den TGF-β-Spiegel
Atopische Erkrankungen (Allergie, Neurodermitis)	T-Zell-Defekt (falsche Botenstoffproduktion) mit der Folge einer IgE-Bildung (Typ2-Immunopathie)	Rein symptomatisch mit kortisonhaltigen Präparaten und Antihistaminika[b] (Kortison ist nur im Notfall sinnvoll)	Je nach Störung Immunglobuline, γ-Interferon, Thymuspeptide[c], γ-Linolensäure, Fischöl; Darmsanierung

Tabelle 19. Fortsetzung.

Diagnose	Krankheit	Klassische Behandlung	Moderne Behandlung
Asthma bronchiale	1. T-Zell-Defekt, häufig mit Allergie assoziiert, gestörte Virusabwehr, Typ2-Immunopathie; 2. NO-Überschuß; 3. humoraler Immundefekt (Antikörpermangel, Subklassenmangel); häufig infektinduziert	Nur symptomatisch: Antibiotika, Kortison, Euphyllin, Theophyllin, β2-Mimetika[d] und andere bronchienerweiternde Präparate (negativer Einfluß auf auf den Herzmuskel)	Zusätzlich: Funktionsverbesserung der T-Lymphozyten, Antikörpersubstitution (da oft lokaler Antikörpermangel), unspezifische Immunstimulanzien (z.B. Bakterienprodukte) zur nfektreduktion, γ-Interferon zur Umschaltung der Immunantwort, Verbesserung der Infektabwehr z.B. durch Kalziumascorbat
Depressionen, Schlafstörungen	Keine Erkrankung, nur Symptom!	Psychopharmaka	Spezifische Behandlung je nach ursächlicher Erkrankung
Dermatomyositis (Muskelfasernekrose)	Komplementdefekt, T-Zelldefekt, Autoimmunerkrankung	Kortison, Methotrexat, Immunsuppressiva	Geeignete Immunglobuline (intravenös, hochdosiert)

Tabelle 19. Fortsetzung.

Diagnose	Krankheit	Klassische Behandlung	Moderne Behandlung
Chronisch wiederkehrende Eileiterentzündungen, Cysten (führen häufig zur Unfruchtbarkeit)	Immundefekt, gestörte Abwehr, Infektion mit intrazellulären Bakterien (z.B. Chlamydien) und Viren	Entzündungshemmende Mittel, Antibiotika, ggf. Operation, häufig erfolglose Hormonbehandlung und Befruchtungsversuche	Stärkung des Immunsystems, gezielte Bekämpfung des Erregers, evtl. Kombination von Interferon und Immunglobulin plus Antibiotika
Frühaborte, Fehlgeburt	Siehe Eileiterentzündung; zusätzlich überschießende Autoimmunität	Keine bzw. Psychotherapie	Immunglobuline hochdosiert bis zur 24. Schwangerschaftswoche, IFN-α
Herzrhythmusstörungen	Infektion mit intrazellulären Bakterien (Chlamydien, Borrelien) oder Viren, häufig Elektrolytmangel; chronische Entzündung des Herzmuskels	Antiarrhythmika mit oft schwersten Nebenwirkungen und Gefahren	Erregertherapie (Antibiotika, Virostatika), Immunglobuline, hochdosierte Magnesiuminfusionen, Interferone je nach Erreger und Immundefekt

Tabelle 19. Fortsetzung.

Diagnose	Krankheit	Klassische Behandlung	Moderne Behandlung
Drohender Herz-infarkt	Koronarsklerose, Herz-muskelentzündung, unbekannte Ursachen	Symptomatisch, β-Blocker, Kalziumantagonisten, ACE-Hemmer[e], By-pass-Operation	Zusätzlich Aspirin, Antioxidantien, Enzyme, L-Carnitin
Herzmuskel-vergrößerung (Kardiomyopa-thie) und -entzün-dung (Myokarditis)	Autoimmunerkrankungen, Viren, Bakterien	Symptomatisch	Frühzeitige Bekämpfung der Erreger, Immunglobuline, Interferone, L-Carnitin
Hyperkinetisches Syndrom bei Kindern	Häufig Immundefekt unterschiedlicher Aus-prägung	Psychopharmaka, strenge Diäten, Psychotherapie	Immuntherapie bzw. Immun-modulation, Aminosäuren

Tabelle 19. Fortsetzung.

Diagnose	Krankheit	Klassische Behandlung	Moderne Behandlung
CFS (CFIDS)[f]	Häufig Immundysfunktion mit gestörter Erregerabwehr und/oder Autoimmunität	Psychopharmaka, Schmerzmittel, Psychotherapie, Sport	Erregertherapie je nach Erreger und Immunstatus, Immuntherapie, Ergänzung fehlender Vitamine und Mineralien
Chronisch rezidivierende Infekte der Atemwege und Harnwege	IgA-Mangel in der Schleimhaut, Mangel an IgG bzw. deren Subklassen, Phagozytosedefekt, Funktionsstörung der T-Lymphozyten	Antibiotika, ggf. Operation	Verbesserung der gestörten Immunabwehr je nach Grundstörung
Chronisch rezidivierende Augenentzündungen (z.B. Iritis, Uveitis intermedia)	Intrazelluläre Bakterien, Viren, Immundefekt, Autoimmunerkrankung	Symptomatisch, Kortison	Erregertherapie, Modulation der Immunabwehr, z.B. mit Ig und/oder IFN

Tabelle 19. Fortsetzung.

Diagnose	Krankheit	Klassische Behandlung	Moderne Behandlung
Magen-Darm-Infekte, bzw. -entzündungen, Kolitis, Morbus Crohn	Wenn nicht Autoimmunerkrankung, dann Infektion mit Heliobacter, Amöben, Viren oder Pilzen	Antazida, Säureblocker, entzündungshemmende Medikamente	Gezielte Erregertherapie bzw. Antikörpersubstitution, Immunglobuline, Interferone
Rezidivierende Abszesse, Zysten, Aphten	Gestörte Immunabwehr	Symptomatische Behandlung, Operation	Unspezifische Immunstimulation, Substitution fehlender Spurenelemente und Antikörper
Zahnfleischentzündungen	Befall mit verschiedenen Bakterien (häufig Anaerobier), Immundefekt	Operation	Gezielte Gabe von Antibiotika, Behandlung des zugrundeliegenden Immundefekts, unspezifische Stimulation

Tabelle 19. Fortsetzung.

Diagnose	Krankheit	Klassische Behandlung	Moderne Behandlung
Rezidivierende Pilzinfektionen, z.B. in Magen, Darm, Vagina, Haut	Immundefekt	Salben, Antimykotika	Zusätzlich Immuntherapie, z.B. Immunglobuline, Thymuspeptide, L-Carnitin; Darmsanierung
Akne	Unbekannte bzw. hormonelle Ursache	Tetrazykline	Versuch einer Zink-Therapie, Enzyme

[a] Mittel, die eine Zerstörung von Körpergewebe durch Sauerstoff verhindern, z.B. Vitamine A, C , E und Selen.
[b] Mittel, das Histamin, das an der Auslösung allergischer Reaktionen beteiligt ist, unschädlich macht.
[c] Botenstoffe der Thymusdrüse.
[d] Bronchienerweiterndes Mittel.
[e] Medikamente gegen das Angiotensinkonservierungsenzym.
[f] Chronic fatigue immundysfunction syndrome.

9 Immunsystem – der sechste Sinn

Der Einfluß der Psyche auf das Immunsystem und auch auf das endokrine System ist schon seit langem bekannt, wird allerdings immer noch kontrovers diskutiert, da exakte Kenntnisse darüber noch weitgehend fehlen. Auch die umgekehrte Beeinflussung, das heißt, der Einfluß des endokrinen Systems und des Immunsystems auf das zentrale Nervensystem (ZNS) ist beschrieben worden.

Die Kommunikation des Immunsystems mit dem ZNS erfolgt über die von den Immunzellen produzierten Substanzen (Zytokine, Hormone oder hormonähnliche Substanzen) und umgekehrt. In der Tat sind bis jetzt mehr als 20 Neuropeptide (Gehirnbotenstoffe) in den Immunzellen ausfindig gemacht worden.

Gehirn und Immunsystem sprechen die gleiche chemische Sprache

Verschiedene Regelkreise zwischen dem ZNS, dem Hormon- und dem Immunsystem sind bekannt. Am besten untersucht ist die Hypothalamus-Hypophysen-Nebennierenrinden-Achse. Über diesen Weg werden vom Gehirn und dem Immunsystem Botenstoffe an alle Organe verschickt.

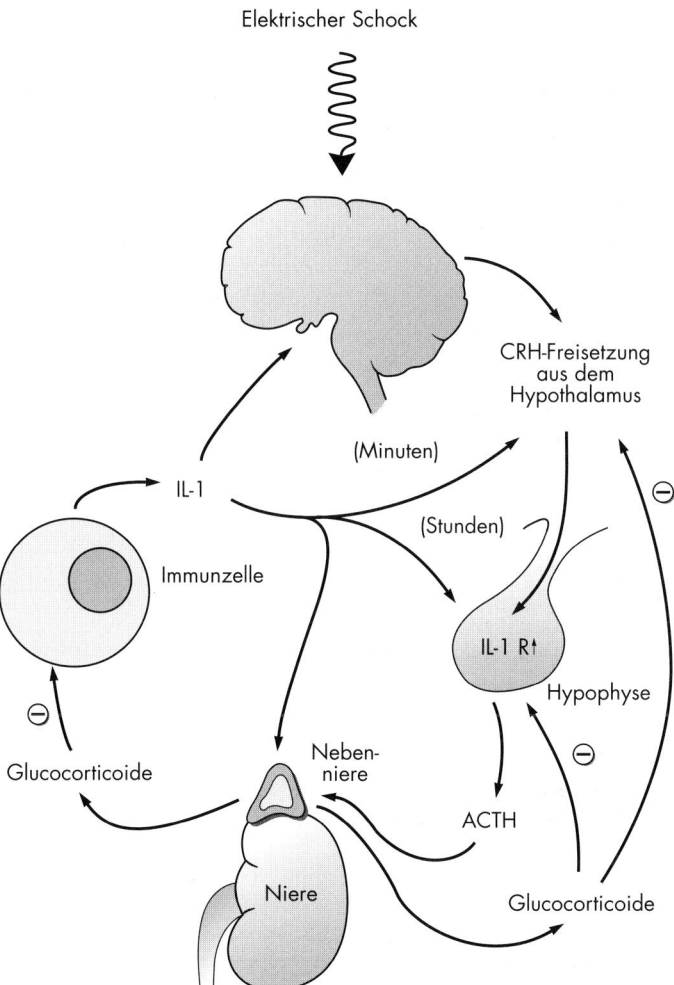

Elektrischer Schock

CRH-Freisetzung
aus dem
Hypothalamus

(Minuten)

IL-1

(Stunden)

Immunzelle

IL-1 R↑

Hypophyse

Glucocorticoide

Neben-
niere

ACTH

Niere

Glucocorticoide

Abb. 21. Wirkung von Interleukin-1 über die Hypothalamus-Hypophysen-Nebennierenrinden-Achse; *IL-1R* Interleukin-1-Rezeptor, *ACTH* Adrenokortikotropes Hormon, *CRH* Kortikotropin-Releasinghormon.

Die Arbeitsweise von Gehirn und Immunsystem ist sehr vernetzt: Das im Gehirn gebildete Neuropeptid CRH (Corticotropin releasing hormone) ist der wichtigste Botenstoff, der eine lokale Entzündung unterhält. Teilweise wird er auch von den Immunzellen gebildet. Wichtige morphiumartige Substanzen, die Endorphine, werden im Nervensystem ausgeschüttet und wirken dort schmerzlindernd und stimmungsaufhellend. Mittlerweile hat man auch auf den Lymphozyten Rezeptoren für diese Botenstoffe gefunden. Hier wirken sie – und damit auch morphiumhaltige Medikamente – immunsuppressiv: Die T-Lymphozyten sind nicht mehr so »wachsam«, ebenso wird die Bildung von Antikörpern beeinträchtigt. Da ferner die Endorphine die Bildung von CRH fördern, wird über diesen Weg auch die Ausschüttung immunsuppressiver Streßhormone (Glukokortikoide) erhöht.

Wie von den Nervenzellen gebildetes Interleukin-1 – ein typischer Immunbotenstoff – als Neurotransmitter und Immunmodulator wirkt, zeigt die Abb. 21.

Ein immunsuppressiver Effekt von Glukokortikoidhormonen ist gut bekannt. Die wichtigste Wirkung dieser Hormone scheint die starke Unterdrückung des Immunsystems zu sein, und zwar hauptsächlich eine Unterdrückung der T-Zellfunktionen, besonders der T-Helferzellen. Streß kann also über die Hypothalamus-Hypophysen-Nebennierenrinden-Achse das Immunsystem unterdrücken. Doch der Einfluß geht noch weiter. Untersuchungen zeigten auch, daß die Bildung der Hormone ACTH und Kortisol vom Immunsystem gesteuert wird und daß ferner sowohl diese als auch Wachstumshormone und schilddrüsenstimulierende Hormone direkt von den Immunzellen gebildet werden, das heißt, die Hormonantwort des Körpers wird direkt durch das Immunsystem mitgesteuert.

Tabelle 20. Nervenbotenstoffe, die von Immunzellen gebildet werden.

Gebildeter Botenstoff	Bildungsort	Wirkung im Immunsystem
Adrenokortikotropes Hormon (ACTH)	T- und B-Lymphozyten, Makrophagen	Regt die Nebennierenrinde an, Streßhormone zu bilden; diese schwächen das Immunsystem
Endorphine	T- und B-Lymphozyten, Makrophagen	Bewirken die Ausschüttung von ACTH, somit Schwächung des Immunsystems
Thyreotropin = schilddrüsenstimulierendes Hormon (TSH)	T-Lymphozyten	Stimulierung der Antikörperbildung
Prolaktin	T-Lymphozyten	Immunschwächende Wirkung, vermutlich durch eine gestörte Reifung der Thymuszellen und eine Induktion der Interleukin-2 Rezeptoren auf den T-Zellen
Kortikotropin-Releasinghormon (CRH)	Thymozyten	Wirkt über ACTH stimulierend auf die Nebennierenrinde und damit immunschwächend

Mittlerweile sind einige Nervenbotenstoffe, die auch von den Zellen des Immunsystems gebildet werden, entschlüsselt. Die Tabelle 20 zeigt eine Auswahl.

Durch die enge Verbindung zu Nerven- und Drüsensystem füllt das Immunsystem geradezu eine Lücke in den üblichen Sinnesorganen: Es nimmt Eindrücke wahr, die mit den fünf Sinnen nicht zu fassen sind und vermittelt sie weiter. Und diese Wahrnehmungen sind geradezu überlebenswichtig für jeden Organismus und können nicht durch andere Organe kompensiert werden. Unsere Sinnesorgane sind nämlich »blind« für Bakterien, Viren und andere Krankheitserreger, Umweltchemikalien oder Krebszellen. Ebenso können sie Streß, Mangelernährung oder andere schädliche Einflüsse nicht wahrnehmen und weiterleiten. Das Immunsystem füllt als sechster Sinn diese Lücke und setzt die Information in biochemische Signale um. Wie die anderen Sinnesorgane – Augen, Ohren, Nase, Geschmack und Tastsinn – leitet das Immunsystem die aufgenommenen Reize an das Gehirn, die Nerven und die inneren Drüsen weiter, und es erfolgt als Reaktion die Bekämpfung des »Krankmachers«.

Seelische Störungen – oft der erste Hinweis auf einen Immundefekt

Durch den engen Zusammenhang zwischen Abwehr- und Nervensystem erhalten seelische Störungen eine ganz andere Qualität. Oft sind sie das erste Anzeichen dafür, daß die »inneren Kämpfer« überlastet sind und Hilfe brauchen. Dieser Warnruf sollte unbedingt ernst genommen werden. Viele Symptome, wie Müdigkeit, Erschöpfung, Konzentrations- und Gedächtnisschwäche, Kopfschmerzen, Schwindel, Schlafstörungen, Depression, Taubheitsgefühle, Muskelschwäche, Zuk-

kungen, Sehstörungen, Koordinationsstörungen, Angstanfälle oder Persönlichkeitsveränderung und andere er-
weisen sich meist als das Frühstadium einer Erkrankung
des Immun- oder Nervensystems. Bei zu spätem Erkennen bzw. einer Fehlbehandlung drohen chronische Nervenentzündungen bis hin zu schweren Krankheitsbildern
wie multiple Sklerose, Krebs oder Autoimmunerkrankungen.

Nimmt man die »Hilferufe« – die wesentlich den
Symptomen des chronischen Müdigkeitssyndroms entsprechen – ernst wie etwa den Schmerz nach einem Kno-
chenbruch, so trägt man entscheidend zur Gesunderhaltung seines Körpers bei. Hier eingreifen heißt eine Immunstörung im Entstehen bekämpfen.

Die Fortschritte der Medizin brachten zutage, daß
Entwicklung und Leistungsfähigkeit des kindlichen Immunsystems von der Immunitätslage der Mutter abhängig sind – genauer gesagt entspricht die kindliche Immunität vor und bis ca. sechs Monate nach der Geburt der
mütterlichen. Dadurch wird klar, von welch großer Bedeutung es ist, daß bei einer werdenden Mutter bestehende
Mängel (Antikörper-, Vitamin-, Mineral- und Spurenele-
mentdefizit) behoben und bestehende Erreger, z.B.
Toxoplasmen, Chlamydien oder Viren, beseitigt werden
müssen. Auch Allergien und Neurodermitits bei der Mutter
müssen entsprechend behandelt werden. Nur so können die
immunologischen Startchancen des Kindes von Anfang an
optimiert werden. Auch ein mit einem Immundefekt geborener Säugling hat – sofern sein Defekt rechtzeitig erkannt
wird – gute Chancen auf eine dauerhafte Heilung. Gerade
wenn sich das Immunsystem selbst noch in der Entwick-
lungsphase befindet, kann durch eine einfache und un-
komplizierte Therapie eine letztlich dauerhafte Heilung
erzielt werden – das Immunsystem kann hier noch lernen,
mit einem besseren Programm zu arbeiten.

Leib und Seele – eine Einheit

Als vor 350 Jahren der Schweizer Mathematiker und Philosoph René Descartes die Trennung von Seele und Körper postulierte, konnte er nicht ahnen, welche Auswirkung sein Dogma auf die Medizin haben würde. In der Tat entwickelten Mediziner aus diesem dualistischen Ansatz ein wissenschaftstheoretisches Modell für Krankheiten: zum einen die rein psychischen Störungen, zum anderen die rein organischen Störungen. Dies spiegelt sich bis heute in der Aufsplittung der Medizin in einzelne Fachgebiete wider. Der kranke Körper »kommt« je nach den Symptomen zu einem Facharzt oder ins Krankenhaus, mit dem kranken Geist geht man zum Psychiater, in eine Nervenklinik oder eine geschlossene Anstalt.

Letztlich führt dies zu einer Verzettelung der gesundheitlichen Fürsorge. Geheilt wird nicht der ganze Mensch, sondern beispielsweise ein schmerzhafter Rücken, ein rebellierender Magen, ein brennender Hals oder ein deprimiertes Gemüt. Daß es sich bei diesen Erscheinungen aber um bloße Symptome einer tieferliegenden Erkrankung handelt, das war Medizinern und Patienten lange nicht bewußt.

Auch das Immunsystem galt immer als ein geschlossenes, sich selbst regulierendes System. Erfahrungswerte ließen zwar schon darauf schließen, daß ein Mensch, der seelische Belastungen zu ertragen hat, schneller krank wird, doch bereitete es lange Zeit große Schwierigkeiten, den Dialog zwischen Körper und Seele wissenschaftlich zu messen und auch darzustellen.

Heute bemüht sich eine ganz neue Forschungsrichtung, die sogenannte Psychoneuroimmunologie (PNI), nachzuweisen, wie chronischer Streß, Trauer oder Niederlagen einen Menschen anfällig für Krankheiten machen. Der amerikanische Neurobiologe David Felton hat durch die Entdeckung bestimmter Nervenfasern in den Geweben des Immunsystems nachgewiesen, daß zwischen Gehirn und Abwehrsystem ein intensiver Informationsaustausch besteht. Die Zellen des Immunsystems besitzen an ihren Oberflächen Rezeptoren, mit denen sie bestimmte Signale von Botenstoffen des Gehirns und der Drüsen aufnehmen können. Forschern gelang der Nachweis, daß die T-Lymphozyten einen Rezeptor für Noradrenalin aufweisen. Dieses Hormon spielt also nicht nur bei der Kommunikation der Nervenzellen untereinander eine Rolle, seine Signale erreichen auch das Immunsystem. Aber es geht auch umgekehrt, die Botenstoffe des Immunsystems werden auch im Gehirn »verstanden« und können dort entsprechende psychische Krankheitsbilder auslösen (vgl. Kap. 7).

Zwischen dem Gehirn und dem Immunsystem findet also ein ständiger Informationsaustausch statt. Ununterbrochen werden Hormone produziert und ausgeschüttet, und Neurotransmitter (Botenstoffe des Gehirns) kommunizieren ständig mit den Zellen der Zielorgane im ganzen Körper.

Als Reaktion auf den Denkprozeß eines Menschen kann es zu leichten Veränderungen und Abweichungen in der Aktivität der Zielorgane kommen. So wurden beispielsweise Schauspieler und Schauspielerinnen getestet, die an ein bestimmtes Szenario denken und auf diese Vorstellung emotional reagieren sollten. Gleichzeitig wurde ihr Blut untersucht, und man stellte je nach dem erzeugten Gefühl Veränderungen in der Ausschüttung bestimmter Hormone und Hinweise auf eine Reaktion des Immunsystems fest.

Es ist jedoch noch zu früh, daraus zu folgern, daß bestimmte psychische Strukturen für einen bestimmten Krankheitstypus empfänglich machen. Eine besondere Bedeutung können solche Veränderungen im Immunsystem allerdings bei Menschen erhalten, deren Reaktionsfähigkeit, beispielsweise bedingt durch ihr Alter oder eine Viruserkrankung, beeinträchtigt ist. Unter diesen Umständen können zusätzliche psychosoziale und emotionale Belastungen den Gesundheitszustand rapide verschlechtern. So kommt es z.B. immer wieder vor, daß ältere Menschen nach einem Schicksalsschlag, beispielsweise nach einem Raubüberfall oder dem Tod des Partners, sterben.

Einige Forscher haben untersucht, ob der Streß, der bestimmte Erfahrungen begleitet, wie etwa eine ärztliche Untersuchung, eine Scheidung oder ein Eintritt in ein Pflegeheim, mit Veränderungen der Immunreaktion einhergeht. Dabei hat man festgestellt, daß die Tatsache, daß ein Mensch, der seine Situation nicht selbst steuern kann, sich in einer Situation befindet, die zu einer verminderten Immunreaktion führt. Dieses Phänomen wurde an Tieren näher untersucht. Den Tieren wurden leichte Elektroschocks verabreicht. Denjenigen, die den elektrischen Reiz abstellen konnten, ging es besser als den Tieren, die genau den gleichen Schock verabreicht bekamen, ihn aber nicht selbst abstellen konnten. Die Kontrollierbarkeit des Streßmomentes macht den Unterschied im Befinden aus.

Ähnliches hat man auch bei Krebspatienten im Endstadium beobachtet. Man teilte dort zwei Gruppen ein, die eine durfte sich ihr Morphium (Schmerzmittel) selbst verabreichen, die andere bekam die Spritze von einer Krankenschwester oder einem Arzt. Nun stellte sich heraus, daß diejenigen, die behandelt wurden, stärker an den Schmerzen litten und auch mehr Schmerzmittel benötigten als diejenigen, die sich selbst spritzen durften. Offensichtlich macht die Tatsache, daß die Patienten ihren Zustand selbst kontrollieren konnten, den Unterschied aus.

Ein weiterer wichtiger Faktor in diesem Zusammenhang ist die Einsamkeit, die in vielen Studien häufig als Vorzeichen einer verminderten Immunreaktion auftaucht. So hat sich auch bei Untersuchungen über Menschen in Pflegeheimen beispielsweise herausgestellt, daß der wöchentliche Besuch von Pflegekräften, Familienangehörigen oder Sozialarbeitern für die Bewohner eines Altersheimes einen hohen Stellenwert hat, und diese Zuwendung die physiologischen Prozesse im Nerven- und Immunsystem der Patienten beeinflussen kann.

Gehirn und Immunsystem sprechen also die gleiche Sprache. Wie weit das gemeinsame »Vokabular« reicht, fand man allerdings erst in den letzten Jahren heraus. Die Immunzellen stellen Botenstoffe her, die man dort nie vermutet hätte. Sie produzieren das Hypophysenhormon TSH, das die Funktion der Schilddrüse reguliert, ebenso wie das ACTH, das unter Streß die Nebennieren aktiviert. Es zeigte sich auch, daß sich die Immunzellen unter Streß genauso verhalten wie die Hypophyse. Das ACTH, das man bei Streß im Blut in erhöhten Konzentrationen findet, stammt also nicht unbedingt immer vom Gehirn, es kann auch den Zellen des Abwehrsystems entspringen.

Zwischen Gehirn und Immunsystem besteht somit eine doppelläufige Kommunikation. Beide senden und empfangen. Sie können sich gegenseitig unterstützen, um die Gesundheit des Körpers zu gewährleisten. Wie gut und sinnvoll dies funktioniert, sei an einem einfachen Beispiel erklärt. Bei einer Infektion mit einem fremden Keim aktiviert das Immunsystem nach dem bereits geschilderten Muster schnell das Abwehrsystem: Antikörper und T-Lymphozyten werden massenhaft ins Blut ausgeschüttet. Zeichnet sich der »Sieg« der »inneren Schutztruppen« ab, so müssen diese rechtzeitig wieder abgebaut und eingedämmt werden. Diese Aufgaben nehmen spezialisierte Lymphozyten wahr. Doch das Immunsystem arbeitet mit doppelter Kontrolle, auch das Gehirn hat seine Aufgabe. Die Vermittlerrolle spielen die Zytokine. Während der Immunantwort nimmt ihre Konzentration zu, über das Blut erreichen sie auch das Gehirn und immer mehr docken an die entsprechenden Rezeptoren im Hypothalamus (bestimmte Region des Gehirns) an. Ab einem bestimmten Schwellenwert tritt der Hypothalamus in Aktion. Er setzt das Releasinghormon CRH frei und leitet die schon im vorigen Kapitel (s. auch Abb. 21, S. 253) geschilderte Kettenreaktion ein. Die Nebennieren setzen als Folge ihrer Streßhormone die Glukokortikoide (insbesondere das Kortisol) frei. Die Glukokortikoide dämpfen nun die Immunzellen und tragen somit zur Eindämmung der Immunantwort bei. Der Kreis schließt sich.

Dieses Beispiel macht deutlich, daß die immunsuppressive Wirkung der Streßhormone durchaus nicht immer negativ ist, sondern im fein abgestimmten Regelsystem des Organismus eine wichtige Aufgabe hat. Es gilt nun als bewiesen, daß Gefühle, die in der übergeordneten Zentrale, dem Gehirn, entstehen, eine Wirkung auf das Immunsystem eines Menschen besitzen. Oder anders ausgedrückt, beeinflussen unsere Gefühle ganz direkt unseren Gesundheitszustand. Wer sich in seiner Haut wohlfühlt und wem das Leben Spaß macht, der tut etwas für seine Gesundheit. Wer verzweifelt und hoffnungslos ist, sendet diese Botschaft auch durch seinen Körper und erhöht damit sein Krankheitsrisiko.

Aber es geht auch umgekehrt, eine Erkrankung des Körpers kann Botenstoffe produzieren, die im Gehirn bestimmte Gefühle entstehen lassen. Jeder kennt die Situation vor einer Grippe: Man fühlt sich müde, launisch, reizbar, ja oft auch depressiv und traurig. Diese psychischen Veränderungen sind nun nicht die Ursache für die folgende Grippe, sondern bereits ein Zeichen dafür, daß die inneren Schutztruppen die Grippeviren »erspäht« ha-

ben und kräftig dagegen »aufrüsten«. Diese »Mobilma-
chung« raubt die gute Laune, nimmt dem Gehirn die
Energie und ist überdies mit der Ausschüttung von Botenstoffen verbunden, die exakt diese Gefühle im Gehirn
auslösen. Während der Grippe sind wir dann müde und
schlafen mehr. In der Tat stieg bei Tests der Tiefschlafan-
teil bei den Versuchspersonen. Die Immunzellen produzieren, angeregt durch den Krankheitserreger, Botenstoffe, wie das Interleukin-1, die das Schlafverhalten regulieren. Selbst ohne Infektion führt Interleukin-1 im Schlaf
zu maximaler Entspannung und damit zu einer effektive-
ren Immunabwehr. Bei streßbedingten Schlafstörungen
fällt dieser positive Effekt weg.

Psychoneuroimmunologie und der innere Dialog

Krankheit entsteht in einem hochkomplexen Prozeß, in dem die genetische Grundausstattung eines Menschen eine Rolle spielt, und sein soziales Umfeld, die
Ernährung, Umweltgifte, Krankheitserreger und die Psyche als modulierende Faktoren wirken. Dieser neue Ansatz begreift den Menschen als ein Netzwerk, in dem
Nerven-, Hormon- und Immunsystem rege miteinander
kommunizieren und interagieren. Demnach gibt es keine
rein psychischen Krankheiten, aber auch keine rein organischen Erkrankungen. Krankheiten sind vielmehr Störungen im »molekularen Leib-Seele-Netzwerk«.
Patienten haben also einen größeren Einfluß auf
ihre Gesundheit als viele Mediziner zugeben wollen und
bisher vermutet wurde. Sie sollten somit nicht mehr das
Objekt der medizinischen Behandlung sein, sondern vielmehr aktiv in den Heilungprozeß integriert werden. Die
Heilung geht nicht vom Arzt aus, sondern vom Patienten;

der Arzt beteiligt sich nur am Heilungsprozeß. Das bedeutet aber auch, daß die Mediziner ihren Patienten mehr unmittelbare Aufmerksamkeit schenken müssen. Sie müssen herausfinden, wie der Patient das, was um ihn herum vorgeht, wahrnimmt. Das bedeutet auch, daß sie sich dafür zu interessieren haben, wie schlechte Wohnverhältnisse oder unzureichende Ernährung seine Gesundheit belasten. Wenn der Patient im Mittelpunkt des Heilungsprozesses steht, muß allen Umständen nachgegangen werden, die diesen Prozeß negativ beeinflussen könnten.

Eine derartige Medizin darf sich aber auch nicht auf das Auskurieren einzelner Symptome beschränken. Vielmehr ist auf der Ebene, der eine Gesundheitsstörung entspringt, nach den Ursachen zu suchen. Im Mittelpunkt dieses Krankheitsbegriffes steht die biologische Information. Ihre Qualität macht einen Menschen gesund oder krank. Biologische Information ist dabei jede Anweisung an eine Zelle, eine Drüse oder ein Organ, einen bestimmten Vorgang in einer bestimmten Weise ablaufen zu lassen. Stimmt die Botschaft, so dient sie dem Erhalt der inneren Ordnung und gewährleistet ein reibungsloses Zusammenspiel aller Organe. Diesen Zustand empfinden wir als gesund.

Damit das so bleibt, müssen ständig Krankheitserreger von außen zerstört und beseitigt werden. Die gesunderhaltenden Vorgänge laufen unbemerkt ab. Unser Immunsystem ist ständig damit beschäftigt, die stets vorhandenen Eindringlinge zu beseitigen. Klappt diese Zusammenarbeit nicht mehr richtig, so wird aus der inneren Ordnung eine mehr oder weniger ausgeprägte Unordnung. Wird daraus gar ein Chaos, dann funktioniert das System »Mensch« nicht mehr richtig, einzelne Stoffwechselschritte sind blockiert oder bleiben unerledigt. Immer mehr entfernt sich der Körper vom Idealzustand Gesundheit. Der Mensch erkrankt. Auf das anfängliche Gefühl, sich nicht wohlzufühlen, folgen dann Befindlichkeitsstörungen, die an das Krankheitsbild CFS erinnern. Übergeht man dieses Kränkeln, können ausgeprägte Organerkrankungen mit ihren typischen Symptomen folgen.

Der Fehler muß nun auf der Informationsebene aufgespürt und behoben werden. Kuriert man nur die Organsymptome, so »knipst« man damit lediglich eine Warnlampe aus, der zugrundeliegende Defekt arbeitet weiter an der Zerstörung der Gesundheit. Dies bedeutet ferner aber auch, daß neue Medikamente zum Einsatz kommen, die nicht mehr darauf abzielen, ein einzelnes Krankheitssymptom zu heilen, wie das bei vielen chemischen Präparaten der Fall ist, sondern vielmehr den Organismus anregen, gegen seine Fehlsteuerung anzugehen. Die Substanz gibt dem Körper eine Art Signal, wodurch dann eine Reihe von körpereigenen Gegenmaßnahmen ausgelöst werden. Es wird gewissermaßen die angegriffene Lebenskraft stabilisiert, aus der sich die Organstörung entwickelt hat.

Im Gegensatz zu den klassischen Medikamenten der Schulmedizin, die für den Körper Fremdstoffe darstellen, handelt es sich bei den neuen Medikamenten überwiegend um körpereigene Stoffe. Solche Arzneien müssen möglichst frühzeitig verabreicht werden (im Gegensatz zu den schulmedizinischen Medikamenten, die möglichst spät eingesetzt werden sollen), damit sich der Immundefekt nicht noch weiter aufschaukelt. Die Medikamente aus der »körpereigenen Apotheke« sind jedem Pharmamedikament haushoch überlegen: Sie wirken gezielt und spezifisch, haben in der Regel keine Nebenwirkungen und werden ohne Probleme wieder abgebaut. Im Vergleich dazu schlagen die Medikamente aus der Retorte im Körper meist ein wie eine Bombe. Sie blockieren die

Rezeptoren und bringen das feinabgestimmte Zusammenspiel der biochemischen Prozesse des Körpers durcheinander. Die mehr oder weniger lange Liste der Nebenwirkungen auf den Beipackzetteln von solchen Medikamenten spiegelt dies wider.

Erst vor kurzem wurden Valiumrezeptoren auf den Immunzellen entdeckt. An eine mögliche Beeinflussung des Immunsystems hat wahrscheinlich kein Arzt gedacht, der bis dato diesen Tranquilizer verschrieb. Heute jedoch gilt als erwiesen, daß gerade Psychopharmaka das Immunsystem schwächen, ja sogar schädigen können. Diese neuen Erkenntnisse sprechen jedoch nicht gegen den gezielten Einsatz von Medikamenten, wenn es dafür eine klare medizinische Indikation gibt. In Notfällen, wie beispielsweise nach einem Unfall oder bei einer schweren Infektionskrankheit, sind sie lebensrettend und müssen unbedingt eingesetzt werden.

Die Erkenntnisse der Psychoneuroimmunologie sind ein Appell, sich mehr um das eigene innere Heilungspotential zu kümmern. Jeder kann lernen, dieses für die eigene Gesundheit einzusetzen, und trägt damit auch Verantwortung für seine Gesundheit. Jeder ist dazu aufgerufen, täglich etwas für die Gesundheit zu tun. Dies betrifft Faktoren wie Ernährung, Sport, Rauchen oder Drogenmißbrauch, aber auch die Einsicht, daß die Grundeinstellung eines jeden Menschen, mit der er durch sein Leben geht, direkte Auswirkungen auf seine Fähigkeit hat, sich erfolgreich gegen Krankheitserreger zur Wehr zu setzen.

10 Biologische Information – der Schlüssel zum Wohlbefinden

Je besser der Informationsaustausch im Körper funktioniert, desto fitter fühlt sich ein Mensch. Gesundheitsvorsorge heißt also, Vorsorge gegen ein Nachrichtenchaos im Körper zu treffen.

Die einzelnen Organe funktionieren nicht nach dem Prinzip des Ein- und Abschaltens isoliert voneinander, sondern verrichten vielmehr fein dosiert ihren Dienst und sind in ein reich verwebtes Netzwerk miteinander kommunizierender Vorgänge eingebettet. Körper und Seele sind verflochten; das verbindende Netz ist das Immunsystem. In dieser Zentrale werden sämtliche Informationen im Körper be- und verarbeitet, unabhängig davon, ob diese den Körper oder die Seele zum Ziel haben.

Möglichkeiten zur Verbesserung des inneren Dialogs

Um den inneren Dialog zu verbessern, kann man eine Menge tun. Es gilt, alle Faktoren zu vermeiden, die das Abwehrsystem schwächen können. Das Immunsystem schwächende Faktoren sind:

- Alkoholismus
- Arbeitsüberlastung
- Bewegungsmangel
- Drogen
- Ernährungsfehler
- Mangel an Zuwendung
- Medikamente
- Rauchen
- Streß und Hektik
- Schlafmangel
- Sorgen und Probleme
- Superantigene
- Umweltgifte
- Exzessive UV-Strahlen
- Viren, Pilze und intrazelluläre Bakterien

Entscheidend für die Reaktionsfähigkeit ist auch die richtige Ernährung. Da im Immunsystem blitzschnell Zellen vermehrt und an einen Zielort geschickt werden müssen, macht sich fehlende Nahrung für die Schutztruppen sofort bemerkbar.

Von einigen Nahrungsbestandteilen ist bekannt, daß sie das Immunsystem besonders leistungsfähig erhalten (Tabelle 21). Entsprechende Lebensmittel sollten regelmäßig auf dem Speiseplan stehen. Selbstverständlich ist auf gute Qualität zu achten, also darauf, möglichst pestizidfreie Produkte zu wählen und bei der Zubereitung möglichst schonend vorzugehen, um die empfindlichen Inhaltsstoffe nicht zu zerstören.

Wie die Erkenntnisse der Psychoneuroimmunologie zeigen, ist seelische Ausgeglichenheit für das Wohlbefinden unerläßlich. Hier ist jeder selbst aufgerufen, seine Seele zu pflegen, sei es durch Hobbies, Entspannungsübungen, geselliges Beisammensein mit Freunden und dergleichen. Alles was Spaß macht, fördert die Abwehrkräfte.

Tabelle 21. Fitmacher fürs Immunsystem.

Substanz	Vorkommen in Lebensmitteln
Vitamin A	Einige Fischarten, Leber, Butter, Käse, gelbe Gemüse und Früchte, Spinat, Feldsalat
Vitamin C	Frisches Obst, grünes Blattgemüse, Hagebutten, Johannisbeeren, Paprika, Kiwi, Petersilie, Zitrusfrüchte
Vitamin E	Pflanzliche Speiseöle
Vitamin D	Fetter Fisch, Leber, Eigelb, Butter
Vitamin B12	Innereien, Fisch, Bierhefe
β-Karotin	Siehe Vitamin A
Folsäure	Hefe, Weizenkeime, grüne Blattgemüse, Leber, Niere, Kartoffel
Eisen	Fisch, Innereien, Getreide
Selen	Spargel, Lauch, Brokkoli, Zwiebeln, Knoblauch
Zink	Austern, Fleisch, Vollgetreide, Gemüse
Kupfer	Innereien, Schalentiere, Fische, Nüsse, Vollgetreide
L-Carnitin	Rind-, Schaf- und Hammelfleisch
Coenzym Q10	Eier, Fleisch, Hefe
Glutathion	Avocados, Melonen
Polyphenole	Rotwein, rote Früchte, Hopfen
Squalen	Olivenöl, Fischfett
Ω-3-Fettsäuren	Fischfett
Ω-6-Fettsäuren	Pflanzenöle
Enzyme	Obst: insbesondere Ananas, Papaya, Feigen

Immer gesund – das ist möglich

Wer träumt nicht davon, gesund und munter durch ein langes Leben zu gehen. Das neue Verständnis von Krankheit und Gesundheit zeigt den Weg zu mehr Vitalität und Wohlbefinden. Sorgt man dafür, daß die biologische Information und deren Verarbeitung im Körper stimmen, wird das Immunsystem zu einem aufmerksamen »Wachhund«, der den Organismus sicher durch die

immer vorhandenen Bedrohungen der Gesundheit begleitet. Doch nicht nur dies: Sind die Abwehrkräfte im Lot,
geht es auch der Seele gut, man fühlt sich wohl und fit.
Schlagen trotzdem Erreger zu und stören das ausgewogene Gleichgewicht im biologischen Informationsfluß, so
besteht kein Grund zur Sorge: Krankheit ist nicht mehr
ein undefinierbarer oder unheimlicher Zustand. Sie ist
vielmehr eine meßbare Entgleisung des Immunsystems,
die wieder korrigiert werden kann. Je eher wir auf die
Warnsignale des inneren Wächters hören, desto weniger
breitet sich der krankmachende Prozeß aus, desto rascher
und einfacher tritt der Zustand »Gesundheit« wieder ein.

11 Informationsmedizin – die medizinische Revolution unseres Jahrhunderts

Nach dem Pardigmenwechsel steht nun die »biologische Information« im Mittelpunkt der Betrachtungsweise, nach der diagnostisches und therapeutisches Handeln ausgerichtet sind. Das bedeutet vereinfacht, daß Krankheit letztlich nicht bestimmten Organen entspringt, sondern auf der Zellebene aus Störungen eines äußerst komplizierten und überaus differenzierten Informationssystems besteht. Aufgehoben wird dadurch auch die bisher vehement verfochtene Trennung von Körper und Geist.

Daraus ergibt sich, daß das Ziel ärztlichen Handelns nicht mehr wie bisher darin besteht, primär einzelne Symptome bzw. Krankheitserreger zu bekämpfen, sondern vielmehr zugrundeliegende Störungen im Informationssystem des Körpers aufzudecken und möglichst mit fehlenden körpereigenen Substanzen eine Therapie – im Sinne einer Hilfe zur Selbsthilfe – durchzuführen. Dieses Therapieprinzip ist an sich nicht neu, sondern von seinem Grundsatz her schon lange in der Impfmedizin bekannt. Durch die enorme Zunahme der Erkenntnisse über das menschliche Immunsystem hat dieses Vorgehen jedoch eine faszinierende Erweiterung und ungeahnte Anwendungsmöglichkeiten erfahren. Hierdurch wurden inzwischen bei fast allen chronischen Erkrankungen Diagnostik und Therapie revolutioniert und klassische – zum Teil mit stärksten Nebenwirkungen behaftete – Methoden überflüssig gemacht. Vor allem die multiple Sklerose, ein häufig auftretendes Leiden, für dessen Bekämpfung zahlreiche Medikamente entwickelt wurden, wird heute als das begriffen, was es ist, und nicht als Krankheit.

Da die Funktionsweise des menschlichen Organismus und seiner Organe letztlich immer vom Gesamtzustand des Körpers abhängt, kann eine sinnvolle Diagnostik, vor allem bei Verdacht auf chronische Erkrankungen des Immunsystems, nur auf einer Systemanalyse beruhen. Sowohl einzelne Teile des Immunsystems und ihre Funktionsweisen als auch hierfür entscheidende Faktoren, wie Vitamine und Mineralien, sowie von einem etwaigen Immundefekt profitierende Erreger, müssen berücksichtigt und aufgespürt werden. Des weiteren ist nach heutigem Erkenntnisstand eine Untersuchung ohne Berücksichtigung von Faktoren, die das Immunsystem schädigen (Schadstoffe, Streß, Lebensumstände, psychosoziale Faktoren) nicht mehr vertretbar. Die Erkenntnisse der Molekularbiologie zeigen nicht nur die enge Vernetzung und den Informationsaustausch zwischen allen Zellen des Menschen auf, sondern legen auch die engen Zusammenhänge zwischen äußerer und innerer Umwelt offen.

Auch in der Krebsforschung zeichnet sich in zunehmendem Maße die Bedeutung immuntherapeutischer Verfahren ab. Diese haben in vielen Fällen den Vorteil, ohne Risiko einsetzbar zu sein. Viele dieser Verfahren haben ihren Ursprung in der Naturheilkunde und konnten erst mit der Entwicklung immunmolekularer Untersuchungsmethoden hinsichtlich ihrer Wirkmechanismen objektiviert werden. Mit der Erkenntnis, daß körpereigene Abwehrsysteme eine Entstehung und/oder Metastasie-

272

rung verhindern können, und mit dem Nachweis tumor-assoziierter Antigene bei Krebspatienten war ein weiterer Schritt im Erkennen von Abwehrphänomenen getan. Es ließ sich nachweisen, daß im Zusammenhang mit der Ausbreitung eines Tumors verschiedene zelluläre und humorale Immunparameter verändert waren, und es zusätzlich Wachstumssignale zur Bildung neuer den Tumor versorgender Gefäße gab.

All diese Erkenntnisse bieten die nie dagewesene Chance für die Medizin, gänzlich neue und ursächlich helfende Behandlungskonzepte zu entwickeln. Auch ist es nicht mehr notwendig, die Medizin fachgruppenspezifisch aufzusplitten oder gar einen Graben zwischen der klassischen Schulmedizin und den Naturheilverfahren zu ziehen.

Ziel einer medizinischen Behandlung muß die Aktivierung der Selbstheilungskräfte des Organismus sein. Dieses Prinzip hat nur eine Einschränkung: Der Körper muß noch auf den Stimulus reagieren können, er darf durch ein Leiden nicht zu sehr geschwächt sein. Das trifft auf chronische Krankheiten in der Regel immer zu, nicht jedoch auf akute. Deshalb sind bei akuten Krankheiten und Verletzungen durchaus klassische, stark eingreifende Arzneimittel oder gar ein operativer Eingriff angezeigt. Aufgabe eines verantwortungsvollen Arztes ist jedoch zu entscheiden, wann wie therapiert werden soll.

Psychiatrie im Wandel

Ein Umdenken ist auch auf dem Gebiet der Psychiatrie zu fordern. Sehr schnell werden heutzutage Patienten, deren Symptome in kein Meßschema passen wollen, mit der Diagnose »psychisches Leiden« – meistens Depression – belegt und dann mit einem Psychopharmakon beruhigt. Lehnt ein Patient eine solche Therapie ab, wird dies häufig gar als Beweis für die seelische Störung genommen und mit noch höheren Dosen an Psychopharmaka quittiert. Der Berg der Psychopharmaka – vom Ruhigsteller Valium bis zum Stimulans Captagon – die 1993 für 1,6 Milliarden DM verschrieben wurden, reicht aus, um die Bevölkerung einer Großstadt auf Monate hinaus ruhigzustellen. Rund 9000 ausgebildete Psychotherapeuten allein in den alten Bundesländern und Tausende von selbsternannten Heilern bieten ihre Dienste an. Über 7000 Plätze für stationäre psychotherapeutische Behandlungen gibt es in der Bundesrepublik – und das ist mehr als in der gesamten restlichen Welt zusammen.

Der Grund für dieses große Therapieangebot läßt sich leicht klassischen Lehrbüchern der Psychologie entnehmen. So gelten für eine depressive Neurose (Major depression) die folgenden diagnostischen Kriterien:

- Depressive Verstimmung, die die meiste Zeit des Tages mehr als die Hälfte aller Tage auftritt.
- Während der depressiven Verstimmung bestehen mindestens zwei der folgenden Symptome:
  Appetitlosigkeit oder übermäßiges Bedürfnis zu essen,
  Schlaflosigkeit oder gesteigertes Schlafbedürfnis,
  Wenig Energie oder Erschöpfung,
  Niedriges Selbstwertgefühl,
  Geringe Konzentrationsfähigkeit oder Entscheidungsschwierigkeiten,
  Gefühl der Hoffnungslosigkeit.

Anhand derartiger Kriterien ist es sehr einfach, zu einer Diagnose »depressive Störung« zu kommen. Anstatt den Ursachen der Symptome nachzugehen, werden diese zusammengefaßt und mit einem Krankheitsnamen belegt. Das genaue Krankheitsbild oder gar die Krankheitsursache interessieren nicht. Dabei ist heute bekannt, daß jede irgendwie geartete seelische Befindlichkeitsstörung ihre Ursache in biochemischen Veränderungen im Gehirnstoffwechsel oder im Immunsystem hat, und daß dort eine effektive Behandlung ansetzen muß.

Aber das Problem hat noch eine andere Seite: Normale Facetten des menschlichen Daseins, wie etwa Schüchternheit, Faulheit, Verschlossenheit, Ehrgeiz, Oberflächlichkeit oder Grüblertum, werden als therapiebedürftig eingestuft. Die Forderung sich und seine Umgebung perfekt zu beherrschen, ein funktionierendes stromlinienförmiges Individuum mit »Seele nach Maß« zu sein, diskreditiert jede Abweichung als Schwäche. Der eigentliche Fortschritt, die Bewußtwerdung und Behandlung seelischer Probleme, ist verkommen zu einer massenhaften Übertherapierung, vor allem der wohlhabenderen Schicht. Professionelle und nicht selten selbsternannte Heiler übernehmen in der kühlen Singlegesellschaft die einst von Verwandten, Freunden oder der Familie versehenen Funktionen des Tröstens, Aufbauens und Zusprechens. In den USA werben Therapeuten typischerweise mit dem Slogan »Rent a friend« (Miete einen Freund). Gerade bei solchen »seelischen Erkrankungen« zeigt sich deutlich: Die Diagnose und die Erkrankung sind zweierlei. Die Diagnose ist ein Name, der meist mehr über den Blickwinkel und die Ausbildung des Untersuchers verrät, als über die tatsächlich vorhandene Störung im Körpergefüge des Patienten. Eine Erkrankung ist dagegen eine real faßbare und meßbare Entgleisung des normalen Stoffwechselgeschehens, das sich sowohl körperlich als auch psychisch auswirkt.

Ausblick:
Medizin gestern – heute – morgen

Mit riesigem Aufwand suchen Pharmaforscher nach immer besseren neuen Medikamenten. Mit immer raffinierteren Methoden werden im Labor Moleküle am Reißbrett entworfen: Mit dem computerunterstützten Moleküldesign lassen sich Verbindungen und deren Reaktionen auf dem Bildschirm simulieren. Wenn ein Chemiker angibt, wie die gesuchte Verbindung in etwa aussehen soll oder wozu sie passen soll, so schlägt der Computer geeignete Kandidaten vor. Ausgerüstet mit solchen Werkzeugen basteln Molekülarchitekten inzwischen an neuen oder verbesserten Medikamenten gegen viele Krankheiten. So wird schon seit Jahren der Versuch unternommen, ein Molekül zu konstruieren, das ein Enzym des Aidserregers blockiert und damit die Krankheit heilen könnte. Auf gentechnischem Weg lassen sich dann solche maßgeschneiderten Wirkstoffe rasch und effizient produzieren. In Deutschland sind rund 70 Medikamente zugelassen, die auf 11 gentechnisch produzierten Wirkstoffen basieren. Doch diese High-Tech-Arzneimittel haben die in sie gesetzten Hoffnungen nicht erfüllt. Immer mehr Menschen leiden an unheilbaren Erkrankungen. In den 70er Jahren glaubten die Krebsforscher, neben Skalpell und »Strahlenkanone«, mit den Zytostatika (Substanzen, die das Wachstum von Tumorzellen hemmen) eine wirksame Waffe gegen Krebs zu besitzen. Sie hofften enthemmtes Zellwachstum mit Zellgiften stoppen zu können – mit dem Aggressivsten, das die Pharmazie zu bieten hat. Heute hat sich jedoch Ernüchterung breitgemacht. Professor John C. Baila von der McChill Universität in Montreal bekannte vor den Mitgliedern des präsidialen amerikanischen Krebsausschusses (Beardsley 1994): »... Ich schließe erneut wie vor 7 Jahren, daß unser jahrzehntelanger Krieg gegen Krebs im großen und ganzen ein Fehlschlag war.« So sehen es fast alle renommierten Wissenschaftler. Weiter stellte der Experte fest, daß sich bei den meisten Krebsarten mit der Chemotherapie keine Fortschritte erzielen lassen. Im Gegenteil: Die Therapie bedeutet eine immense zusätzliche Belastung für die Patienten und kann selbst wieder zu Krebs führen. Kaum zwei Dutzend der rund 200 Krebsarten sind durch Zytostatika erfolgreich zu behandeln, z.B. der Hodentumor mit einer Heilungsrate von etwa 90 %, akute Leukämien und einige Lymphknotengeschwulste. Aber gerade häufige Erkrankungen, wie Lungen- und Darmkrebs, sprechen auf Zellgifte kaum an. Den traurigen Rekord hält das Karzinom der Bauchspeicheldrüse: Von 100 Patienten leben 5 Jahre nach dem Zeitpunkt der Diagnose nur noch 2.

Auch bei den Erkrankungen im Kindesalter sieht die Bilanz nicht gerade erfreulich aus. Zwar haben Hygiene, Schutzimpfungen und Antibiotika die Infektionen weit zurückgedrängt, so daß klassische Kinderkrankheiten nur noch für einen kleinen Teil der Krankheiten im Kindes- und Jugendalter verantwortlich sind. Doch in dieser Altersgruppe haben sich andere Erkrankungen breitgemacht. Nach einer Untersuchung unter allen Viertklässlern in München haben 33 % aller Kinder eine erbliche Veranlagung, eine Allergie zu entwickeln. 18 % der Untersuchten waren an Heuschnupfen, 20 % an Neurodermitis, 5,5 % an Nahrungsmittelallergie und 8 % an Asthma mit zum Teil akuten Atemnotsyndromen erkrankt (Kassenarzt 1992). Vergleiche mit früheren Untersuchungen zeigen, daß sich die Werte für die Erkrankungen des allergischen Formenkreises seit den 50er Jahren fast verdoppelt haben. Neben der genetischen Disposition spielen wahrscheinlich die zunehmende Belastung der Umwelt mit Schadstoffen sowie eine veränderte Lebensweise eine große Rolle bei der Entstehung solcher

Krankheiten. Auch der Lebensrhythmus eines Kindes ist hektischer geworden. Streß und Reizüberflutung sind schon bei Schulkindern keine Fremdworte mehr; die Anforderungen sind sehr hoch. Aber auch längst überwundene Seuchen tauchen wieder auf. Weltweit ist die Tuberkulose auf dem Vormarsch. 8 Millionen Menschen infizieren sich jedes Jahr damit – insbesondere in den ärmeren Ländern – 2,9 Millionen Menschen sterben daran. So sterben heute weltweit mehr Menschen an Tuberkulose als an jeder anderen Infektionskrankheit. Auch der »schwarze Tod« ist wieder aufgetaucht. In der westindischen Millionenstadt Surat infizierten sich im Sommer 1994 Tausende mit der Lungenpest. Überbevölkerung und katastrophale hygienische Verhältnisse sowie schlechte medizinische Versorgung in den indischen Slums bereiten dem Pesterreger einen idealen Nährboden. Übertragen werden die Pesterreger durch Flöhe, die im Fell von Nagetieren hausen. Eine weitere lange totgeglaubte Krankheit, die Diphtherie, flackert derzeit in Rußland wieder auf.

Offensichtlich hat man sich um derartige Krankheiten – angesichts von Aids und Krebs – zu wenig gekümmert und auch eine konsequente Behandlung vernachlässigt. Teilweise werden die Erreger auch gegen Antibiotika resistent. So hat man in den USA bereits Erreger gefunden, die gegen alle drei gängigen Tuberkulosemittel resistent waren.

Besonders fatal ist das Zusammentreffen einer schweren Infektionskrankheit mit der Immunschwächekrankheit Aids. In vielen Ländern sterben Aidskranke sehr früh an Tuberkulose. Die Ärzte halten die Symptome häufig für eine normale Lungenentzündung, so daß die Tuberkulosekeime gar nicht bekämpft werden und sich ungehindert ausbreiten können.

Die Chance der Informationsmedizin

Zweifelsohne steckt die etablierte Medizin in einer schweren Krise. Ein Paradigmenwechsel in der medizinischen Wissenschaft ist zwingend. Durch den Fortschritt in der Molekularbiologie in den letzten 20 Jahren, der bedeutender war als in den 2000 Jahren davor, beginnt man, die innersten Strukturen und Geheimnisse des menschlichen Organismus immer besser zu verstehen. Wie in den vorherigen Kapiteln geschildert, versteht man heute immer besser, wie das Gehirn, das Immunsystem, der Hormonhaushalt und das Nervensystem zusammenarbeiten, und wie Veränderungen des einen sich in den anderen Systemen niederschlagen können. Dank immer besserer und feinerer Labormethoden lassen sich solche Veränderungen auch messen.

Und hierin liegt die Chance einer neuen Medizin, der Informationsmedizin, die vereinfacht gesagt, darauf basiert, daß der Körper gesund bleibt, solange er richtig informiert wird. Aufgabe des Arztes wird es sein, Fehlinformationen herauszufinden, und Aufgabe eines jeden Patienten ist es, dafür zu sorgen, möglichst wenig Fremdinformationen in den Körper einzuspeichern. Hierdurch wandelt sich grundlegend das Verständnis vieler klassischer Krankheitsbilder. Auch neue, bisher nicht zugängliche Krankheiten, wie z.B. Umwelterkrankungen, sind erstmals untersuchbar, beweisbar und therapierbar geworden. So sehen es mittlerweile auch höchste Gerichte. In der jetzt veröffentlichten Entscheidung des Bundesgerichtshofes in Zivilsachen vom 10. Januar 1995 wurde festgestellt, daß Holzschutzmittel irreversible und zum Schadensersatz verpflichtende Schädigungen des menschlichen Immunsystems zur Folge haben können[1].

Gezielte und risikoärmere biologische Therapieverfahren etablieren sich bereits klinisch. Die Immunologie mit ihren diagnostischen und therapeutischen Verfahren repräsentiert in faszinierender Weise bisher nie dagewesene Möglichkeiten moderner Medizin. Dabei zielt die Behandlung von chronischen Krankheiten auf Immunmodulation, aktive oder passive Impfung und die Aktivierung der zugrundeliegenden genetischen Programme ab. Vielleicht geht man in einigen Jahren beim Heilen noch ursächlicher vor: Die Gentherapie, ursprünglich für die Behandlung von Erbkrankheiten vorgesehen, wird auch bei nichterblichen, schwer zu therapierenden Krankheiten wie Krebs, Rheuma oder manchen Autoimmunerkrankungen erwogen. Ziel ist es, das Gen, das für die Produktion des fehlenden Bausteins oder Botenstoffs im Körper verantwortlich ist, in das Erbgut körpereigener Zellen einzubauen. Die eingeschleuste Information kann abgelesen werden, solange die manipulierte Zelle lebt. Idealerweise sollte es sich um langlebige Zellen handeln, um den Gentransfer nicht allzuoft wiederholen zu müssen. Der Vorteil ist, daß der benötigte Stoff direkt an der Stelle erzeugt wird, an der er benötigt wird, und er nicht durch den Körper »irren« muß und vielleicht andere Reaktionskreise beeinflußt. Um aber erfolgreich gentechnisch therapieren zu können, müssen Ärzte und Wissenschaftler schon sehr gut im »Buch des Lebens« lesen können. Eine falsch in die Zelle eingebaute Information ist nicht mehr korrigierbar.

[1] BGH VI ZR 31/94 AP/Str/ug/221517 Feb95

Anhang

Fallbeispiele: Wie aus Diagnosen Krankheiten werden

Die klassische Medizin ging bislang – vereinfacht ausgedrückt – vom menschlichen Körper als einen System aus, das ähnlich wie eine Maschine arbeitet, eine Auffassung übrigens, die auch von vielen Patienten geteilt wird. Funktionierte diese Maschine nicht, mußte sie repariert werden. Therapiert wurde in der Regel das, was als Symptom erkennbar oder mit einfachen Laboruntersuchungen faßbar war. Beschwerden, die durch dieses Raster fielen, etwa Befindlichkeitsstörungen oder psychische Auffälligkeiten, wurden und werden entweder ignoriert oder mit Psychopharmaka behandelt, bis schließlich doch Organsymptome auftreten, die mit der Betrachtungsweise und dem Fachwissen des Untersuchers greifbar sind. Oft wird dabei jedes Symptom isoliert gesehen und behandelt. Gegen Allergien gibt es Kortison, gegen Herzbeschwerden Beta-Blocker, gegen Muskel- und Nervenschmerzen Schmerzmittel.

Doch diese Symptommedizin führt meistens nicht zum Erfolg, sondern ist bei chronisch Kranken nicht selten der Beginn einer Odyssee durch zahlreiche Arztpraxen und Kliniken.

Unser Buch hat gezeigt, daß eine Krankheit nicht bestimmten Organen entspringt, sondern sich aus Störungen eines komplexen, den ganzen Organismus umfassenden Informationssystems zusammenbraut. Die vom Patienten festgestellten Symptome sind dann lediglich eine Warnlampe, die anzeigt, daß im Inneren einiges nicht mehr stimmt. Und genau auf dieser inneren Ebene fahndet die moderne Medizin nach den Faktoren, die einem Menschen das Wohlbefinden rauben. Untersucht der Arzt mit den feinen Methoden der molekularen Medizin das Immunsystem eines Patienten, so tritt die wahre Ursache einer Erkrankung zutage: Fehlreaktionen und -funktionen des Abwehrsystems, Umweltgifte, Fehlernährung, gut getarnte »intelligente« Erreger etc. In einer hier ansetzenden Behandlung liegt das Erfolgsgeheimnis der modernen Medizin, die – wie die folgende Tabelle belegt – meist mit außergewöhnlichen Heilergebnissen aufwarten kann. Sämtliche Beispiele sind authentische Fälle aus der Praxis, und zwar keineswegs die schlimmsten, sondern eine kleine Auswahl aus 1700 ähnlichen Fällen.

Der modern therapierende Arzt unterstützt und aktiviert den von der Natur vorgegebenen Heilungsweg über das Immunsystem. Er wird zum Verbündeten des »inneren Hausarztes« des Patienten, was nach dem derzeitigen Stand der medizinischen Forschung der beste und erfolgreichste Weg ist, die Gesundheit wiederherzustellen.

Eine solche Therapie ist insbesondere bei chronischen Krankheiten erfolgreich. Bei akuten Erkrankungen, schweren Verletzungen oder lebensbedrohlichen Infektionskrankheiten muß die Erstversorgung natürlich mit den üblichen Mitteln der Notfallmedizin erfolgen; eine gleichzeitig durchgeführte Immuntherapie verbessert aber auch hier die Heilungschancen entscheidend.

282

Die nun folgende Tabelle zeigt, wie an einzelnen Symptomen orientierte Therapiekonzepte einen kranken Menschen jahrelang leiden lassen können. Die meist stark wirkenden Arzneimittel, wie Antibiotika oder Kortison, bessern zunächst die Beschwerden – die langfristigen Nebenwirkungen sind jedoch oft schlimmer als die Krankheit. Nicht selten suchen die Patienten Hilfe bei alternativen Methoden wie Homöopathie, Eigenbluttherapie, Akupunktur, Bioresonanztherapie u.ä. Bringt auch das keine Heilung, werden – als letzter Ausweg – Psychopharmaka oder Psychotherapien verordnet – oft jahrzehntelang, wie das Beispiel einer 48jährigen, an unklaren Magen-Darm-Beschwerden leidenden Lehrerin belegt.

Die Untersuchung des Immunsystems vieler solcher, teilweise schon recht verzweifelter Patienten führt oft zu erstaunlichen Erkenntnissen: unterschiedlich stark ausgeprägte Entgleisungen im Abwehrsystem der Kranken treten zutage. Diese erklären die auf den ersten Blick verwirrende Vielfalt von Symptomen, die vorherige Behandler zu immer neuen Diagnosen veranlaßt hatten. Bringt man nun das »chaotische« Immunsystem wieder auf den richtigen Kurs, bessert sich das Krankenbild – manchmal sehr schnell. Hat das fehl- oder falschgesteuerte Immunsystem bereits Schäden an körpereigenen Strukturen verursacht, ist immerhin noch eine Stabilisierung des Zustands möglich. Besser ist jedoch, eine Störung im inneren Verteidigungssystem rechtzeitig zu erkennen und zu beheben.

Einige exemplarische Fälle

Klassische Medizin

Patient	Vordiagnose	Vorbehandlung
2jähriges Kleinkind	Neurodermitis	Erfolglose lokale Behandlung
6jähriger Junge	Augenentzündung (Uveitis intermedia)	Kortison-Behandlung
13jährige Schülerin	Chronische Sinubronchitis, chronisches Schmerzsyndrom, rezidivierende Otitis media, ständiger Reizhusten mit Atemnot, Angstneurose, Atropie bei multiplen Allergien	
14jährige Schülerin	Rezidivierende Gürtelrose chronische Nasennebenhöhlenvereiterungen, Neuralgien, Tinnitus, Haarausfall	Chronische Antibiotikatherapie, Nasennebenhöhlenspülungen
17jährige Schülerin	Zustand nach chronisch-entzündlicher ZNS-Erkrankung, Hirnatrophie	Krankengymnastik, Cortison
20jährige Studentin	Colitis ulcerosa, Gastritis, Verdacht auf Holzschutzmittelbelastung	Kortisontherapie, psychosomatische Behandlung
21jährige Einkäuferin	Verdacht auf Pyrethroidvergiftung	Mehrfache Antibiotikatherapien seit dem 18. Lebensjahr ohne Erfolg
23jährige Studentin	Rezidivierende Mandelentzündung, Psychosyndrom, Muskelverspannung, Infektanfälligkeit	Homöopathische Behandlungen, Antibiotikatherapien; nach Mandeloperation Zunahme der Symptome

Moderne molekulare Medizin

Erkrankung	Therapie	Therapieeffekt
Hochpathologischer T-Zelldefekt	Immunmodulation, insbes. mit Thymopentin	Gute Besserung
Zellulärer und humoraler Immundefekt, Borrelieninfektion	Immunmodulation, Aminosäuren, Enzyme	Besserung
Borreliose, Immundefekt mit chronischer Epstein-Barr-Virusinfektion	Immunmodulation, antibiotische Therapie, Nahrungsergänzung	Gute Besserung
Globaler Immundefekt mit Varizellen- und HHV-6-Infektion mit Gehirnbeteiligung, Borreliose	Immunmodulation, antibiotische Behandlung	Besserung
CFS, zellulärer Immundefekt mit pathol. Stimulation, Candida, EBV bei niedrigem EBNA	Immunmodulation antimykotische Behandlung, Spurenelemente	Gute Besserung
Humoraler Immundefekt	Immunmodulation, Vitamine	
Chronisch persistierende Chlamydieninfektion, zellulärer Immundefekt, Epstein-Barr-Virus-Infektion	Antibiotische Behandlung, Nahrungsergänzungen, Immunmodulation	
Chronisches Müdigkeitssyndrom, Streptokokkeninfektion	Immunmodulation, Nahrungsergänzungen	Besserung

Klassische Medizin

Patient	Vordiagnose	Vorbehandlung
23jährige Studentin	Psychovegetatives Erschöpfungssyndrom, neurotische Entwicklung mit im Vordergrund stehenden hypchondrischen Zügen, chronische Pharyngitis, Zustand nach Borreliose	Viele Vorbehandlungen, mehrfache naturheilkundliche Spezialbehandlungen inkl. Eigenbluttherapie und Akupunktur
24jährige Arbeitslose	Blasenentzündungen, Depression, rezidivierende Herpes- und Pilzinfekte, Angstsyndrom	Mehrfach Psychopharmaka ohne Erfolg, Fiebertherapie
25jährige Bürokauffrau	Fragliche chronische therapieresistente Borreliose, Herzrhythmusstörungen, Gleichgewichtsstörungen, Kopfschmerzen	Antibiotika, Bioresonanz-Therapie, Vitamine und Spurenelemente
27jährige Patientin	Kollagenose, Polyarthritis, Immunvaskulitis, unklare Fieberschübe, Panarteriitis nodosa	Kortison-Behandlung
29jähriger Patient	MS (Diagnose seit 1992), Vorberichte, schubweiser Verlauf, Liquor- und Kernspindiagnose	Cortison, homöo pathische Behandlung
33jähriger Elektroniker	Multiple Sklerose	Kortison-Behandlung
34jährige Hausfrau	Chronische Nasennebenhöhlenentzündungen, rezidivierende Vaginalmykose, rezidivierende Angina	Mehrfache Kortison-Behandlung
34jähriger Archivleiter	Totaler Haarausfall, psychiatrische Erkrankung, jahrelange Schadstoffbelastung (Permethrin, PCP, Lindan)	Psychotherapie, Verhaltenstherapie, Kortison-Behandlung

Moderne molekulare Medizin

Erkrankung	Therapie	Therapieeffekt
Autoimmunerkrankung mit antinukleären Antikörpern, Candidamykose, Borreliose	Antibiotische Behandlung, Immunmodulation	Stabilisierung
Autoimmunerkrankung mit Anticardiolipin-Antikörpern, Candidamykose, zellulärer Immundefekt	Immunmodulation, Enzyme, antibiotische und antimykotische Behandlung	Besserung
Chronisches Müdigkeitssyndrom bei chronischer Borreliose	Antibiotische Therapie, Immunmodulation	
HHV-6-Virusinfektion, Autoimmunvaskulitis	Immunmodulation, Enzyme, Nahrungsergänzungen	Wohlbefinden
Humoraler und zellulärer Immundefekt, Candidamykose, zerebrale Manifestation	Immunmodulation, antibiotische Behandlung	Besserung
Humoraler Immundefekt bei MS	Nahrungsergänzungen, Immunmodulation	Wohlbefinden
Zellulärer Immundefekt mit pathologischer Lymphozytenstimulation, neuropathologische Erkrankung mit zerebralen Herden	Immunmodulation, Aminosäuren, Vitamine	Besserung
Schilddrüsen-Autoimmunerkrankung, zellulärer Immundefekt, chronische Borreliose	Antibiotische Behandlung, Immunmodulation, Vitamine	Besserung

Klassische Medizin

Patient	Vordiagnose	Vorbehandlung
35jährige Ingenieurin	Monatelang Diagnose Migräne, später Multiple Sklerose	Kortison-Behandlung
38jährige Hausfrau	Endogene Depression	Mehrfache Psychopharmaka-Behandlung
38jährige Patientin	Multiple Sklerose, reaktive Angstpsychose	Cortison, Psychopharmaka
40jährige Beamtin	Migräne, Verdacht auf larvierte Depression, multiple Nahrungsmittelallergien, chronische Bronchitis, Ekzeme	Homöopathische Behandlungen, manuelle Therapien, Massagen
40jähriger Patient	Endogene Depression, Angstneurose	Mehrfache psychosomatische Klinikbehandlung
40jähriger Zahntechniker	Multiple Allergien	Mehrfach Desensibilisierungen und Antiallergika
41jähriger Fernlokführer	Psychiatrische Erkrankung, Psoriasis	Psychologe: soll Sport treiben und sich anstrengen, soll in psychosomatische Klinik, Psychopharmaka
41jähriger Operator	Chronisches therapieresistentes mikrobielles Ekzem, Allergien, arterielle Hypertonie, Verdacht auf Virusmyocarditis	Cortison-Salben, Antibiotika, Massage, Salbenbehandlung
41jähriger Unternehmensberater	Neurodermitis	Lokale Behandlung ohne längeren Erfolg

Erkrankung	Therapie	Therapieeffekt
Überwiegend TH2-be-dingte Immunopathie, aktivierte Mumpsinfektion mit zerebraler Beteiligung	Immunmodulation, Nahrungsergänzungen	
Persistierende Masern- und Mumps-Infektion, Hyperprolaktinämie	Immunmodulation	Therapie wird noch durchgeführt
Multiple frische MS-Plaques, Borrelieninfektion	Immunmodulation, antibiotische Behandlung, Enzyme	Trotz Immunmodulation weiterer Schub
Chronisches Müdigkeitssyndrom bei Epstein-Barr-Virusinfektion	Immunmodulation, Nahrungsergänzungen	
Zellulärer Immundefekt mit HHV-6-Virusinfektion und Epstein-Barr-Virusinfektion	Immunmodulation, Nahrungsergänzungen	Besserung
Humoraler Immundefekt, Chlamydieninfektion	Antibiotische Behandlung, Immunmodulation	Gute Besserung
Zellulärer und humoraler Immundefekt, zerebrale Perfusionsminderung, Coxsackievirus-Infektion	Immunmodulation, Vitamine	Unter Therapie zunächst Verschlechterung, dann gute Besserung
Borreliose mit Herzbeteiligung, HHV-6-Virusinfektion	Antibiotische Behandlung, Immunmodulation, Vitamine	Besserung
Borreliose	Immunmodulation, antibiotische Behandlung	Wohlbefinden

Klassische Medizin

Patient	Vordiagnose	Vorbehandlung
43jährige Patientin	Chronische »Zahnschmerzen«, Nervenentzündung	Zahnextraktion letzlich gesunder Zähne und Prothese
44jähriger Verwaltungswirt	Multiple Sklerose	Kortison-Behandlung
45jähriger Patient	Seit 10 Jahren angeblich psychisch krank, Narkolepsie, Schlafapnoe	
48jährige Hausfrau	Wurde immer als kerngesund bezeichnet, Herzbeschwerden, Kopfschmerzen	Lokale Behandlung der Brustentzündungen bisher ohne Erfolg
48jährige Lehrerin	Erschöpfungssyndrom, Magen-Darm-Syndrom, unklare Magen-Darm-Symptomatik, Depressionen	30 Jahre lang Psychopharmaka-Behandlung ohne Erfolg
49jährige Patientin	Borreliose (angebl. Irrtum), Anämie, klimakterisches Syndrom, Coxsackie-Myokarditis mit unklarem Fieber, konstitutionelle Hypotonie, neurozirkulatorische Dystonie, psychovegetativesSyndrom	Mehrfache Antibiotikabehandlung, Vitamine
50jährige Patientin	Psychosomatische Erkrankung, wollte sich angeblich »durch Erkrankung die Zuneigung der Familie erkaufen«	Mehrfach Behandlung in psychiatrischer Klinik
50jähriger Patient	Chronische Nasennebenhöhlenentzündungen, Bronchiektasen, Leberentzündung, chronische Darmentzündung	10 Jahre lang Antibiotika, sollte an Darm und Lunge operiert werden

Moderne molekulare Medizin

Erkrankung	Therapie	Therapieeffekt
Überwiegend TH2-bedingte Immunopathie, chronische Neuroborreliose, demyelinisierende Erkrankung, Candidamykose	Antibiotische Behandlung, Immunmodulation, antimykotische Behandlung	Stufenweise Besserung
Kombinierter Immundefekt mit chronischer Borreliose	Antibiotische Behandlung, Immunmodulation, Aminosäuren	Stabilisierung
Epstein-Barr-Virus-Infektion mit entzündlichen Herden im Gehirn	Immunmodulation, Vitamine, Spurenelemente	Stabilisierung
Hypogammaglobulinämie, Epstein-Barr-Virus-Infektion	Immunmodulation, Vitamine, Enzyme	Geringe Besserung
Chronisches Müdigkeitssyndrom, Autoimmunerkrankung, Chlamydieninfektion	Immunmodulation, Vitamine, Spurenelemente, Enzyme	Wohlbefinden

Chronische Borreliose, zellulärer Immundefekt mit pathologischer Stimulation, CFS

Immunvaskulitis beiHHV-6-Infektion und humoralem Immundefekt	Immunmodulation, Nahrungsergänzungen	Therapie wird noch durchgeführt
Chronische Epstein-Barr-Virusinfektion bei zellulärem Immundefekt	Immunmodulation, Nahrungsergänzungen	Gute Besserung

Klassische Medizin

Patient	Vordiagnose	Vorbehandlung
51jähriger Steuerberater	Multiple Sklerose, droht Augenlicht zu verlieren, Morbus Eal	Mehrfach Psychopharmaka
54jähriger Architekt	Labile arterielle Hypertonie, Verdacht auf Schadstoffbelastung, Allergie, Nahrungsmittelunverträglichkeit, Kniegelenkserguß	Hypertoniebehandlung
55jähriger Patient	Multiple Sklerose, Zustand nach Poliomyelitis, Nervenentzündung	Kortisontherapie, darunter deutliche Verschlimmerung
56jährige Patientin	Chronisch Nasennebenhöhlen-Entzündungen, Pilzinfekte, Trigeminusneuralgie, Migräne, Hypotonie, Zustand nach Lyme-Borreliose	Vielfältige Vorbehandlungen, insbesondere mit Antibiotika
62jährige Patientin	Erythema migrans, Lumbago, Schmerzsyndrom, Polyarthritis, Polyradikulitis	Wiederholt Schmerztherapie wegen Lumbago, zahlreiche Antibiotika

Moderne molekulare Medizin

Erkrankung	Therapie	Therapieeffekt
Chronische Epstein-Barr-Virus-Infektion, Hinweis auf demyelinisierende Erkrankung	Immunmodulation, Nahrungsergänzungen	Gute Besserung
CFS, IgE-Erhöhung, Borreliose	Enzyme, antibiotische Behandlung, Immunmodulation	Besserung bis Wohlbefinden
Chronische Borreliose, humoraler Immundefekt		
Globaler Immundefekt	Immunmodulation, Vitamine	Wohlbefinden
Polyarthritis und Polyradikulitis bei chronischer therapieresistenter Borreliose	Immunmodulation, antibiotische Behandlung, Enzyme	Keine wesentliche Besserung

Beratungsstellen

Institut für Angewandte Immunologie und Umweltmedizin e.V.

Sollten Sie nach der Lektüre des Buches weitere Fragen zu Diagnose, Therapie und Prophylaxe von Immunschwächezuständen haben, so erhalten Sie gegen Einsendung von DM 5,- (in Briefmarken) und eines frankierten Rückumschlages weitere Auskünfte unter folgender Adresse:

> Institut für Angewandte Immunologie
> und Umweltmedizin
> Postfach 18 02 01
> 40569 Düsseldorf
> Tel: 0211/490044

Das Institut hat sich bei seiner Gründung 1990 zur Aufgabe gesetzt, die sich aufzeigende Lücke zwischen der herkömmlichen Umweltmedizin und den Anforderungen der täglichen Praxis zu schließen und damit eine Brücke zu schaffen, zwischen den Erkenntnissen über risikobehaftete Bevölkerungsgruppen und dem individuellen Risiko des einzelnen Patienten.
Die Ziele des Instituts sind:

- den Zusammenschluß klassischer Disziplinen zu fördern;
- national und international verfügbare Erkenntnisse der Grundlagenforschung möglichst schnell für die Praxis nutzbar zu machen; hierbei wird das Institut von universitären Instituten unterstützt, die damit gleichzeitig die Möglichkeit wahrnehmen können,

ihre rein experimentellen Tests und Daten zu über-
prüfen;

- therapeutisches und diagnostisches Know-how be-
reitzustellen und Symposien zum interdisziplinären
Erfahrungsaustausch durchzuführen;
- Betriebe, Behörden, Medien und Umweltverbände
sowie Selbsthilfegruppen zu beraten;
- gutachterliche Tätigkeit bzw. Vermittlung von Gut-
achten für Patienten bei Auseinandersetzungen mit
Versicherungsträgern bezüglich der innovativen
Therapieverfahren auszuüben;
- objektive Information über Seriosität von Anbie-
tern medizinischer Dienstleistungen auf dem Gebiet
der modernen Medizin (»good medical practice«)
zu vermitteln.

Interessenvereinigung
für Holzschutzmittelgeschädigte e.V.

Diese Vereinigung erteilt Rat und Hilfe zu Frage-
stellungen, die die gesundheitsschädigenden Wirkungen
von Umweltchemikalien betreffen. Dazu gibt sie auch die
Info-Schriftenreihe »Mitteilungen – Information der IHG
e.V. über Chemikalien in der Umwelt und im Wohnbe-
reich« heraus, die von der Interessenvereinigung unter
der folgenden Adresse bezogen werden kann:

Interessenvereinigung für
Holzschutzmittelgeschädigte e.V.
Unterstaat 14
51766 Engelskirchen

Abkürzungen

ACE	Angiotensinkonversionsenzym
ACTH	Adrenokortikotropes Hormon
ATP	Adenosintriphosphat
BSE	Bovine spongiforme Enzephalopathie
BSG	Blutkörperchensenkungsgeschwindigkeit
CD	»Cluster of differentiation«; internationale Nomenklatur für Leukoztenantigene
CFIDS	Chronisches Müdigkeitsimmundysfunktions-syndrom
CFS	Chronisches Müdigkeitssyndrom
CJD	Creutzfeldt-Jakob-Krankheit
CMV	Cytomegalievirus
CRH	Kortikotropin-Releasinghormon
CRP	C-reaktives Protein
CSF	koloniestimulierender Faktor
CWD	Chronic wasting disease
DHEAS	Dehydroepiandrosteronsulfat
DHES	Dehydroepiandrosteron
DTH	Delayed type hypersensitivity
EBV	Epstein-Barr-Virus
FSME	Frühsommermeningoenzephalitis
GM-CSF	Granulozyten-Makrophagen koloniestimulierender Faktor
GSSS	Gerstmann-Sträussler-Scheinker-Syndrom
H	Histamin
HHV	Human-Herpesvirus
HIV	Human-Immunschwäche-Virus
HPV	Human-Papillomaviren
HTLV	Human-T-Lymphozyten-Virus
I.E.	Internationale Einheit
Ig	Immunglobulin
IL	Interleukin
IL-1R	Interleukin-1-Rezeptor

LAK	Lymphokinaktivierte Killerzellen
LT	Lymphotoxin
MHC	Haupthistokompatibilitätskomplex
MS	Muliple Sklerose
NO	Stickstoffmonoxid
PAF	Plättchenaktivierender Faktor
PAK	Polyzyklische aromatische Kohlenwasserstoffe
PCB	Polychlorierte Biphenyle
PCP	Pentachlorphenol
PCR	Polymerase-Kettenreaktion
PG	Prostaglandin
PHA	Phytohämagglutinin
PNI	Psychoneuroimmunologie
SOD	Superoxiddismutase
SPECT	Single-Photon-Emissions-Computertomographie
T	Thymus
TCR	T-Zellrezeptor
TGF	Transformierender Wachstumsfaktor
TME	Transmissible mink encephalopathy
TNF	Tumornekrosefaktor
TSH	Thyreoidstimulierendes Hormon
ZNS	Zentralnervensystem

Glossar

Antigen Oberflächenmerkmal, aufgrund dessen der Körper eine Substanz als fremd erkennt.

Antikörper Vom Körper gebildeter Eiweißstoff, der mit einem Antigen reagiert und so einen Eindringling in den Körper unschädlich macht.

B-Zellen B-Lymphozyten; Lymphozyten, die die Antikörper bilden und nicht im Thymus reifen.

Bakterien Meist einzellige Mikroorganismen, die sich selbständig vermehren können; darunter diverse Krankheitserreger (Tetanus, Diphtherie, Syphilis).

Biopsie Entnahme von Gewebe mit Skalpell, Nadel oder Zange.

Blutbild Qualitative und quantitative Zusammensetzung des Blutes.

DNA Desoxyribonukleinsäure; Träger der genetischen Information (Erbgut) eines Lebewesens, »A« stammt vom englischen Wort »acid«.

Dysplasie In den Wachstumseigenschaften veränderte Zellen, die jedoch nicht bösartig sind.

Einzeller Aus nur einer Zelle bestehendes Lebewesen, z.B. Bakterien, verschiedene Algen und Protozoen (= »Urtierchen«, die vor allem zahlreiche Tropenkrankheiten wie Malaria oder Amöbenruhr verursachen).

Endothel Einschichtiges Plattenepithel, das die Herzräume, Blut- und Lymphgefäße auskleidet.

Enzym Eiweißstoff, der in lebenden Organismen chemische Umsetzungen bewirkt; Biokatalysator.

Epithelzellen Deckgewebe; in regelmäßigen Lagen von Zellen geordnetes, gefäßfreies Gewebe, das die äußere Oberfläche und die inneren Hohlräume des menschlichen Körpers überzieht.

falsch-negatives Ergebnis Testergebnisse von Personen, bei denen trotz Vorhandenseins einer bestimmten Erkrankung der entsprechende Test negativ ausfällt.

Gliazellen Zellen, die die Nerven im Körper und im Gehirn umhüllen.

Granulozyten Klasse weißer Blutkörperchen mit wichtigen Funktionen bei der Infektabwehr.

Haupthistokompatibilitätsmoleküle Stoffe, die die Verträglichkeit der Gewebe untereinander bedingen und zwischen »Fremd« und »Eigen« unterscheiden.

Helminthen Parasitische Würmer.

humorale Immunabwehr Verteidigung des Körpers über Antikörper.

Hypophyse Hirnanhangsdrüse, etwa kirschkerngroß, eine für die Regulation des gesamten Hormonhaushalts bedeutsame Drüse.

Hypothalamus Teil des Zwischenhirns, übergeordnetes Steuerzentrum für wichtige Steuervorgänge im Körper (z.B. Wach- und Schlafrhythmus, Blutdruck, Atmung, Wärmeregulation, Genitalfunktion); zusammen mit der Hypophyse das zentrale Steuer- und Regelsystem des Organismus.

Immunglobuline Maßgeschneiderte Eiweißstoffe (Antikörper), die Eindringlinge vernichten.

Immunsuppression Unterdrückung oder Abschwächung von Immunreaktionen.

Interferon Eiweißstoff, der von virusinfizierten Zellen gebildet wird und virentötend wirkt, Lockstoff für die Makrophagen und Killerzellen.

Inzidenz Anzahl der Neuerkrankungen in einem bestimmten Zeitraum.

Knochenmark Netzartiges, lockeres und stark durchblutetes Gewebe, das die Hohlräume im Inneren der Knochen ausfüllt.

Leishmania Einzeller; Erreger der Leishmaniose, einer Tropenkrankheit.

Leukozyten Weiße Blutkörperchen; Gesamtheit aller Zellen des Immunsystems.

Listerien Stäbchenförmige Bakterien, Erreger von Listeriosen (Infektionskrankheiten mit Hirnhautentzündung, Entzündungen verschiedener Organe).

Lymphokine Botenstoffe der Lymphozyten.

Lymphom Lymphknotenvergrößerung; bösartige Erkrankung des lymphatischen Systems.

Lymphozyten Weiße Blutkörperchen von zentraler Bedeutung für die Immunabwehr.

Makrophagen Freßzellen.

Multitest Merieux Hauttest, mit dem sich die aktuelle Reaktionsfähigkeit der zellvermittelten Immunität feststellen läßt, anhand von sieben Antigenen: Tetanus, Diphtherie, Streptokokken, Tuberkulin, Candida, Trichophyton und Proteus; bei diesem Test wird die allergische Reaktion vom verzögerten Typ ausgenutzt.

Mykobakterien Winzige Bakterien, darunter die Erreger von Tuberkulose und Lepra.

Mykoplasmen Lebensform, die zwischen Bakterien und Viren steht; Erreger einer Form der Lungenentzündung.

natürliche Killerzellen Zellen der unspezifischen Abwehr, die befallene oder entartete Körperzellen abtöten.

PCR-Technik Polymerase-Kettenreaktion (engl. Polymerase chain reaction); gentechnisches Verfahren, mit dem schnell und präzise geringe Mengen an Erbsubstanz um Faktoren von 10^6–10^8 vermehrt werden können; besonders geeignet zum Direktnachweis von Virusgenomen im Blut, bevor es zur Antikörperbildung gekommen ist.

Phagozyten Freßzellen.

Plasmodium Einzeller; Erreger der Malaria.

Prolaktin Hypophysenhormon, das im weiblichen Organismus die Milchbildung in den Brustdrüsen fördert und im Immunsystem suppressiv wirkt; erhöht bei Schwangerschaft und Streß.

Releasinghormon Eiweißstoff aus Hypothalamus, der die Freisetzung weiterer Hormone bewirkt.

Rezeptor Empfangs- und Aufnahmeeinrichtung von Zellen für bestimmte Botschaften (z.b. durch Hormone oder Botenstoffe) oder Reize (Schmerz, Kälte, Wärme).

RNA Ribonukleinsäure; setzt in den Zellen die in der DNA gespeicherte Erbinformation in Eiweißbausteine um; »A« stammt vom englischen Wort »acid«.

Salmonellen Bakterien, die typische Lebensmittelvergiftungen hervorrufen, darunter die Erreger von Typhus und Paratyphus.

Schistosoma Pärchenegel; subtropische Saugwürmer, die Bilharziose hervorrufen.

T-Helferzelle CD4- oder T4-Zelle; wichtige Zellen im Immunsystem, die wie ein »Schalter« die Abwehrreaktion steuern.

T-Zellen T-Lymphozyten; Lymphozyten, die im Thymus reifen, und verschiedene Funktionen in der zellulären Immunabwehr innehaben.

Thymusdrüse Drüse mit innerer Sekretion, die hinter dem Brustbein liegt und von grundlegender Bedeutung für die Funktion des Immunsystems ist (T-Lymphozytenreifung).

Toxin Gift.

Toxoplasmen Einzeller; Erreger von Toxoplasmose (Infektionskrankheit mit Hirnhautentzündung,

Herz- und Lungenbefall); werden insbesondere von Katzen auf den Menschen übertragen.

Transformierender Wachstumsfaktor Vor allem in Blutplättchen, in Knochenmarks- und Endothelzellen sowie Lymphozyten gebildeter Eiweißstoff mit vielfältigen Wirkungen: hemmt das Wachstum normaler und transformierter Epithel- und Endothelzellen; induziert in den Makrophagen die Bildung von Zytokinen, die die Bildung von Fibroblasten stimulieren, daher wichtige Rolle bei der Heilung von Wunden und Knochenbrüchen.

Trypanosomen Einzeller; Erreger der Schlafkrankheit.

Vakuole Von einer Membran umgebenes Bläschen im Zellplasma oder -kern; erfüllt sekretorische, exkretorische Transport-, Speicher- und/oder phagozytäre Funktionen.

Viren Aus Nukleinsäuren und Eiweißen bestehende Körper ohne eigenen Stoffwechsel, die zur Vermehrung andere Zellen brauchen; an Grenze zwischen Belebtem und Unbelebtem; Krankheitserreger, die Menschen, Tiere, Pflanzen und Bakterien befallen.

Western Blot Spezielles empfindliches Nachweis- und Zuordnungsverfahren von Eiweißfragmenten; diagnostisch zum Nachweis verschiedener Bakterien und Viren.

zelluläre Abwehr Verteidigung des Körpers durch angreifende Zellen.

Zytokine Boten- und Steuerstoffe der Zellen des Immunsystems.

Weiterführende Literatur

Ackenheil M, Müller N (1991) Psycho-Neuro-Endokrino-Immunologie bei schizophrenen Patienten. In: Beckmann H, Osterheider M (Hrsg) Neurotransmitter und psychische Erkrankungen, Tropon-Symposium VI. Springer, Berlin Heidelberg New York Tokyo

Ader R, Cohen N, Felten D (1995) Psychoneuroimmunology: Interactions between the nervous system and the immune system. Lancet vol 345, 8942: 99

Beardsley T (1994) Krebs – eine ernüchternde Bilanz. Spektrum der Wissenschaft 3: 46

Becker W, Gelenewsky P, Knoop J (Hrsg) (1990) Diagnose & Labor, Immunologie 3

Becker W, Gelenewsky P, Knoop J (Hrsg) (1992) Diagnose & Labor, »Neue« Infektionen 2

Benzaia D (1994) Kleiner Biß mit bösen Folgen. Ehrenwirth, München

Blalock JE (1994) The syntax of immune-neuroendocrine communication. Immunology Today 15: 504

Broide DH (1994) Cytokines – orchestrators of human allergic reactions. Allergy & Clinical Immunology News 6: 12

Brines R (1994) Neuroendocrine immunology today. Immunology Today 15: 503

Clerici M, Shearer GM (1994) The Th1-Th2-hypothesis of HIV infection: new insights. Immunology Today 15: 575

Denburg JA, Dolovich J, Jordana M (1991) Local effects of cytokines in allergy. Allergy & Clinical Immunology News 3: 179

Forum Immunologie 8: 11 (1993) Allergie – eine überschießende Abwehrreaktion.

Forum Immunologie 1:18 (1994) Leben Raucher länger?

Fox R (1988) Epstein-Barr virus and human autoimmune diseases: possibilities and pitfalls. Journal of Virological Methods 21: 19-27

Frank J, Hilgers A (1994) Chronisches Müdigkeitssyndrom: Komplexere Ätiologie als erwartet. Therapiewoche 44: 1814

Hermann E, Mayer W-J, Poralla T, Fleischner B, Meyer zum Büschenfelde K-H (1991) Neue Aspekte zur Pathogenese der reaktiven Arthritiden. Die gelben Hefte 4: 156

Hilgers A, Frank J (1994) Chronic Fatigue Syndrome: Immundysfunktion, Erreger- und Schadstoffbeteiligung sowie neurologische und kardiale Veränderungen. Wiener Medizinische Wochenschrift 16: 399

Hilgers A, Hofmann I (1994) CFS – Chaos im Immunsystem. Bastei-Lübbe, Bergisch-Gladbach

Hilgers A, Hofmann I, Lanz H (1994) Der Patient und sein Recht. Bastei-Lübbe, Bergisch-Gladbach

Johnson HM, Bazer FW, Szente BE, Jarpe MA (1994) Wirkungsweise von Interferonen. Spektrum der Wissenschaft 7: 78

Ibelgaufts H (1992) Lexikon Zytokine. Medikon, München

Johnson HM, Russell JK, Pontzer CH (1992) Superantigene als Krankheitsfaktoren. Spektrum der Wissenschaft 6: 96

Johnson RT (1992) Prion disease. New England Journal of Medicine 13: 186

Kaufmann B (1993) Entzündungsmediatoren im Überblick. Forum Immunologie 5: 10

Kassenarzt 27:3 (1992) Besorgniserregende Allergien

Kleef R (1994) Komplementäre Onkologie. Forum Immunologie 2: 5

Lopez DA, Williams RM, Miehlke K (1994) Enzymes – the fountain of life. Neville, Charleston

Miketta G (1994) Gefühle, die uns krank machen. Focus 27:103

Mountz JD, Talal N (1993) Retroviruses, apoptosis and autogenes. Immunology Today 14: 532

Rook GAW, Stabford JL (1992) Slow bacterial infections or autoimmunity ? Immunology Today 13: 160

Romagnani S (1992) Induction of TH1 and TH2 responses: a key role for the »natural« immune response? Immunology Today 13: 379

Romagnani S, Del Prete GF, Maggi E, Ricci M (1993) TH1 and TH2 cells and their role in disease. Allergy & Clinical Immunology News 5: 19

Rudolf-Müller E (1993) Rheumatoidarthritis – Spielart einer Autoimmunerkrankung. Forum Immunologie 10: 6

Schöllmann C (1994) Prävention und Behandlung von Infekten mit pflanzlichen Immunstimulanzien. Forum Immunologie 10: 23

Schönfeld U (1993) Das chronische Müdigkeitssyndrom. Bundesgesundheitsblatt 12: 497

Sell S, Hsu Pei-Ling (1993) Delayed hypersensitivity, immune deviation, antigen processing and T-cell subset selection in

syphilis pathogenesis and vaccine design. Immunology Today 14: 576

Snyder S, Bredt DS (1992) Stickstoffmonoxid – Regulator biolo-
gischer Signale. Spektrum der Wissenschaft 7: 72

Stamatiadis-Smidt H, Sellschopp A (Hrsg) (1993) Thema Krebs.
Springer, Berlin Heidelberg New York Tokyo

Stefano GB, Smith EM (eds) (1994) Advances in neuroimmunolo-
gy: Stress mechanisms vol 4, 1. Elsevier Science, Amsterdam

Stefano GB, Smith EM (eds) (1994) Advances in neuroimmunolo-
gy: Morphine vol 4, 2. Elsevier Science, Amsterdam

Wehrbach M (1987) Nutritional influences on illness. Keats, New
York

Wieseler B (1994) Polychlorierte Biphenyle (PCB) stören die Entwicklung des Immunsystems. Forum Immunologie 2:17

Wrba H, Pecher O (1993) Wirkstoffe der Zukunft – Mit Enzymen das Immunsystem stärken. Orac, Wien

Zöller L (1993) Lyme-Borreliose: Fortschritte in der Diagnostik.
Wehrmedizinsche Monatsschriftt 10: 331

▨ Abbildungsnachweis

1   Spornitz UM (1993) Anatomie und Physiologie für Pflege-
        berufe. Springer, Berlin Heidelberg New York Tokyo

2   Nossal JV (1994) Das Immunsystem. In: Das Immunsy-
        stem, Spezial 2. Spektrum der Wissenschaft, Heidelberg

3, 4   Czihak G, Langer H, Ziegler H (Hrsg) (1992) Biologie –
        Ein Lehrbuch. Springer, Berlin Heidelberg New York

5   Schöllmann C (1994) T-Zelle. Forum Immunologie 10: 33,
        Forum Medizinische Verlagsgesellschaft, Gräfelfing

7, 8, 20   Ibelgaufts H (1992) Lexikon Zytokine. Medikon,
           München

17   Allergie – eine überschießende Abwehrreaktion. (1993) Fo-
        rum Immunologie 8: 11, Forum Medizinische Verlagsge-
        sellschaft, Gräfelfing

18   Romagnani S et al. (1993) TH1 and TH2 cells and their
        role in disease. Allergy & Clinical Immunology News 5, 1:
        22, Hogrefe und Huber, Göttingen

21   Nach: Blalock JE (1994) The syntax of immune-neuroen-
        docrine communication. Immunology Today 15: 508, Else-
        vier Trans Journals, Cambridge

Sachverzeichnis

A

Abgeschlagenheit 101, 106, 190, 237
Adrenalin 133, 135, 136
Aids 110, 121, 143, 217–221, 227
(s. auch HIV)
Akne 82, 251
Akute–Phase–Reaktion 55–57
Allergie 47, 48, 74, 98, 118, 119, 121, 131, 141, 159, 197, 221–227, 245, 257, 277
– allergische Rhinitis 221, 226, 241
Amalgam 128, 158
(s. auch Quecksilber)
Aminosäuren 165–170
– essentielle 166
– verzweigtkettige 169–170
Amöben 139
anaphylaktischer Schock 222
Angst 189, 257
Antikörper 34, 35–39, 55
(s. auch Immunglobulin)
Antioxidans 113, 114
Apoptose 207, 208, 218, 231
Arachidonsäure 58, 163

L-Arginin 170
Arteriosklerose 100, 245
Ascorbinsäure 170–173
(s. Vitamin C)
Asthma 131
– Asthma bronchiale 70, 226, 246
Atemwegsinfektion 88, 119, 137, 195
atopische Erkrankung 69, 197
– Atopie 120, 224
– atopische Dermatitis 163, 226
Autoimmunerkrankung 39, 44, 68, 75, 95, 96, 97, 99, 110, 120, 141, 198, 200, 201, 207–211, 239, 245, 257
– Autoimmunreaktion 47, 94, 131

B

Bakterienpräparat 50
Benzol 127
Betakarotin 155–156
(s. auch Vitamin A)
Bioflavonoide 158–159
biologische Information 264

Blei 127–128, 157
(s. auch Schwermetalle)
Borrelien 66, 67, 69, 87,
220, 139, 247
Borreliose 84, 234–241,
285, 287, 289, 291, 293
Bromelain 145
Brustkrebs 148, 176
(s. auch Krebs)

C

Candida albicans 81, 82,
139, 186, 285, 287, 291
L-Carnitin 159–162, 197,
245, 248, 251
Chlamydien 66, 84, 87–89,
209, 139, 247, 285, 289,
291
Chronic Fatigue Syndrome
(CFS) (s. Chronisches
Müdigkeitssyndrom)
Colitis ulcerosa 143, 204,
202
Coenzym Q10 162, 163
Creutzfeldt-Jacob-Krankheit
(CDJ) 242, 244
CRP–Test 57

D

Depression 2, 72, 74, 134,
189, 190, 203, 228, 241,
274
Dermatitis herpetiformis 202
Dermatomyositis 201, 246
Diabetes 142, 202, 241
Dibenzo-p-dioxine 126
Dickdarmkrebs 114
(s. auch Krebs)
Dopamin 228

E

Echinacea purpurea 152
Eileiterschwangerschaft 87,
88
Eisen 112, 178, 179, 233
Endorphin 254
Epstein-Barr-Virus (EBV)
97, 98, 102, 136, 139, 196,
211, 285, 289, 291, 293
(s. auch Pfeiffersches Drüsenfieber)

F

Fehlgeburt 42, 247
Fieber 56, 106, 143, 188,
210, 232, 233, 237
Folsäure 178
Formaldehyd 125
Freßzellen 26–29, 30

G

Gammalinolensäure
163–165, 245
Gastritis 202
Gedächtnisschwäche 73,
134, 256
Gehirn 61, 228, 242, 252,
253, 254
Gelenkschmerzen 188, 189
Gelenkentzündung 238
Glutamin 170
Glutathion 156–158, 179
Gürtelrose 76, 96

H

Haarausfall 74, 119, 181
Halsschmerzen 188
Haupthistokompatibilitäts-
antigen 27
Haupthistokompatibilitäts-
molekül (MHC-Molekül)
32, 40, 41, 42, 54

Haut   23, 24, 25
Hautausschlag   73, 131
Hautentzündung   238
Hautkrebs   148
   (s. auch Krebs)
Helminthen   69, 220
Hepatitis   95, 99
– Hepatitis-B-Virus   93, 103
Herbizid   114, 126
Herpes   76, 151
– Herpesviren   95–101, 102, 212
– Human-Herpesvirus Typ 6 (HHV-6)   98–100, 139, 196, 211, 285, 287, 289, 291
Herzbeutelentzündung   237
Herzinfarkt   136, 248
Herzmuskelentzündung   237, 248
Herzrhythmusstörung   247
Hirnhautentzündung   237
Homöopathie   11, 12, 233
Hyperkinetisches Syndrom   203, 241, 248

I
Immunglobulin (Ig)   35, 197, 207, 211, 212, 246, 247, 248, 249, 250, 251
   (s. auch Antikörper)
Impotenz   61, 63, 82
Interleukin   50–53, 61, 156
– Interleukin-1   51, 212, 253
– Interleukin-2   142, 215, 228
Interleukin-1-Rezeptor   253
Interleukin-2-Rezeptor   208, 228
Infarkt   112, 115
   (s. auch Herzinfarkt)
Infertilität   120, 202

Interferon (IFN)   29, 53–55, 61, 142, 143, 197, 207, 211, 233, 247, 248, 249, 250
Iritis   202, 249
Isocyanat   124

J
Jarisch-Herxheimer-Reaktion   240

K
Kadmium   127, 129
Koloniestimulierender Faktor (CSF)   142, 143, 231
Komplement   30, 31
Kontaktekzem   225
Kontaktdermatitis   69
Konzentrationsschwäche   190
Konzentrationsstörung   73, 127, 204
Kopfschmerzen   73, 119, 127, 188, 189, 237, 256
Kortikotropin-Releasinghormin (CRH)   134, 253, 254, 255, 262
Kortisol   133, 134, 135, 137, 254
Kortison   132, 245, 246
Krebs   55, 98, 99, 103, 110, 132, 141, 142, 150, 151, 156, 229
– Krebsviren   102–103
Kupfer   182, 183

L
Lebensmittelvergiftung   106, 108
Legionellen   82
Leishmania   84, 86
Lepra   8, 84
Lindan   118, 119, 120, 196

Listerien 54
Lungenkrebs 159, 173, 174
(s. auch Krebs)
Lupus erythematodes 201,
214
Lyme-Borreliose 84,
234–241 (s. Borreliose)
Lymphknoten 43
Lymphozyten 32–35

M
Magenkrebs 159, 173, 174
(s. auch Krebs)
Magen-Darm-Infekte 250
Magersucht 203
Magnesium 179–180
Makrophagen 26, 27, 28,
53, 54, 61
Mastzellen 47, 48, 131, 222,
224
Metastasen 29, 147
(s. auch Krebs, Tumor)
Mistel 152–153, 232
Morbus Crohn 177, 202,
250
Müdigkeit 73, 101, 116,
119, 130, 256
– chronisches Müdigkeitssyndrom (CFS) 99, 117, 119,
120, 134, 136, 151, 161,
188–199, 249
multiple Sklerose (MS) 142,
198, 200, 203–207, 237,
241
Muskelentzündung 201
(s. auch Dermatomyositis)
Muskelschmerzen 73, 74,
188
Muskelschwäche 74, 256
Mykoplasmen 110, 205

N
Naturheilkunde 11, 12
natürliche Killerzellen 29,
30, 53, 54
Nervenentzündung 146, 237
Neurodermitis 202, 245, 257
Neurose 203, 228
Noradrenalin 135, 136, 228

O
Osmaron B 124

P
Paniksyndrom 134
Papain 145
Papillomaviren (HPV) 102,
103
Pentachlorphenol (PCP)
118, 120, 196
Perniziöse Anämie 202
Pestizide 114, 116
Pfeiffersches Drüsenfieber
95, 96, 97, 239
Phagozyten 26–29, 30
(s. Freßzellen)
Pneumokokken 83, 84
Polychlorierte Biphenyle (PCB)
125–126
Polymyositis 201
Polyzyklische aromatische
Kohlenwasserstoffe (PAK)
126
prämenstruelles Syndrom
134, 203
Prionprotein 243
Prolaktin 228, 255
Psychoneuroimmunologie
(PNI) 258, 263–266
Psychopharmaka 274